TRAITÉ

DE

L'EXTÉRIEUR DU CHEVAL

ET DES

PRINCIPAUX ANIMAUX DOMESTIQUES

CORBEIL, typ. et stér. de CRÉTÉ FILS.

TRAITÉ

DE

L'EXTÉRIEUR DU CHEVAL

ET DES

PRINCIPAUX ANIMAUX DOMESTIQUES

PAR F. LECOQ

ANCIEN DIRECTEUR DE L'ÉCOLE IMPÉRIALE VÉTÉRINAIRE DE LYON
EX-INSPECTEUR GÉNÉRAL DES ÉCOLES VÉTÉRINAIRES DE FRANCE.

QUATRIÈME ÉDITION
REVUE, CORRIGÉE

Et ornée de 155 figures intercalées dans le texte.

PARIS

P. ASSELIN, SUCCESSEUR DE BÉCHET JEUNE ET LABÉ

LIBRAIRE DE LA FACULTÉ DE MÉDECINE

Place de l'École-de-Médecine

1870

Cette quatrième édition n'étant que la reproduction presque littérale de celle qui l'a précédée, peut-être aurais-je pu me dispenser de toute observation préliminaire, et la livrer au public avec la confiance que m'a inspirée l'accueil favorable qu'il a fait aux trois premières.

Mais, au moment même de commencer la réimpression de mon *Traité de l'extérieur*, j'ai appris l'existence d'un livre sur le même sujet, publié depuis peu par M. Merche, vétérinaire principal attaché à l'École impériale de cavalerie de Saumur. J'ai dû me procurer cet ouvrage et l'étudier avec attention pour profiter des progrès qu'il aurait fait faire à la science. Bien m'en a pris d'ailleurs, car j'y ai trouvé des attaques si multipliées contre mon livre, que de nombreuses pages suffiraient à peine pour les discuter et les réfuter, si elles méritaient un sérieux examen. Quelques-unes, j'en conviens, m'ont servi à corriger certaines inexactitudes ou omissions de peu d'importance ; mais j'ai dû reconnaître avec peine que le plus grand nombre de ces critiques étaient dictées par un esprit systématique de dénigrement, qui va même jusqu'à faire oublier à leur auteur, qu'en blâmant une de mes opinions, il contredit l'approbation qu'il lui avait donnée quelques pages auparavant.

M. Merche adresse à mon livre le reproche d'être « tellement élémentaire et succinct qu'à peine peut-il convenir à des débutants dans la carrière hippique (p. 9). » J'avoue humblement que je n'ai pas, comme M. Merche, le mérite d'avoir fait un gros livre, et j'accepte volontiers, pour le mien, le titre d'*élémentaire*, que lui reproche mon savant critique.

Peut-être aurais-je pu, en ajoutant comme lui, aux études extérieures proprement dites, de longs détails d'anatomie et de physiologie, que j'aurais, au moins, tâché de rendre plus exacts et d'une utilité moins contestable qu'une partie des siens pour le but proposé, augmenter de beaucoup mon modeste livre élémentaire. Mais j'écrivais pour des élèves, et non pour ma gloire, et je devais leur éviter la répétition de cours qu'ils avaient suivis déjà, ou qu'ils devaient bientôt étudier ; et aux personnes étrangères à nos écoles, qui voudraient bien me lire, des détails scientifiques difficiles à comprendre pour qui n'en a pas fait une étude particulière.

Peut-être aurais-je pu encore gagner quelques pages en comparant le genou du cheval à un paratonnerre (Merche, p. 289) ; en apprenant à mes lecteurs que « c'est à l'aide du sens de l'ouïe que le cheval se rend compte de la nature des sons (p. 73) ; que l'on distingue une barre gauche et une barre droite (p. 45), etc., etc. » Et mon livre, devenu plus gros et moins succinct, aurait peut-être trouvé grâce devant mon sévère Aristarque.

Mais, je le répète ici, comme dans la préface de ma seconde édition : « Mon but était de publier un livre présentant, sous la forme la plus simple, les principes de la science, et je n'en aurais pas dévié s'il eût été en mon pouvoir d'y consacrer un style plus relevé. J'ai voulu écrire pour des élèves. A d'autres il appartient de présenter au public la science rendue doublement attrayante par l'élégance du style et la profondeur de la pensée... » J'avoue avec regret que M. Merche ne me paraît pas être le Messie dont je me plaisais à espérer la venue ; et je termine en lui donnant un conseil dont il appréciera la sagesse :

« Quand on fait de l'analyse critique, on doit avoir cent fois raison. Sans quoi on ne met pas le droit de son côté (Merche, p. 365). »

Versailles, octobre 1869.

TRAITÉ

DE

L'EXTÉRIEUR DU CHEVAL

ET DES

PRINCIPAUX ANIMAUX DOMESTIQUES

INTRODUCTION

On a donné le nom d'*extérieur* à cette partie des connaissances du vétérinaire qui le met à même de reconnaître, par l'examen d'un animal, sa beauté, ses bonnes ou mauvaises qualités, les maladies qui diminuent sa valeur, et les particularités de conformation qui le rendent plus ou moins apte à tel ou tel service.

Malgré le nom d'*extérieur* que l'usage a consacré pour cette partie de la science, il est facile de concevoir que la valeur des animaux ne peut être appréciée avec exactitude qu'au moyen de la connaissance préalable de la structure profonde des parties, de leur jeu, et surtout des principes de statique et de dynamique applicables à la machine animale.

1

L'extérieur n'est donc qu'une application spéciale des principales branches des études vétérinaires ; il emprunte surtout ses principes à l'anatomie, à la physiologie, à la physique et à la pathologie. Quelques exemples suffiront pour le démontrer.

Lorsque nous trouvons que telle ou telle région est bien conformée, ce n'est pas sur une vaine élégance de formes que nous basons notre opinion, mais sur la disposition anatomique accusée par les formes extérieures ; si nous préférons un avant-bras bien développé à un avant-bras grêle, c'est parce que les muscles de ce dernier n'auront qu'une force proportionnée à leur moindre volume. Il en est de même pour toutes les régions recouvertes de muscles épais.

C'est par la connaissance de la structure anatomique du sabot, et du jeu de ses différentes parties, que nous pouvons apprécier l'importance des différentes lésions du pied.

L'étude des rapports de la lumière avec l'œil nous met seule à même de juger avec certitude du degré de gravité des maladies de cet organe.

C'est à la connaissance des lois de la physiologie, basées sur celles de la physique, que nous devons l'appréciation des différents actes locomoteurs des animaux. La physiologie nous explique pourquoi une ample poitrine est toujours une beauté, et pourquoi cette ampleur convient surtout pour certains services.

Enfin, la pathologie nous permet de reconnaître

les maladies que peuvent présenter les diverses régions du corps des animaux, et d'apprécier leur degré de gravité en nous appuyant encore ici sur les données anatomiques.

Nous bornerons là ces exemples, qu'il serait facile de multiplier; les autres se présenteront d'eux-mêmes à chaque pas que nous ferons dans l'étude de l'extérieur. Ceux que nous avons cités suffiront pour démontrer que cette branche des connaissances vétérinaires doit occuper les élèves pendant toute la durée de leurs études, et que si ce cours, dans nos écoles, est spécialement destiné aux élèves de la première année, il ne peut être considéré pour eux que comme une distribution de matière, un cadre, en quelque sorte, dans lequel ils classeront successivement, à leur point d'application, les connaissances qu'ils ont déjà acquises et celles qu'ils acquerront plus tard (1).

L'extérieur semble, au premier abord, n'être qu'une extension de la zoologie, puisque, comme elle, il comprend l'étude des formes du corps, la couleur du pelage, etc. Mais il existe entre les deux sciences cette différence notable que, tandis que la

(1) On a cru convenable, depuis l'époque où j'écrivais ces lignes, de reporter le cours d'extérieur à la troisième année d'étude. J'approuverais parfaitement ce changement, s'il ne laissait les élèves trop longtemps étrangers à une partie de la science que tout le monde connaît ou croit connaître, et s'il ne les amenait au cours de pratique, ne sachant même pas faire un signalement.

zoologie procède à cette étude pour distinguer un animal d'un autre animal d'espèce différente, l'extérieur part de ce point déjà connu pour apprécier les qualités particulières des animaux, non-seulement de la même espèce, mais aussi de la même race, non pas comme caractères différentiels, mais comme indices de valeur usuelle ou commerciale...

On emploie assez souvent en extérieur les mots *bonté* et *beauté*, que l'on regarde généralement comme synonymes. Ces deux mots le sont, en effet, lorsqu'on les applique à une région du corps considérée isolément. Ainsi le jarret, par exemple, sera beau s'il présente la structure la plus propre à permettre la force, l'étendue et la facilité des mouvements, par conséquent s'il est bon; il en sera de même du genou, du boulet et de toute autre partie du corps. Mais si nous considérons l'animal dans son ensemble et sous le rapport de ses actes de locomotion, la synonymie doit cesser. Il ne suffit pas, en effet, que toutes les parties soient conformées de manière à pouvoir remplir dans toute sa perfection le but auquel la nature les a destinées; il faut encore que le principe qui les anime soit dans une certaine proportion; que l'énergie vitale, en un mot, existe à un degré convenable. Si cette condition manque, le cheval le plus beau, le mieux conformé, peut être *mauvais*, tandis que la conformation la plus vicieuse est souvent compensée par l'énergie de la force qui en anime les ressorts.

La beauté, du reste, est toujours relative aux différents genres de service qu'on exige des animaux. La beauté du cheval de selle diffère essentiellement de celle du cheval de gros trait. La belle conformation du bœuf de travail est loin d'être la même que celle du bœuf uniquement destiné à la boucherie; le poitrail énorme du chien bouledogue serait une difformité pour l'épagneul ou le lévrier, etc.

Parmi les défauts que présentent les régions du corps des animaux, les uns sont dus à une conformation naturelle, comme la tête grosse, la croupe avalée, la grossièreté des crins, etc. ; d'autres proviennent de la fatigue, de l'usure de l'animal, comme la forme arquée du genou, le redressement du boulet; enfin, il en est qui sont dus à des maladies provenant soit de fatigue, soit d'accidents. On donne le nom de *tares* à la plupart de ces derniers défauts, en appliquant principalement cette dénomination à ceux qui consistent dans des cicatrices apparentes, comme les traces de la cautérisation, les callosités qui surviennent à la suite de blessures fréquentes du genou et des autres articulations, etc.

D'autres défauts se font aussi remarquer dans les mouvements de l'animal, et proviennent de même, ou d'une disposition naturelle, ou d'un état maladif des organes de la locomotion.

Pour faciliter l'étude de l'extérieur, nous diviserons ce cours en cinq parties, ainsi qu'il suit :

1° L'examen des différentes régions du corps de l'animal ;

2° L'examen de l'animal sous le rapport de la locomotion ;

3° L'étude des signalements ;

4° L'examen de l'aptitude des animaux aux différents services ;

5° L'examen de l'animal en vente, ou application des principes puisés dans les quatre premières parties.

PREMIÈRE PARTIE

Nous étudierons successivement, dans cette partie, les diverses régions du corps, en consacrant cependant, vu leur importance, des chapitres séparés à l'examen du sabot, de l'œil, et des dents considérées comme moyen de reconnaître l'âge, ainsi qu'à l'étude des proportions.

CHAPITRE PREMIER

EXAMEN DES DIFFÉRENTES RÉGIONS DU CORPS

La surface du corps de l'animal a été divisée, pour l'étude, en un grand nombre de régions, dont la figure ci-après (*fig.* 1) indique l'énumération, la position et l'étendue.

Quoique nous examinions ici chacune de ces régions considérées isolément, nous devons cependant établir un ordre, une division, pour faciliter cette étude.

Bourgelat a divisé le corps du cheval en trois parties : l'*avant-main*, le *corps* et l'*arrière-main*, subdivisées elles-mêmes en un grand nombre de régions. Cette division, qui suppose l'animal monté, convenait parfaitement pour son ouvrage, qui ne s'occupe que du cheval, et principalement du cheval de selle ; mais elle ne peut être conservée lors-

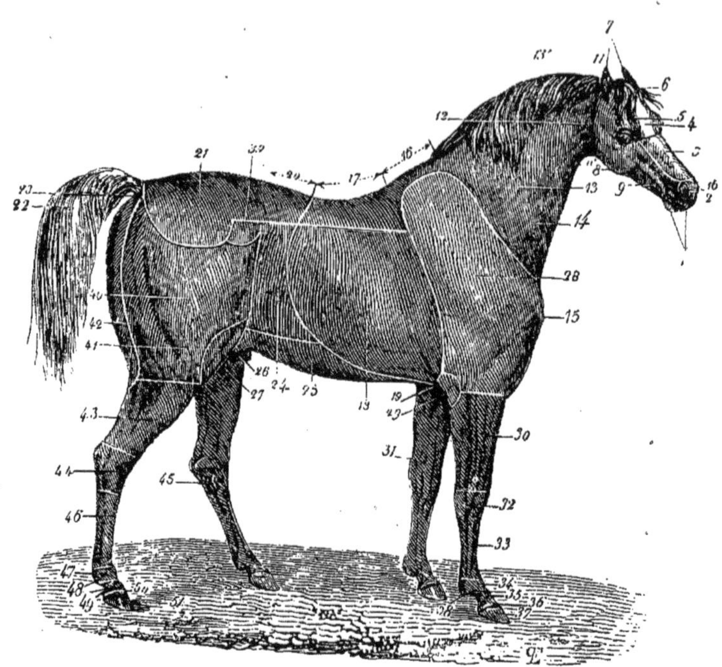

Fig. 1.

(Cette figure est extraite du *Dictionnaire lexicographique de médecine*, etc.)

1. Lèvres.
2. Bout du nez.
3. Chanfrein.
4. Front.
5. Salières.
6. Toupet.
7. Oreilles.
8. Ganaches.
9. Joue.
10. Naseau.
11. Nuque.
11'. Gorge.
12. Parotides.
13. Encolure.
13'. Crinière.
14. Gouttière de la jugulaire.
15. Poitrail.
16. Garrot.
17. Dos.
18. Côtes.
19. Passage des sangles.
20. Reins.
21. Croupe.
22. Queue.
23. Anus.
24. Flancs.
25. Ventre.
26. Fourreau.
27. Testicules.
28. Épaule et bras.
29. Coude.
30. Avant-bras.
31. Châtaigne.
32. Genou.
33. Canon.
34 Boulet.
35. Paturon.
36. Couronne.
57. Pied.
38. Ergot et fanon.
39. Hanche.
40. Cuisse.
41. Grasset.
42. Fesse.
43. Jambe.
44. Jarret.
45. Châtaigne.
46. Canon.
47. Boulet.
48. Ergot et fanon.
49. Paturon.
50. Couronne.
51. Pied.

qu'on étudie les régions du corps du bœuf, que l'on

ne monte pas, et elle deviendrait ridicule pour les petits animaux, comme le porc, le chien, etc.

Nous devons donc adopter une autre division, qui puisse s'appliquer à la fois à tous les animaux domestiques ; la plus convenable est celle usitée en anatomie, et qui divise le corps en *tronc* et en *membres;* elle peut, aussi bien que celle admise par Bourgelat, faciliter l'intelligence des mouvements des animaux, et nous ne renonçons nullement, d'ailleurs, aux expressions d'*avant-main* et d'*arrière-main*, qui pourront nous être utiles quand nous étudierons les régions en masse et dans leurs rapports réciproques.

Si, pour les motifs que nous venons d'indiquer, nous n'admettons pas la division suivie par le fondateur de nos écoles, à plus forte raison rejetterons-nous les expressions de *côté du montoir* et *hors du montoir*, ou simplement *côté montoir* et *hors-montoir,* par lesquelles beaucoup de personnes désignent le côté gauche et le côté droit du cheval. Nous pensons que le cavalier n'a pas besoin de ces expressions pour se rappeler de quel côté il doit se placer pour monter à cheval. Il est beaucoup plus simple, selon nous, d'appeler les choses par leur nom, lorsqu'il rend bien la pensée, que de chercher à compliquer une science, déjà assez difficile, par des expressions inutiles, qui ne servent qu'à masquer le peu de connaissances de ceux qui les emploient.

§ 1. — Du Tronc.

Le tronc est la partie centrale du corps, celle qui renferme les viscères essentiels à la vie. En *extérieur,* nous devons, en outre, le considérer comme unissant entre eux les membres antérieurs et postérieurs qui doivent le mouvoir, et dont ils dirigent les mouvements.

Le tronc se subdivise en un grand nombre de régions secondaires, que nous étudierons en commençant par la tête, et par celles qui suivent la colonne vertébrale.

TÊTE

Placée à la partie antérieure du tronc et à l'extrémité du bras de levier formé par l'encolure, la tête mérite la plus grande attention, non-seulement à cause des nombreuses et importantes régions qu'elle renferme, mais aussi considérée comme une masse susceptible d'influer, tant par ses dimensions et son poids que par ses déplacements, sur la station et les mouvements de l'animal. En effet, une différence de poids peu sensible pour la tête considérée isolément, devient très-grande à l'extrémité de l'encolure, et influe singulièrement sur des parties plus éloignées. Un simple déplacement à droite, à gauche, en avant ou en arrière, suffit pour changer la position du centre de gravité, et surcharger ; aux dépens de l'autre, tel ou tel membre, tel ou tel bipède de l'animal.

C'est donc d'abord sous le rapport de ses dimensions et de sa direction que nous devons étudier la tête; nous passerons ensuite à l'étude de ses formes, qui n'ont pas toutes la même importance, et dont quelques-unes même sont appréciées différemment suivant le caprice de l'amateur ou la mode du moment.

Sous le rapport de ses dimensions, la tête peut être longue, courte, grosse, décharnée, etc.

La tête *longue* est, en général, pesante, surtout lorsqu'elle est *grosse* en même temps. Le cheval dont la tête est ainsi conformée *pèse à la main* et n'obéit pas à l'influence de la bride avec la promptitude nécessaire ; aussi doit-on éviter cette conformation pour le cheval destiné à la selle.

Lorsque la tête est longue et en même temps peu volumineuse ou *décharnée*, elle est moins pesante, il est vrai, mais elle donne à l'animal un aspect désagréable, que l'on exprime par le nom de *tête de vieille*.

La tête *grosse* présente, quoique à un moindre degré, les inconvénients de la tête longue, par son poids, qui est dû au développement de sa charpente osseuse.

La tête *grasse* ou empâtée est celle dans laquelle l'excès de volume est dû moins au développement des parties osseuses qu'à celui des parties molles ; elle indique, en général, un animal d'une race grossière, d'un tempérament mou, et prédisposé aux maladies des yeux.

Une tête *courte* et peu volumineuse est toujours une beauté pour le cheval de selle, qui la porte avec grâce et se trouve en état d'obéir promptement à l'impression du mors, si elle est supportée par une encolure de longueur suffisante.

La tête courte et grosse à la fois est ordinairement accompagnée d'une encolure également courte et épaisse, et convient peu au cheval de selle.

En résumé, pour le cheval de selle et pour le cheval de trait léger, on doit rechercher une tête peu volumineuse et sèche, qui indique presque toujours la vigueur et l'énergie. On ne peut tolérer la conformation opposée que pour le cheval de gros trait, surtout lorsqu'il est destiné à tirer principalement par son poids, sur un terrain peu accidenté.

La direction verticale (*fig.* 2), admise par Bourgelat comme position naturelle de la tête du cheval,

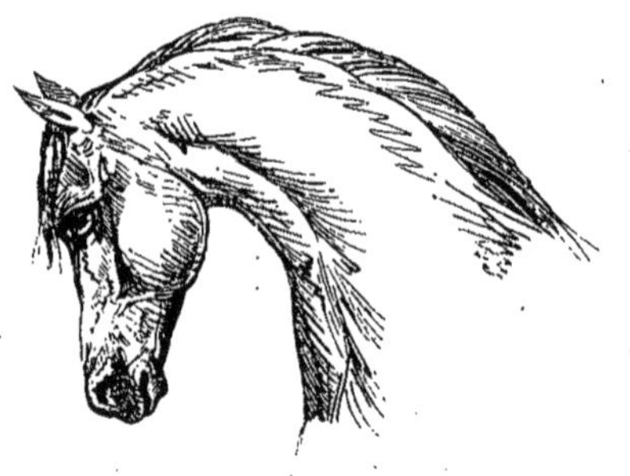

Fig. 2.

ne se rencontre guère que dans les chevaux *à enco-lure de cygne*, et encore lorsqu'ils sont maintenus par la bride. Cette direction est forcée pour presque tous les chevaux ; la direction naturelle tient à peu près le milieu entre la ligne verticale et la ligne horizontale (*fig.* 3), et varie, du reste, suivant que l'animal est en repos ou en exercice, le cheval portant le nez d'autant plus en avant qu'il chemine plus rapidement.

S'il outre cette position de la tête en la rappro-
chant trop de l'horizontale, on dit qu'il *porte au vent*

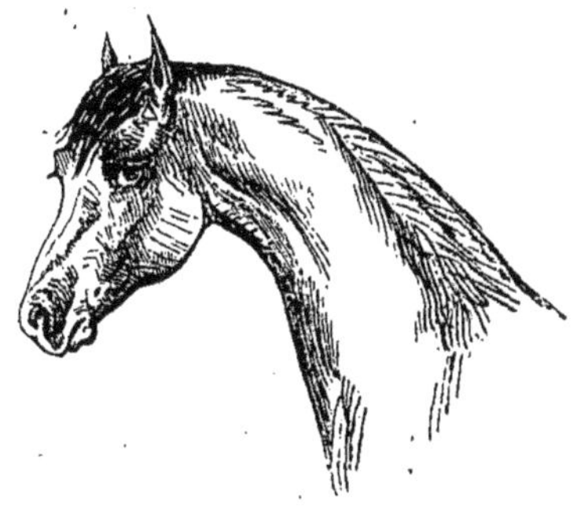

Fig. 3.

(*fig.* 4), défaut assez grave, car cette direction nuit à
l'effet du mors, dont le canon remonte et se rap-

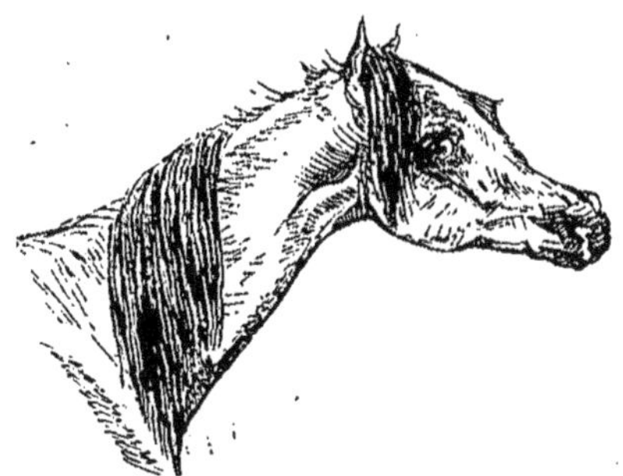

Fig. 4.

proche des molaires contre lesquelles il appuie, per-
dant ainsi une partie de son action sur les barres.
Le cheval se soustrait, de cette manière, à l'action
du cavalier, puis il s'emporte, *prend*, comme on le
dit, *le mors aux dents.* Le cheval portant au vent, ne
pouvant reconnaître les accidents du terrain, pose
les pieds au hasard, et s'expose ainsi à buter et à s'a-
battre. Il peut aussi, surtout s'il a la bouche sensible,

battre à la main, c'est-à-dire agiter violemment l'encolure dans le sens vertical, et donner des coups de tête que n'évite pas toujours un cavalier peu expérimenté.

Les chevaux qui portent au vent ont, en général, des allures rapides, et cela doit être, cette disposition portant en avant le centre de gravité.

On peut, au moyen de la martingale, remédier jusqu'à un certain point à ce qu'aurait d'outré cette direction de la tête, et maintenir celle-ci dans une position plus favorable à l'action du mors en changeant la direction des rênes du bridon par un coulant, qui remplit l'office d'une poulie de renvoi.

Lorsque, au contraire, le cheval porte la tête en arrière de la verticale, on dit qu'il *s'encapuchonne* (*fig.* 5). Cette direction de la tête, due principale-

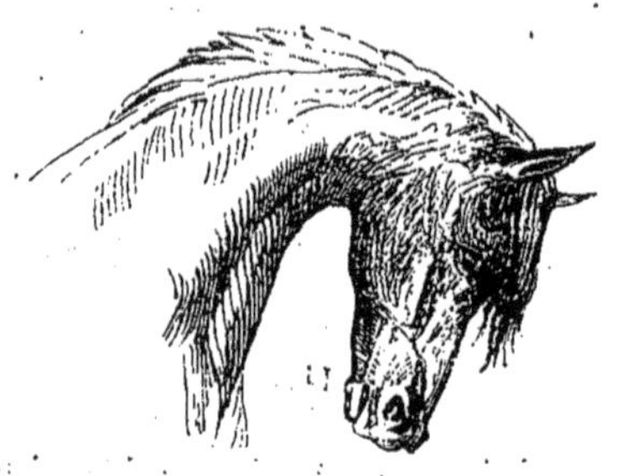

Fig. 5.

ment à la forme de l'encolure, lui permet de se soustraire à l'action du mors en appuyant le bout des branches contre le poitrail. Le cheval qui s'emporte dans cette position peut voir le terrain, mais sur le lieu même où s'appuient ses membres antérieurs, et, s'il se présente un obstacle, il ne peut l'apercevoir qu'au moment où il lui devient impossible d'arrêter sa course pour l'éviter.

La forme de la tête peut présenter plusieurs modifications, auxquelles on a donné des noms particuliers.

La plus belle forme de la tête est celle que, par une analogie un peu forcée, on désigne sous le nom de *carrée* (*fig*. 6). Dans cette tête, le front et le chanfrein sont droits et larges ; les ganaches écartées

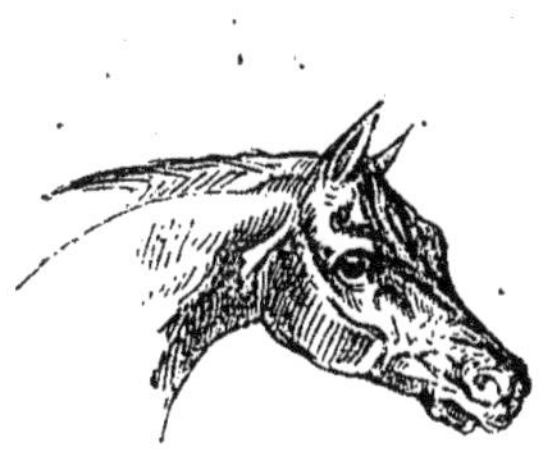 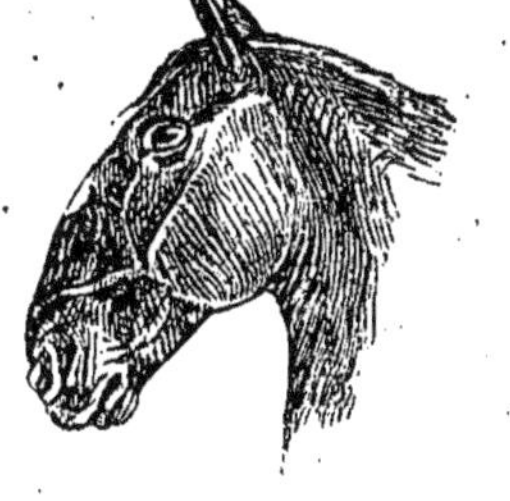

Fig. 6.   Fig. 7.

logent à l'aise le larynx et le principe de la trachée ; les naseaux surtout, par leur forme large et bien ouverte, rapprochent la tête de la forme carrée, et annoncent l'ampleur des cavités nasales et la perfection de l'appareil respiratoire. Le véritable cheval arabe présente au plus haut point cette conformation.

Sous les noms de *tête busquée*, *tête moutonnée* (*fig*. 7), on désigne celle dont la partie inférieure du front, et surtout le chanfrein, font en avant une proéminence analogue à celle de certaines races de moutons ; on emploie aussi le mot *tête de lièvre* pour désigner la tête dont le front surtout est proéminent. La face antérieure de la tête offre alors, de haut en bas, une ligne courbe plus ou moins prononcée. On a remarqué que les chevaux ainsi conformés étaient plus souvent que d'autres affectés de cornage. Il semblerait cependant, au premier abord, que le chanfrein busqué dût augmenter l'ampleur des cavités nasales ; mais, par un examen attentif, on reconnaît bientôt que ces cavités, fortement comprimées d'un côté à l'autre, perdent dans ce sens au moins autant d'espace qu'elles en ont gagné en avant. Les ganaches, en outre, sont toujours rapprochées, dans la tête busquée, et logent à l'étroit le larynx, dans les mouvements de flexion.

Les chevaux ainsi conformés ont été pendant longtemps à la mode ; mais aujourd'hui la tête busquée est regardée avec raison comme défectueuse.

La conformation opposée à celle de la tête busquée est désignée sous le nom de *tête camuse* (*fig.* 8). Dans celle-ci, la partie inférieure du front et le chan-

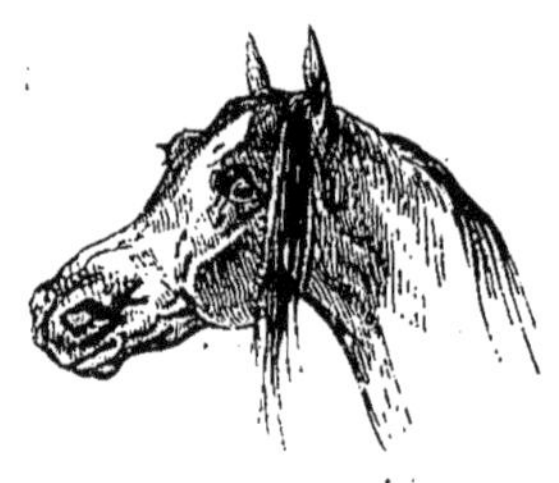

Fig. 8.

frein sont déprimés, enfoncés, et semblent présenter entre eux une échancrure qui donne à la tête une apparence brisée dans sa longueur. On trouve souvent cette conformation dans les chevaux de race bretonne, et beaucoup de personnes la regardent, quoique souvent à tort, comme un indice de méchanceté.

On a appelé *tête de rhinocéros* (*fig.* 9) celle qui présente une dépression sur le chanfrein vers le

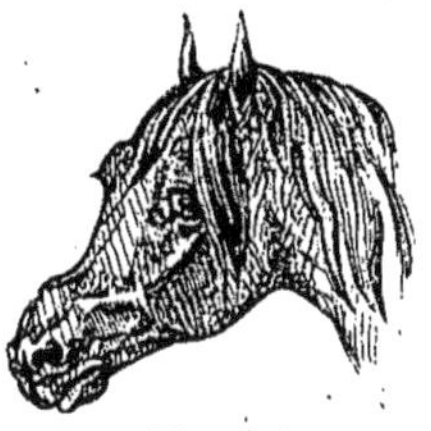

Fig. 9.

point où la muserolle exerce sa pression. Cette conformation, due à l'action de cette pièce du licol, donne en effet à la tête l'aspect du nez du rhinocéros, renflé à l'endroit où prend naissance la corne dont il est pourvu. On trouve quelquefois les os nasaux perforés par cette dépression purement mécanique.

Le mode d'union de la tête avec l'encolure doit aussi fixer l'attention.

On dit la tête *plaquée* lorsqu'elle semble se continuer sans interruption avec l'encolure. Ce défaut, qui se remarque presque toujours sur les chevaux à encolure courte et épaisse, rend le cheval incapable de céder avec souplesse à l'action du mors.

D'autres fois la tête est *décousue* : c'est lorsqu'il existe un sillon trop profond entre elle et une encolure longue et grêle. Ce défaut, très-désagréable à l'œil, se lie ordinairement à une conformation générale indiquant peu de force, et que l'on désigne aussi par la même expression : *cheval décousu.*

Enfin, la tête est bien attachée quand son union avec l'encolure présente un sillon peu profond, qui permet un libre mouvement entre ces deux parties.

Dans l'espèce bovine, la tête, généralement forte, varie beaucoup suivant le sexe.

Elle est belle dans le taureau quand elle est forte, courte, et présente une grande largeur et beaucoup de force, surtout vers la partie supérieure qui porte les cornes.

Elle est forte aussi, mais plus allongée, dans le bœuf qui a été châtré jeune. Elle offre, dans la vache, des dimensions relatives moins considérables.

On recherche dans le bœuf de travail une tête forte et large. Au contraire, dans les vaches laitières, la petitesse de la tête est préférée, et l'on doit aussi rechercher cette conformation dans toutes les races bovines destinées exclusivement à la boucherie.

On doit également préférer une tête petite dans l'espèce ovine, où la forme, du reste, varie beaucoup avec les races.

Dans le porc, la tête est longue et droite chez la plupart des races françaises; beaucoup plus courte et souvent camuse dans les races anglaises.

Enfin, dans les nombreuses races de chiens, la tête varie beaucoup, soit en longueur, soit par la largeur du crâne. Il existe, sous le premier rapport, une grande différence entre la tête du bouledogue ou du doguin et celle du lévrier, et le crâne est bien moins développé dans le groupe des mâtins que dans celui des épagneuls: Cependant la largeur de la tête est plus en rapport avec la force des mâchoires et de leurs muscles qu'avec le développement de la boîte crânienne (1).

NUQUE.

La nuque n'est, à proprement parler, que la partie antérieure du bord supérieur de l'encolure et son point d'union avec la tête (2) ; c'est sur elle que repose la têtière de la bride ou du licol, et l'on y coupe, pour cette raison, les crins qui unissent la crinière au toupet.

C'est sur la nuque que se développe, à la suite de coups ou de frottements réitérés, une maladie que l'on désigne sous le nom de *taupe*, consistant en une tumeur phlegmoneuse dans laquelle s'établissent des fistules difficiles à guérir, et qui peuvent devenir très-dangereuses, à cause du voisinage de la moelle épinière. La main passée sur la nuque suffit

---

(1) « ... C'est particulièrement la tête qui fournit les principales différences caractéristiques de la race, surtout chez les animaux supérieurs. » (Meckel, d'après Sturm, 1812).

(2) Je conserve cette définition malgré la critique de M. Merche (*Nouveau traité des formes extérieures du cheval*, p. 5). Je crois savoir comme cet auteur que la véritable nuque a pour base l'occipital. Mais je sais aussi que l'on s'écarte souvent de la réalité anatomique dans le langage de l'extérieur, où, par exemple, on appelle *genou* et *jarret* des régions qui, anatomiquement, ne devraient pas porter ces noms. M. Merche revient d'ailleurs malgré lui vers ma définition, en admettant que la nuque supporte la têtière de la bride, et peut devenir le siége de la *taupe*.

pour indiquer, par la sensibilité de la région, si elle est affectée de cette maladie.

La nuque est très-large dans l'espèce bovine, et située immédiatement derrière le chignon ; c'est sur elle que repose le joug ; aussi doit-on s'assurer, pour les bêtes de travail, de son état d'intégrité.

Dans le mouton, la nuque présente chez le mâle, au temps du rut, une tumeur particulière que l'on regarde comme un indice de l'aptitude du bélier à la génération. Les races anglaises importées en France depuis quelques années ont la nuque aplatie.

Le développement de la protubérance occipitale et de la crête pariétale est, pour les chasseurs, un indice de la bonté du chien pour le service de la chasse.

TOUPET.

Le toupet est un bouquet de crins situé sur la partie saillante de la nuque, entre les deux oreilles, et retombant sur le front et le chanfrein. Ce n'est absolument que la partie antérieure de la crinière ; aussi présente-t-il les mêmes considérations sous le rapport de la qualité et de la quantité des crins qui le forment.

FRONT.

Le front a pour base le frontal et le pariétal, ainsi que les muscles temporo-maxillaires ou crotaphites. Il fait suite à la nuque, et se trouve borné inférieurement par le chanfrein, et, sur les côtés, par les tempes, les yeux et les salières.

Sa forme participe de celle de la tête en général. Il doit, pour être beau, suivre une ligne parfaitement droite dans sa longueur, présenter une bonne largeur et des muscles crotaphites bien dessinés.

On remarque souvent sur le front des marques de couleur blanche, désignées sous les noms de pelotes, étoiles, etc., dont nous nous occuperons à l'article des signalements.

Dans l'espèce bovine, le front, que l'on recherche large et haut, surtout pour les bêtes de trait, se termine supérieurement par une grosse protubérance transversale désignée sous le nom de *chignon*, des deux côtés de laquelle se détachent les cornes.

Ces prolongements cornés, fixés sur une cheville osseuse appartenant au frontal, présentent de nombreuses différences dans leur grosseur, leur longueur, leur direction et même leur couleur, différences qui peuvent servir à caractériser certaines races. C'est ainsi que les bœufs de la Camargue ont les cornes de longueur médiocre et disposées en croissant; les races d'Italie, des cornes très-grosses, longues, pointues, relevées en forme de lyre, etc.

Les sillons des cornes du bœuf peuvent servir à reconnaître son âge, ainsi que nous le verrons plus loin.

Quelquefois, à la suite d'un violent effort, l'étui corné est détaché de la cheville qui le supporte, et celui qui le remplace ne reprend jamais les mêmes dimensions. Cette inégalité dans les cornes est un défaut pour le coup d'œil, et peut nuire, en outre, dans les races qui travaillent, en rendant moins exacte l'application du joug.

Dans quelques contrées, on a l'habitude, pour rendre plus facile l'attelage des bœufs, de raccourcir la corne du côté qui se trouve en dedans, quand l'animal est fixé au joug.

On regarde dans la vache, comme indiquant une bonne laitière, des cornes courtes, lisses et pointues, les cornes longues et raboteuses accusant toujours, d'ailleurs, un âge avancé. Aussi les marchands ont-ils soin de raccourcir les cornes et de les limer, pour donner à leurs vaches une apparence plus avantageuse. On doit se méfier de cette ruse, que l'on reconnaît souvent à ce que la corne manque de on vernis naturel, et sur laquelle, d'ailleurs, l'état de la mâchoire ne doit laisser aucun doute.

Dans le mouton, le front est généralement bombé, et porte aussi des cornes ridées transversalement, très-rapprochées à leur base, et contournées en spirale sur les côtés de la tête. Elles sont très-grosses dans les races mérine et roussillonnaise, très-petites et souvent nulles dans les races françaises septentrionales. Les brebis en sont souvent dépourvues ou n'en portent que des rudiments. Les races anglaises ont le front droit et sans cornes.

L'espèce de la chèvre offre, chez le mâle, des cornes anguleuses qui se relèvent en arc et deviennent quelquefois très-grandes. La femelle les porte moins fortes, et en est souvent dépourvue.

Le front du porc est étroit, droit, souvent même un peu camus, et couronné supérieurement par une forte protubérance occipitale, accusant la grande puissance des muscles extenseurs de la tête.

Celui du chien présente, en haut, une crête, prolongement de la protubérance occipitale, et, inférieurement, un sillon plus ou moins profond.

CHANFREIN.

Cette région a pour base les os sus-naseaux, lacrymaux, et la face externe des grands sus-maxillaires ; sa conformation est, comme celle du front, liée à la forme générale de la tête.

Dans les jeunes chevaux, les côtés du chanfrein sont plus prononcés, à cause du développement que présentent à cette époque les racines des dents molaires. On voit même souvent quelques tumeurs produites par l'allongement de ces parties ; cette disposition fait paraître la tête plus lourde à cette époque.

Le chanfrein peut présenter des traces de fracture, et l'on doit s'en méfier d'autant plus que les blessures de la pituitaire occasionnées lors de l'accident se terminent quelquefois par la morve.

On peut aussi rencontrer à la partie supérieure du chanfrein une éminence produite par un boursouflement des sinus frontaux, qui survient quelquefois à la suite de la morve déjà ancienne.

Des traces de feu sur le chanfrein indiquent aussi que l'animal a été traité de la morve.

Dans le bœuf, le chanfrein est peu étendu ; on appelle *larmier* la partie de cette région située en dessous de l'œil. Cette dénomination n'est adoptée que par analogie, car le véritable larmier, ou sinus folliculeux sous-oculaire, que l'on remarque chez plusieurs ruminants, n'existe pas chez le bœuf..

Le chanfrein du mouton est convexe, suivant sa longueur dans la plupart des races. Celui du bélier mérinos porte souvent des rides presque transversales. Il est droit, comme le front, dans les races anglaises.

BOUT DU NEZ.

C'est l'espace compris entre les deux naseaux, et qui se prolonge en se confondant avec la lèvre supérieure.

Le bout du nez jouit d'une grande sensibilité et d'une mobilité prononcée ; et ces deux conditions en font le véritable organe du toucher des solipèdes. Des cicatrices circulaires sur cette région indiquent une application répétée du serre-nez, et par conséquent un animal ou difficile à ferrer, ou ayant subi quelque opération très-douloureuse. D'autres cicatrices situées tout à fait à son extrémité proviennent souvent de chutes faites sur cette partie ; elles doivent tenir l'acheteur en garde, et l'engager à redoubler d'attention dans l'examen des membres.

Dans le bœuf, le bout du nez est remplacé par le *mufle*, large surface dans laquelle sont percés les naseaux, et dont l'enveloppe tient le milieu entre la peau proprement dite et la membrane muqueuse. Des follicules nombreux versent à sa surface une rosée limpide dont l'abondance est regardée comme un indice de la santé de l'animal. Le mufle devient sec et rugueux toutes les fois que la bête bovine est atteinte d'une maladie un peu grave.

La couleur du mufle varie suivant les individus, et surtout suivant les races. Tantôt il est rose, d'autres fois noir où gris, d'autres fois, enfin, marbré de ces deux couleurs. Il fournit, sous ce rapport, des indices très-utiles pour les signalements.

Le bout du nez du mouton n'offre point de mufle.

Celui du porc s'élargit, et porte le nom de *groin*. C'est l'instrument de fouissage de cet animal ; aussi est-il très-robuste, soutenu par un os particulier et mû par des muscles très-puissants. On a l'habitude d'y placer un anneau de fil de fer, pour empêcher le porc de fouir ou de détruire ses habitations.

Le nez du chien est un véritable mufle, arrondi, grenu, de couleur variable, séparé en deux par un sillon médian vertical, quelquefois assez profond pour en faire deux parties distinctes. Quelques chasseurs préfèrent les chiens ainsi conformés, que l'on appelle chiens *à deux nez*.

NASEAUX.

Les naseaux sont les ouvertures externes des narines, et l'unique passage par lequel, chez les solipèdes, l'air se rend au poumon. Ils présentent deux ailes ou lèvres réunies par deux commissures. Les ailes ont pour base un fibro-cartilage fixé à l'extrémité de l'épine nasale, et ressemblant, pour la forme, à une virgule dont la partie large forme la base de l'aile interne ou supérieure, et la queue celle de la lèvre externe ou inférieure.

La commissure supérieure conduit dans la *fausse narine*, espèce de cul-de-sac membraneux, placé entre l'épine nasale et le bord supérieur du petit sus-maxillaire, et dont la face interne sécrète une matière sébacée grise ou noirâtre. Les véritables usages de cette cavité sont inconnus.

La commissure inférieure présente, à quelque distance de son entrée, un trou quelquefois double, qui semble percé à l'emporte-pièce, et qui n'est autre chose que l'orifice inférieur du canal lacrymal.

Les ailes des naseaux se dilatent par l'action de plusieurs muscles, et toujours en raison de la vitesse de la respiration. L'élasticité de leur fibro-cartilage les ramène à leur ouverture normale dès que cesse l'action de ces muscles.

On doit considérer, dans les naseaux, leurs dimensions, l'état de la muqueuse qui en tapisse l'intérieur et l'humeur qui s'échappe de leur cavité.

Les naseaux doivent être grands, pour donner un libre passage à l'air qui les traverse. Leur grande dimension, en élargissant la partie inférieure de la tête, la fait paraître plus courte et plus carrée. Il ne faut pas cependant confondre avec leur grandeur l'espèce de dilatation constante et forcée que l'on remarque dans certaines maladies, et surtout dans la pousse. L'usage de fendre la fausse narine pour agrandir le naseau est de toute inutilité, puisque cette cavité se termine en cul-de-sac.

Lorsque le cheval est en repos, la pituitaire ou muqueuse nasale doit présenter une teinte d'un rose vif uniforme; elle rougit par l'exercice d'autant plus qu'on le rend plus violent. Elle est ordinairement pâle dans la morve, et présente souvent des ulcères plus ou moins étendus à bords irréguliers, désignés vulgairement sous le nom de *chancres morveux*.

Quelquefois ces ulcères ont disparu, et l'on ne retrouve plus à leur place que de petites cicatrices plus blanches que la muqueuse, et dont la présence doit faire présumer l'existence de *chancres* dans la partie inexplorable de la cavité.

Dans l'état de santé, les naseaux ne laissent échapper que quelques gouttes de liquide limpide, provenant du canal lacrymal, et une petite quantité de mucus glaireux et incolore. Si cet écoulement nasal devient plus abondant et change de nature, il peut indiquer l'existence d'un état maladif, soit des bronches, soit de la trachée, soit des cavités nasales.

En général, lorsque le jetage est abondant, sans odeur marquée, peu consistant, et s'écoule par les deux naseaux, il provient d'une inflammation de la trachée ou des bronches. Mais si la matière excrétée est plus consistante, plus colorée en jaune ou en verdâtre, d'une odeur forte et désagréable, si elle présente des stries sanguines, si elle adhère aux ailes des naseaux, et si surtout elle s'écoule par une seule narine, on doit craindre l'existence de la *morve*, maladie qui ôte toute valeur au cheval, et que l'on regarde avec raison comme contagieuse.

L'état de la pituitaire et des glandes de l'auge devra être consulté pour plus de sûreté, et avec d'autant plus de soin que l'on peut quelquefois faire disparaitre pour quelque temps le jetage.

Une maladie à laquelle sont sujets presque tous les jeunes chevaux, la *gourme*, présente beaucoup d'analogie avec la morve pour le jetage et l'engorgement des glandes de l'auge; un peu de pratique amène bientôt à distinguer cette affection, presque toujours bénigne. L'âge de l'animal est déjà, du reste, une forte présomption, et les glandes sont toujours moins distinctes au milieu de l'auge empâtée et souvent remplie du poulain affecté de gourme.

Il peut se développer, dans l'intérieur de la narine, une tumeur que l'on désigne sous le nom de *polype*. Cette maladie, du reste très-rare, est annoncée par un jetage particulier et par l'inégalité de la colonne d'air sortant de chaque naseau.

Pour examiner l'intérieur des naseaux aussi profondément qu'il est possible, on s'y prend de la manière suivante :

Si l'on examine le naseau gauche, on saisit de la main droite la lèvre inférieure du cheval, on place le plat du pouce de la main gauche à la face interne de l'aile supérieure de la narine que l'on relève, en même temps que l'on écarte l'aile externe avec la face dorsale de l'index de la même main.

Si l'on soupçonne qu'un jetage a été dissimulé par des soins de propreté, on peut le faire reparaître en provoquant la toux par la compression du premier cerceau de la trachée, ou l'ébrouement par la compression des naseaux dans l'espace compris entre l'épine nasale et le petit sus-maxillaire.

L'âne et le mulet ont les naseaux moins dilatés que le cheval ; aussi, malgré leur grande énergie, supportent-ils moins bien que lui les allures rapides et prolongées. Chez ces deux animaux, l'orifice du conduit lacrymal se trouve placé à l'aile externe, assez près de la commissure supérieure.

Le bœuf, pouvant respirer en partie par la bouche, présente des naseaux beaucoup plus petits que ceux du cheval, à lèvres moins mobiles, et percés dans l'épaisseur du mufle.

Ceux du porc, également étroits, sont percés dans le groin.

Dans le chien, les naseaux ont la forme de deux virgules opposées par leur partie convexe.

OREILLES.

Placées de chaque côté de la nuque, les oreilles ont pour base principale la conque, véritable cornet cartilagineux dont l'ouverture, dans la position ordinaire, est tournée en dehors et en avant. L'intérieur de l'oreille présente de longs poils, dont l'ensemble s'oppose à l'entrée des corps étrangers, tout en laissant pénétrer les sons.

Les oreilles ne servent pas seulement à l'audition ; elles sont encore l'un des moyens d'expression de l'animal.

On les dit *hardies* lorsqu'il les porte dirigées en

avant pendant l'exercice. Cette disposition annonce toujours de la vigueur.

Lorsque le cheval est méchant ou chatouilleux, lorsqu'il veut mordre ou ruer, il couche les oreilles en arrière.

Si, pendant la marche, il les porte alternativement en avant et en arrière, en variant à chaque instant la direction de l'ouverture de la conque, on peut être assuré que la vue est mauvaise et peut-être perdue, l'animal suppléant à l'imperfection de ce sens par un surcroît d'activité de celui de l'ouïe.

La longueur des oreilles est susceptible de varier.

Les oreilles courtes sont toujours une beauté; l'animal les porte bien, et la tête en acquiert plus de grâce.

Les oreilles longues donnent à la tête un caractère désagréable et même stupide, si elles sont très-rapprochées à leur origine. Les oreilles longues sont

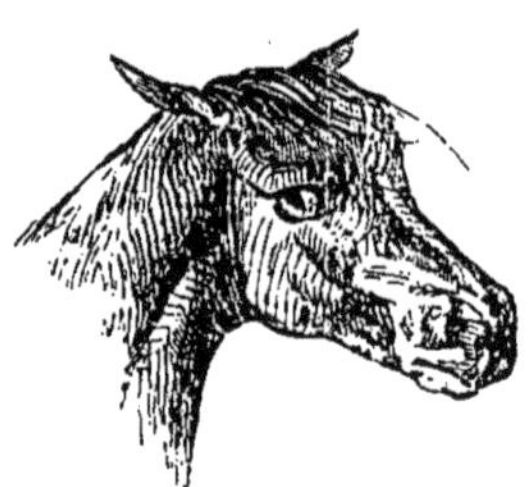

Fig. 10.

quelquefois *pendantes* (*fig.* 10), c'est-à-dire tombant en dehors, et cette disposition devient encore plus défectueuse, en même temps qu'elle annonce peu d'énergie; on les nomme alors *oreilles de cochon*.

Quelquefois une oreille a été brisée, soit par un

coup, soit par tout autre cause ; non-seulement ce défaut est désagréable à la vue, mais il est souvent accompagné d'une carie du cartilage qui fait souffrir l'animal, le rend difficile à brider, et peut nécessiter l'amputation de la totalité de l'oreille.

Tous les moyens employés pour relever les oreilles pendantes ont échoué. Une seule opération peut pallier ce défaut : c'est le raccourcissement de l'oreille par l'amputation, que l'on pratiquait autrefois sans autre motif que la mode. On nommait cheval *moineau* celui qui avait subi cette mutilation inutile.

L'oreille fendue dans sa longueur indiquait autrefois un cheval réformé du service militaire. On a renoncé aujourd'hui à cette pratique barbare et inutile.

Dans l'âne et dans le mulet, les oreilles ont une grande longueur, et sont d'autant mieux portées que l'animal a plus de vigueur.

Dans l'espèce bovine, l'oreille est large et pendante. Les nourrisseurs aiment à la trouver très-velue dans la vache laitière.

Elle est aussi pendante dans le mouton, et placée dans les spires de la corne, lorsque celle-ci existe.

L'oreille de la chèvre pend aussi, surtout dans la race du Thibet.

Dans le cochon, elle est quelquefois courte et redressée ; mais on la trouve plus souvent pendante et constamment agitée par les mouvements de la marche de l'animal. En général, l'oreille du porc est d'autant plus pendante qu'il s'éloigne davantage du type primitif de l'espèce.

Dans l'espèce canine, la forme et la position de l'oreille varient beaucoup suivant les races. L'oreille longue, large et bien pendante est une beauté dans les chiens courants, les bassets, les épagneuls. Le chien de berger, au contraire, la porte relevée et pointue. L'oreille du lévrier, de médiocre grandeur, est repliée en arrière.

On est dans l'habitude de couper les oreilles dans certaines races. C'est ainsi qu'on les retranche entièrement par arrachement dans les danois ; qu'on les coupe courtes aux dogues, aux bouledogues, aux mâtins, pour laisser moins de prise à leurs ennemis, et en pointe aux petits chiens dits anglais, pour qu'ils les portent redressées.

Les chiens à oreilles longues présentent souvent une affection désignée sous le nom de *chancre*, qui consiste dans la carie d'un point du cartilage de l'oreille. Cette maladie incommode beaucoup l'animal, se guérit difficilement, à cause des mouvements continuels auxquels il se livre, et nécessite souvent le retranchement d'une partie de l'organe.

On doit visiter avec soin l'intérieur de l'oreille, pour s'assurer s'il n'existe pas un écoulement d'une odeur fétide, provenant d'une inflammation désignée sous le nom de *catarrhe auriculaire*. Cette affection, difficile à guérir dans les jeunes chiens, souvent incurable dans les vieux, les fait beaucoup souffrir.

Après l'arrachement des oreilles dans les jeunes

chiens danois, il arrive souvent que la peau, n'étant plus retenue par la conque, se réunit par-dessus le conduit auditif, dont elle bouche l'ouverture. Le chien devient sourd, et le cérumen s'accumulant dans le conduit, on est obligé de déboucher l'oreille par une opération qui soulage immédiatement l'animal ; mais il est difficile d'empêcher l'occlusion de se renouveler.

On trouve souvent des grains de plomb enkystés dans l'oreille des chiens de chasse, sans que leur présence offre le moindre inconvénient.

TEMPES.

Cette saillie osseuse est formée par l'arcade temporale et l'articulation de la mâchoire ; elle présente quelquefois des cicatrices indiquant que l'animal a été affecté de maladies qui ont occasionné des mouvements désordonnés, comme cela arrive dans le vertige, les coliques violentes, ou qu'il a été longtemps couché sur le côté, par suite de paralysie ou de maladie grave des membres.

Les plaies qui ont occasionné ces cicatrices peuvent avoir intéressé l'articulation, et l'on doit s'assurer du libre jeu des mâchoires.

Lorsque les chevaux de robe foncée vieillissent, c'est sur les tempes que l'on remarque les premiers poils blancs (1).

(1) M. Merche, en parlant des tempes, critique l'opinion de Bourgelat et de M. Richard, qui admettent la région des sourcils. Selon lui, il n'y a point de sourcils chez le cheval. En apparence, c'est très-vrai ; mais, si M. Merche s'était donné la peine

SALIÈRES.

On désigne sous ce nom des cavités situées au-dessus de l'apophyse orbitaire, dans la partie anté-rieure de la fosse temporale.

Les salières sont plus ou moins profondes, suivant que l'animal est plus vieux ou plus jeune, et sur-tout suivant qu'il est plus maigre ou plus gras.

Les salières creuses étant regardées comme un indice de vieillesse, des maquignons les remplis-saient autrefois en insufflant par une petite incision le tissu cellulaire qu'elles contiennent. Cette ruse n'est plus employée aujourd'hui.

JOUES.

Les joues sont situées sur les côtés de la tête; elles ont pour base les muscles masséter et alvéolo-labial, et sont, par conséquent, divisées en deux parties, l'une supérieure, l'autre inférieure.

La première, large et bornée par le bord circu-laire du maxillaire ou la ganache, est plate dans les chevaux fins, arrondie et chargée dans les gros chevaux à tête lourde.

Des cicatrices sur cette partie de la joue sont sou-vent l'indice de sétons ou de cautères appliqués dans le but de guérir quelque maladie des yeux ou du nez. L'opération a pu en outre léser le nerf fa-

d'étudier un fœtus un peu avant que le corps se couvre de poils, il aurait vu l'arc des sourcils parfaitement apparent à cette époque.

cial, et paralyser le mouvement de la lèvre supérieure de ce côté ; ce que l'on reconnaît au déplacément du bout du nez, qui se porte du côté opposé.

La portion inférieure de la joue est plus étroite et moins tendue que la première. Lorsqu'elle forme au dehors une saillie considérable, elle peut être déplacée, soit par des dents dont la direction vicieuse nuit à l'alimentation de l'animal, soit par un amas d'aliments entre les molaires et la joue; ce que l'on reconnaît à la mauvaise odeur qui s'exhale de la bouche au moment où on l'ouvre. On dit alors que le cheval *fait magasin*. Ce défaut s'observe surtout chez les vieux chevaux, dont les dents usées irrégulièrement blessent en même temps la langue et la joue, et ajoute à la difficulté de la mastication le dégoût qui résulte de la présence constante, dans la bouche, d'une certaine quantité d'aliments en putréfaction.

La joue du chien, saillante et arrondie, indique une très-grande force dans le mouvement de la mâchoire.

GANACHES.

On donne ce nom au bord postérieur et refoulé des deux branches de l'os de la mâchoire inférieure, qui circonscrivent la cavité de l'auge.

Les ganaches peuvent être plus ou moins *légères*. On dit qu'un cheval est *chargé de ganaches*, lorsque, à une tête lourde, il joint un grand développement du maxillaire ou des tissus mous qui le recouvrent ; car le développement de la joue est souvent confondu avec celui de l'os de la mâchoire.

Il faut se garder de confondre avec cette conformation défectueuse l'écartement des ganaches que l'on remarque chez quelques chevaux, surtout chez les arabes, et qui est une beauté, parce qu'il laisse à la gorge un large espace qui facilite la respiration.

Le bord du maxillaire, dans sa partie droite, présente quelquefois, entre les deux tables de l'os, une fistule profonde, communiquant avec la racine d'une dent molaire. Cette maladie, qui détermine un assez fort gonflement du tissu osseux, est fréquemment incurable. Nous renvoyons à l'article de l'*âge* l'étude des changements que subissent dans leur forme les branches du maxillaire.

Le canal parotidien, à son passage sur le bord postérieur du maxillaire, peut aussi présenter une fistule, que l'on reconnaît à un écoulement de salive qu'il est facile de rendre plus apparent, en provoquant le mouvement des mâchoires par l'introduction du doigt entre les barres.

Les ganaches, dans l'espèce bovine, sont moins chargées que dans le cheval, et plus écartées; elles contribuent à donner à la tête cette forme courte et carrée que l'on recherche surtout chez le taureau.

AUGE.

L'auge est circonscrite par les ganaches, et forme une cavité qui a pour fond la base de la langue.

L'auge doit être large et bien évidée : large, pour loger facilement la gorge dans la flexion de la tête ; bien évidée, car la disposition contraire est souvent un état maladif.

L'auge est *empâtée* dans la plupart des chevaux de race commune, et, dans toutes les races, chez les poulains qui n'ont pas encore jeté leur gourme ou achevé leur dentition.

Les ganglions lymphatiques situés dans l'auge méritent la plus grande attention lors de l'examen d'un cheval. Dans l'état de santé, ils sont petits, roulants et insensibles. Dans toutes les affections des cavités nasales, ils s'engorgent et prennent des caractères différents selon les maladies.

Dans la gourme, les glandes sont engorgées, quelquefois douloureuses et roulantes dans l'auge, qui est, dans toute son étendue, fortement empâtée. Souvent elles deviennent énormes, dépassent même le niveau des ganaches, et s'abcèdent.

Dans la morve, souvent une seule glande est engorgée ; le reste de l'auge est sans empâtement, et les glandes deviennent dures, douloureuses et adhérentes à la branche maxillaire.

L'âge de l'animal, l'état de la muqueuse nasale et la nature du mucus que fournissent les naseaux, doivent, du reste, être un guide plus sûr, pour distinguer la morve de la gourme, que l'état des ganglions de l'auge.

Il arrive quelquefois que des chevaux sont *glandés*, sans qu'il s'échappe de leurs narines aucun mucus morbide. Il n'en faut pas moins se méfier

toujours de cet état, surtout si l'animal a passé l'âge
où se manifeste la gourme. Quelques marchands,
dans ce cas, extirpent ces glandes, et l'on doit se
tenir en garde contre tout cheval présentant des ci-
catrices dans l'auge.

L'auge du mouton présente quelquefois un engor-
gement qui dépasse les ganaches, et qui disparaît
lorsque l'animal, rentré du pâturage, a mangé pen-
dant quelque temps au râtelier. Cet engorgement
œdémateux, désigné sous le nom de *bouteille* par les
bergers, indique l'existence d'une maladie appelée
pourriture ou *cachexie aqueuse*, affection dangereuse
qui détruit quelquefois tout un troupeau.

Quelques bêtes bovines portent aussi dans l'auge
une tumeur plus ou moins grosse, olivaire, dure,
qui est souvent un indice d'affection tuberculeuse.

BARBE.

On a donné le nom de *barbe* au point de réunion
des deux branches du maxillaire, situé en arrière
de la houppe du menton, et recouvert seulement par
la peau. C'est sur ce point que s'appuie la gourmette,
et cette partie du mors doit être plus ou moins large,
suivant que la barbe est plus ou moins sensible.

Le degré de sensibilité de la barbe est dû à la dis-
position de la branche maxillaire, contre laquelle la
gourmette comprime la peau. On conçoit facilement
que la surface osseuse tranchante causera plus de
douleur pendant l'action du mors, que si elle était
arrondie ; on est quelquefois obligé d'ajouter à la

gourmette, même fortement élargie, un feutre qui
en adoucisse l'action.

BOUCHE.

Nous ne devons pas considérer la bouche seule-
ment comme l'ouverture circonscrite par les deux lè-
vres, mais comme une cavité comprise entre les deux
mâchoires, et renfermant diverses parties dont l'é-
tude présente d'autant plus d'intérêt, en extérieur,
que c'est d'après la conformation de plusieurs d'en-
tre elles qu'est disposé le mors, et que de leur plus
ou moins de perfection dépend le degré de facilité
avec lequel on maîtrise et conduit le cheval.

Nous décrirons donc successivement les lèvres, les
barres, la langue, le canal, les gencives, le palais et les
dents, que nous ne considérons ici que
comme organes de mastication, nous
réservant de les étudier plus foin
comme servant à la connaissance de
l'âge.

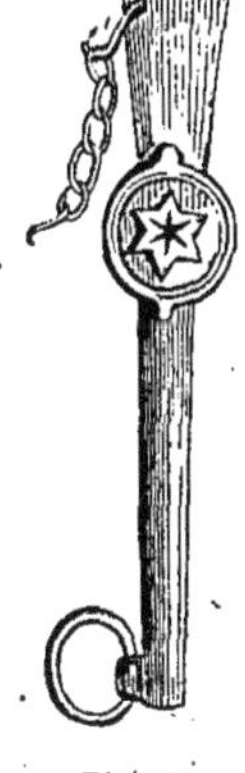

Avant d'entreprendre la description
des régions de la bouche sur lesquelles
agit le mors, nous devons rappeler que
cet instrument (*fig.* 11) est un vérita-
ble levier du deuxième genre, dont on
peut raccourcir ou allonger à volonté
le bras de la puissance. Son point   Fig. 11
d'appui est à la barbe où s'applique
la gourmette, la puissance au point où les rênes
s'attachent à la branche, et la résistance aux barres,
parties sensibles sur lesquelles agit le canon.

Suivant l'impression que produit le mors, on donne à la bouche différentes dénominations, qui devraient plutôt se rapporter aux barres.

On appelle *bonne bouche*, *belle bouche*, celle qui reçoit du mors une impression modérée, suffisante pour maîtriser et diriger l'animal.

La couche *tendre* ou *sensible* est celle qui reçoit une impression douloureuse un peu trop forte; lorsque ce défaut est porté à l'extrême, la bouche est dite *égarée*.

La bouche *dure* est celle qui présente peu de sensibilité.

Par bouche *fraîche*, on désigne celle qui se remplit d'écume lorsque l'animal est bridé. On dit alors qu'il *goûte* le mors.

LÈVRES.

Les lèvres ferment l'ouverture de la bouche; on les distingue en supérieure et inférieure, la première se confondant en avant avec le bout du nez. Leur face externe, recouverte d'une peau fine, présente quelques poils durs (moustaches), qui sont de véritables organes de tact. La supérieure porte, dans quelques chevaux, de chaque côté du bout du nez, un assemblage de poils rudes et courts, ressemblant complétement à la moustache de l'homme; l'inférieure porte une protubérance arrondie, que l'on désigne sous le nom de *houppe du menton*. A leur face interne commence la muqueuse de la bouche.

Le point de réunion des deux lèvres porte le nom

de commissure. Cette commissure peut être plus ou moins portée en arrière, et sa position doit être consultée pour la disposition de la bride. La bouche trop fendue laisse remonter le mors trop près des molaires ; trop peu fendue, elle le rapproche des canines ; et la bride, pour peu qu'elle force, produit à la commissure un froncement désagréable à la vue, et qui occasionne des excoriations si l'animal reste longtemps bridé.

Les lèvres épaisses, qui appartiennent presque toujours aux bouches peu fendues, supportent une partie de l'action du mors, et diminuent son appui sur les barres. Trop minces, au contraire, elles le laissent porter en entier sur ces parties, à moins que, se glissant entre elles et le canon du mors, elles n'amortissent son action par leur interposition.

La lèvre inférieure est quelquefois pendante ; ce défaut se remarque surtout dans des chevaux vieux et usés. On le remarque cependant quelquefois sur des chevaux jeunes, et il paraît, dans ce cas, se transmettre par génération.

Les lèvres du bœuf sont épaisses, peu fendues et peu mobiles ; la supérieure se confond avec le mufle.

Dans le chien, les lèvres sont très-fendues ; l'inférieure est amincie, festonnée et engagée sous la supérieure. Dans quelques races, dans le dogue surtout, elle se renverse, et laisse échapper la salive.

La moustache du chat, très-développée, forme un organe de tact très-sensible, et en rapport avec le genre de vie nocturne de cet animal.

BARRES.

La barre a pour base la partie du bord du maxillaire située entre les incisives et l'arcade molaire. Elle porte la canine dans le mâle. Cette base osseuse est recouverte par une muqueuse épaisse et sensible, sur laquelle se fait l'appui du canon du mors.

La sensibilité de la barre varie beaucoup suivant la différence de conformation de sa base osseuse. Si celle-ci est arrondie, la compression du mors n'occasionnera qu'une douleur modérée, qui deviendra très-vive, au contraire, si le bord du maxillaire est tranchant. Aussi distingue-t-on la barre *arrondie* et la barre *tranchante*, et modifie-t-on l'embouchure suivant ces différences, en tenant compte toutefois de la conformation de la langue et des lèvres.

La barre, jouissant d'un degré moyen de sensibilité, peut devenir à peu près insensible par l'action répétée du mors, qui fait épaissir la muqueuse et la rend ce qu'on appelle *calleuse*.

Les barres peuvent être blessées par l'action d'un mors mal ajusté, ou par l'effet d'une main peu habile, et cette blessure amène même quelquefois l'exfoliation de l'os. L'accident, peu grave en lui-même, peut le devenir en augmentant ou diminuant la sensibilité de la barre, suivant la forme que conservera le bord du maxillaire à la suite de l'exfoliation.

LANGUE.

La langue, organe du goût, est logée dans l'intérieur de la bouche, d'où elle peut s'étendre au dehors pour la préhension des aliments qu'elle pousse sous les molaires pendant la mastication ; elle sert, en outre, à l'acte de la déglutition (1).

Elle peut être mince ou grosse, et ces deux conformations influent sur le choix de l'embouchure.

La langue grosse ou épaisse donne au canon du mors un point d'appui, qui diminue son impression sur les barres. La langue mince, au contraire, ne soutient que très-peu le mors, et rend les barres plus sensibles. Quelquefois aussi l'animal contracte l'habitude de la replier en dessous du mors, et diminue ainsi l'action du canon.

Quelques chevaux ont l'habitude de laisser sortir et rentrer à chaque instant leur langue. Ce défaut, assez désagréable à la vue, est désigné sous le nom de langue *serpentine.*

D'autres ont la langue toujours *pendante*, laissant ainsi écouler constamment la salive, et salissant de leur bave tout ce qu'ils approchent. On doit toujours rejeter un cheval affecté de ce défaut, après s'être assuré, toutefois, que celui-ci n'est pas dû à une disposition vicieuse de l'embouchure.

(1) Dans ses longs détails sur l'anatomie de la langue, M. Merche attribue à l'*hypo-glosse* la gustation, et regarde le *lingual* comme exclusivement moteur. S'il avait pris la peine de couper successivement l'un ou l'autre de ces nerfs, il aurait reconnu que le nerf hypo-glosse, au contraire, est exclusivement moteur, tandis que le lingual préside au goût et à la sensibilité.

La langue est souvent coupée par l'action de la longe qu'on a laissée imprudemment dans la bouche du cheval en l'attachant. Une coupure profonde, et surtout la privation de la partie libre de la langue, rendent l'alimentation difficile et déprécient par conséquent l'animal. La langue de beaucoup de chevaux présente, sans inconvénient notable, un sillon transversal produit par l'appui constant du mors, et surtout du *billot* qui le remplace pour les chevaux de gros trait.

La langue du bœuf, plus longue et plus rude que celle du cheval, lui sert surtout pour saisir l'herbe des pâturages ou le fourrage au râtelier. Elle est couverte, à sa partie supérieure, de papilles dures, très-développées, dont la pointe, dirigée en arrière, favorise la préhension des aliments.

La langue du chien, douce et longue, lui sert pour introduire les boissons dans la gueule, par l'action de *laper*. Elle se recouvre souvent, ainsi que les gencives, la face interne des joues et des lèvres, de nombreuses verrues, quelquefois très-difficiles à faire disparaître.

La langue du chat est couverte de papilles très-rudes et dirigées en arrière.

De la conformation des barres, des lèvres et de la langue résultent des indications relatives à l'embouchure du cheval. Il est facile de concevoir que le canon du mors devra être d'autant plus mince que les

barres seront plus arrondies, moins sensibles, et que
l'épaisseur de la langue et des lèvres les préservera
davantage de la pression. Le canon du mors, au con-
traire, sera épais si les barres sont sensibles et peu
protégées par les parties qui les avoisinent. On se di-
rigera aussi d'après les mêmes principes pour la lon-
gueur à donner aux branches du mors, représentant
le bras de la puissance.

CANAL.

On nomme *canal* l'espace situé entre les deux
branches du maxillaire, et dans lequel se trouve lo-
gée la langue.

Le canal, de chaque côté de cet organe, présente
une série de tubercules, qui sont les orifices des con-
duits excréteurs de la glande salivaire sous-linguale.

Un peu en avant du bord libre du frein de la lan-
gue, on observe deux petites plaques cartilagineuses,
qui protégent l'orifice des conduits des glandes
maxillaires, et que l'on nomme vulgairement *bar-
billons*.

Le canal peut présenter, sous la langue, une tu-
meur due à une fistule de l'un de ces conduits. La
mauvaise odeur exhalée par la bouche est un des
premiers indices qui engagent à s'assurer de l'exi-
stence de cette maladie.

Dans le bœuf, le *barbillon* est beaucoup plus dé-
veloppé que dans le cheval, et souvent les guéris-
seurs coupent ce petit organe naturel, dans le but
illusoire de rendre à l'animal l'appétit qu'il a perdu.

PALAIS.

Cette région a pour base principale la face pala-
tine du grand sus-maxillaire, et se trouve formée
par une portion de membrane buccale épaissie, pré-
sentant des sillons transversaux et une espèce de tu-
bercule situé dans le plan médian, immédiatement
en arrière des incisives.

Le palais est souvent engorgé dans les jeunes che-
vaux, où il est à peu près au niveau des incisives. Il
devient moins saillant, *se dessèche*, à mesure que
l'animal vieillit. Beaucoup de maréchaux, attribuant
l'engorgement du palais l'inappétence qu'occa-
sionnent souvent aux jeunes chevaux les douleurs de
la dentition, pratiquent une saignée avec la corne
de chamois à cette région, qu'ils cautérisent même
souvent avec le fer rouge : c'est ce qu'ils nomment
enlever ou *brûler le lampas*. L'animal, mis à une diète
forcée par la douleur que lui laisse cette opération,
retrouve peu de temps après un appétit dont on fait
honneur à l'opérateur. La saignée au palais, quel-
quefois utile dans le cas de forte inflammation de la
bouche, exige quelques précautions, à cause du voi-
sinage des artères palato-labiales. Elle doit être
pratiquée dans la ligne médiane, et toujours à quel-
que distance en arrière du tubercule antérieur.

Dans le bœuf, le palais, formé de sillons très-pro-
noncés et dentelés en arrière, favorise la préhen-
sion des fourrages.

Celui du mouton et du chien est plus lisse et souvent marbré de gris ou de noir. On a remarqué qu'un bélier bien blanc, mais à palais ou langue marbrés, donne souvent des agneaux tachetés.

GENCIVES.

Les gencives ne sont autre chose qu'une partie de la muqueuse buccale épaissie, embrassant les dents à leur base, et les affermissant dans les alvéoles.

Dans la jeunesse, la gencive est épaisse, rose, et garnit bien les dents ; mais à mesure que l'animal vieillit, elle diminue d'épaisseur, se dessèche, se retire vers la mâchoire, et laisse à nu les dents, qui se *déchaussent*. Elle perd en même temps sa couleur rosée, et devient blanchâtre.

DENTS.

Nous ne considérons ici les dents que comme organes de mastication.

Les incisives doivent former, à l'extrémité de chaque mâchoire, un demi-cercle complet, qui éprouve, par l'effet de l'âge, divers changements, que nous examinerons dans un chapitre particulier. Lorsqu'on trouve ces dents brisées, ou simplement écaillées à leur bord, on doit craindre que l'animal ne soit sujet à s'abattre, et redoubler d'attention dans l'examen des membres et des allures.

L'usure du bord antérieur des incisives, dans la partie où n'a pas lieu le frottement réciproque des mâchoires, indique que le cheval est *tiqueur*, défaut toujours désagréable, et souvent dû à une maladie chronique des organes digestifs. Le *tic* consiste dans l'habitude que prend le cheval d'appuyer le bout de la mâchoire sur un corps solide quelconque, et de faire entendre, dans cette position, une éructation plus ou moins forte. Quelques chevaux tiquent sans appuyer leurs dents, ou en saisissant leur longe entre les deux mâchoires, de telle sorte qu'elles s'usent régulièrement. Cette espèce de tic, qui ne se reconnaît pas à l'usure des dents, est la seule qui entraîne la rédhibition.

Les dents molaires peuvent être affectées de carie. Cette maladie est indiquée quelquefois par l'odeur qu'exhale la bouche ; elle est d'autant plus à redouter qu'elle empêche l'animal de bien se nourrir, et que parfois il s'établit à travers la dent cariée une fistule qui pénètre même dans les sinus maxillaires, et devient incurable.

Une usure irrégulière des molaires occasionne souvent, dans les vieux chevaux, le développement d'éminences aiguës, tranchantes, qui, suivant leur position, blessent les joues ou la langue, et empêchent les animaux de manger.

Dans les ruminants, et surtout dans le mouton, l'intégrité de l'arcade incisive de la mâchoire inférieure, et du bourrelet qui la remplace à la mâchoire opposée, est une condition essentielle pour que l'animal ne souffre pas de la faim au pâturage.

Le chien présente assez souvent la carie d'une ou de plusieurs dents. Souvent aussi ces organes se recouvrent de tartre en même temps que les gencives se gonflent et deviennent saignantes. Ce défaut est presque toujours incurable.

ENCOLURE.

L'encolure a pour base les vertèbres cervicales, des muscles très-développés, le ligament cervical qui sépare ceux de la partie supérieure, et la trachée, accompagnée, dans son trajet, par des vaisseaux et des nerfs importants.

Elle comprend l'encolure proprement dite, le gosier, la gorge et la crinière.

ENCOLURE PROPREMENT DITE.

L'encolure, prolongée en avant de la partie moyenne du tronc, forme un bras de levier qui supporte la tête, et dont la longueur, la direction et les mouvements influent beaucoup sur les aplombs et sur les allures de l'animal.

Une encolure *courte* est généralement *épaisse*, raide, et convient peu au cheval de selle, qui, ainsi conformé, n'obéit pas avec assez de souplesse à l'action du mors.

D'un autre côté, l'encolure *longue* rend le cheval pesant à la main et d'un aspect désagréable, si elle est en même temps *grêle*, et si elle supporte une tête lourde (1).

(1) « M. Lecoq prétend que l'encolure longue rend le cheval pesant à la main et d'un aspect désagréable. — Il préfère une encolure moyenne ! » (Merche, p. 159 .)M. Merche s'est bien gardé de compléter la phrase dont il m'emprunte les premiers mots, car le reste eût fait porter à faux sa critique.

Une encolure moyenne convient donc pour les services de la selle et du carrosse, tandis que l'encolure courte et épaisse est surtout recherchée pour les chevaux de gros trait, chez lesquels elle s'unit à un large poitrail et à des épaules chargées de muscles.

La tête pèse d'autant plus à l'extrémité de l'encolure que celle-ci, abstraction faite de sa longueur, se trouve dans une direction plus horizontale.

Il est des chevaux chez lesquels elle se trouve presque horizontale. Ces animaux portent la tête basse ; le poids qui surcharge leurs membres antérieurs les fait buter, les rend très-lourds et difficiles à conduire. Cette conformation leur ôte en outre toute apparence d'énergie, et les fait rejeter de tout service qui exige un peu de légèreté.

La forme *droite* (*fig.* 12) et la direction oblique

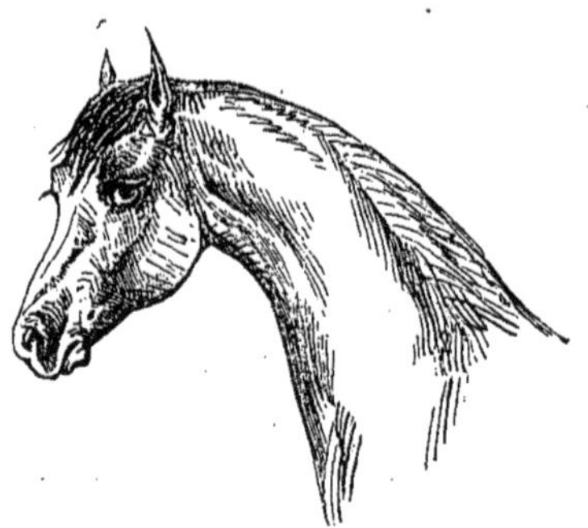

Fig. 12.

sont les deux conditions à rechercher dans l'encolure ; elles donnent au port de l'animal de la légèreté, de la grâce, et le rendent apte à tous les services.

L'encolure est dite *rouée* (*fig.* 13) quand elle dé-
crit une courbe plus ou moins prononcée dans toute

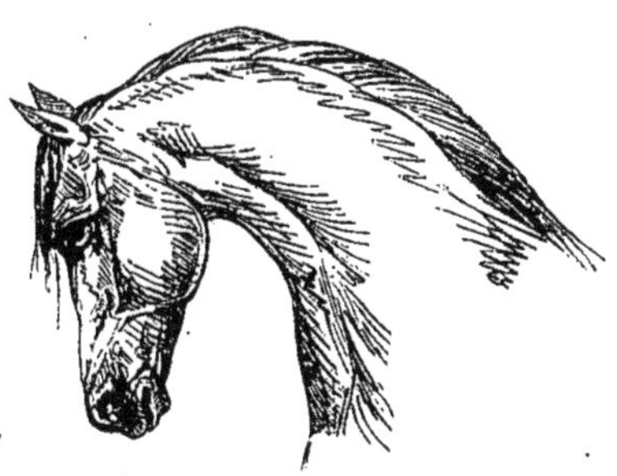

Fig. 13.

la longueur de son bord supérieur. L'animal à en-
colure rouée porte la tête encapuchonnée et se meut
avec une grâce qu'il possède aux dépens de la vi-
tesse de ses allures. En effet, chez l'animal ainsi
conformé, le centre de gravité étant repoussé en ar-
rière, la détente du jarret tend plus à. soulever la
masse qu'à la pousser en avant.

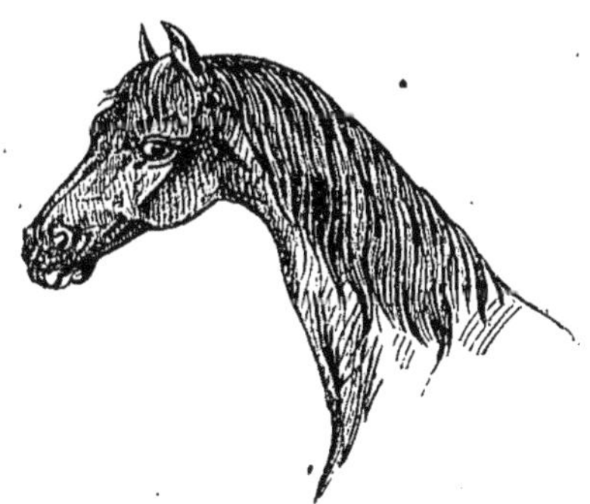

Fig. 14.

L'encolure de *cygne* (*fig.* 14), ordinairement longue et un peu grêle, ne se trouve rouée qu'à son extrémité supérieure. Elle facilite pour la tête la position verticale, prise pour type par Bourgelat, et qui est sans contredit la plus avantageuse pour l'action de la bride. On remarque l'encolure de cygne dans beaucoup de chevaux hollandais.

L'encolure de *cerf* ou encolure *renversée* (*fig.* 15) est l'opposé de l'encolure rouée ; elle force l'animal

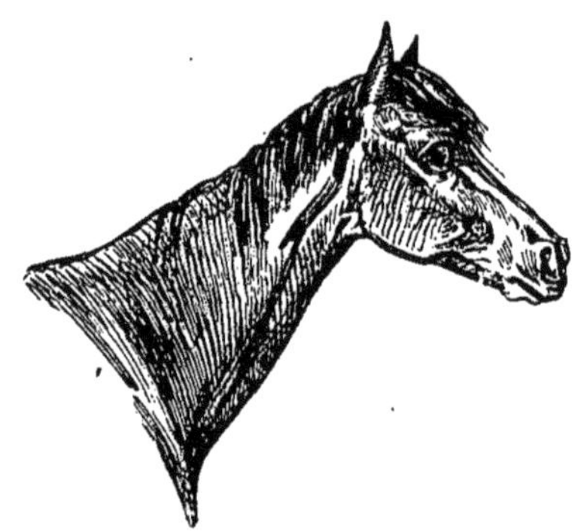

Fig. 15.

à porter au vent, et se rencontre dans des chevaux à allures très-rapides. Elle présente, comme l'encolure rouée, des inconvénients déjà indiqués à l'article de la direction de la tête.

Quelquefois le bord supérieur de l'encolure prend un développement anormal qui l'entraîne de côté ; cet inconvénient se remarque surtout dans les chevaux à crinière épaisse et qui ont eu la gale à cette partie. L'encolure est alors dite *penchée* ou *penchante* (*fig.* 16) ; ce défaut, dû à l'accumulation d'une grande quantité de tissu graisseux, surcharge l'animal d'un poids inutile.

L'extrémité supérieure de l'encolure, plus mince
que l'inférieure, doit s'unir avec la tête de manière

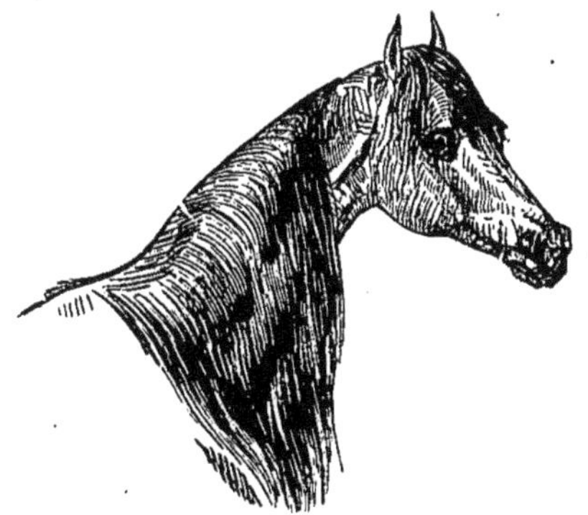

Fig. 16.

à permettre une grande liberté de mouvement. Nous
avons traité ce point à l'article de l'attache de la tête.

L'extrémité inférieure doit s'unir insensiblement
avec le poitrail, les épaules et le garrot, dont elle
est séparée par une dépression plus ou moins pro-
fonde, que l'on appelle *coup de hache*. L'encolure
est dite *fausse, mal sortie,* lorsqu'elle semble s'im-
planter brusquement dans le poitrail et les épaules.
Dans le cas contraire, on la dit *bien sortie*.

Chaque face de l'encolure présente une saillie
arrondie, ayant pour base le muscle mastoïdo-hu-
méral, l'un des principaux muscles moteurs du
membre antérieur, et dont le grand développement
est toujours une condition de force. Au-dessous de
cette saillie se trouve une gouttière bornée inférieu-
rement par le gosier, et où l'on rencontre la veine
jugulaire qui lui donne son nom. Il est bon de
s'assurer si cette veine n'est pas oblitérée, et cet

examen est surtout essentiel si la gouttière présente quelque trace de cautérisation ou quelque cicatrice. Il suffit, pour s'assurer de l'existence de la jugulaire, d'exercer une compression dans la partie inférieure de la gouttière, sur le vaisseau, qui se gonfle immédiatement et devient apparent.

GOSIER (1).

On appelle ainsi, quoique très-improprement, le bord inférieur de l'encolure, qui a pour base principale la trachée et les muscles sterno-maxillaires, et se trouve séparé de la masse principale par la gouttière de la jugulaire.

Le gosier bien développé accuse une grande largeur dans la trachée, et est par conséquent un indice de respiration étendue. On doit s'assurer s'il est partout bien arrondi; car il présente quelquefois des rétrécissements occasionnés par le redressement de quelques cerceaux de la trachée.

GORGE.

On donne ce nom à la partie supérieure du gosier qui s'engage dans l'auge lors des mouvements

(1) M. Merche trouve cette dénomination impropre (page 141). S'il n'eût été poussé par le besoin de critiquer quand même, il aurait pu voir, dès la première ligne de ce paragraphe, que, pour mon compte, je la trouve *très impropre*. J'ai cru cependant devoir respecter l'idée du public, qui a l'habitude de donner à la trachée le nom de *gosier*. Je réclame donc contre l'accusation d'erreur, tout en remerciant mon savant contradicteur d'avoir pris la peine, bien inutile, il en conviendra, de m'apprendre que « le gosier de l'homme correspond à l'arrière-bouche ou pharynx. »

de flexion de la tête. La gorge doit être bien développée, comme le gosier, et pour les mêmes raisons.
Une compression sur ce point détermine la toux ;
on en profite pour s'assurer de sa nature, et pour
faire paraître le jetage, lorsqu'on l'a dissimulé en
nettoyant les naseaux.

CRINIÈRE.

Le bord supérieur de l'encolure, beaucoup plus
tranchant que l'inférieur, est garni d'une grande
quantité de crins dont l'ensemble porte le nom de
crinière. Celle-ci s'étend depuis le toupet, qui la
termine en avant, jusque vers le milieu du garrot.

La crinière est en général d'autant plus fournie
que l'animal est de race plus commune ; aussi est-
on dans l'habitude d'arracher une partie des crins
des chevaux de luxe. Les chevaux entiers ont toujours les crins plus abondants et plus longs que les
chevaux hongres. Lorsque les crins sont tellement
abondants qu'ils retombent également des deux côtés de l'encolure, la crinière est dite *double*.

On coupe quelquefois la crinière à peu de distance du bord de l'encolure. Les crins sont alors
dirigés en haut, et l'on dit que la crinière est *en
brosse*, ou encore *à la hussarde*. On ne la dispose
ainsi que chez des chevaux de très-petite taille,
comme les chevaux corses, etc. (1).

(1) D'après M. Merche, la crinière « semble destinée à fournir un point d'appui au cavalier quand il veut enjamber sa
monture (p. 151). » Qui osera soutenir maintenant que le cheval n'a pas été créé pour servir de monture à l'homme ?

MALADIES DE L'ENCOLURE.

Les principales maladies de l'encolure sont la *gale* ou *rouvieux*, et le *thrumbus*.

La première de ces maladies intéresse surtout la crinière ; elle se développe à la base des crins, surtout dans les chevaux entiers qui ne saillissent pas, et qui, habitués à de rudes travaux, sont laissés tout à coup en repos. Elle est d'autant plus difficile à guérir que les crins, et souvent des plis profonds de la peau, opposent beaucoup d'obstacles à l'application des remèdes. C'est souvent le rouvieux qui donne au bord supérieur de l'encolure ce volume énorme qui l'entraîne de côté et constitue l'encolure penchante.

Le thrumbus ou mal de saignée consiste en une tumeur plus ou moins volumineuse et avec plaie sur un point du trajet de la jugulaire. Il survient à la suite de la saignée, lorsqu'elle a été mal faite, ou que l'animal s'est frotté après l'opération. Le thrumbus peut amener une fistule, des hémorrhagies difficiles à arrêter ; il peut aussi, même en se guérissant, occasionner l'oblitération de la jugulaire.

Lorsque le farcin se développe à l'encolure, il forme ordinairement une espèce de chapelet le long de la gouttière de la jugulaire.

Des traces de séton sur les faces de l'encolure ou à son extrémité supérieure doivent mettre en garde contre les maladies des cavités nasales ou des yeux.

DIFFÉRENCES. — Dans le mulet, l'encolure est généralement droite ; la crinière est peu abondante et très-courte. L'encolure est souvent grêle dans l'âne, excepté dans le mâle entier, presque toujours dépourvue de crinière, et mal unie avec le poitrail.

Dans l'espèce bovine, l'encolure, dépourvue de crinière, présente à son bord inférieur un repli de la peau se prolongeant jusque sous le poitrail, et que l'on nomme *fanon*. Ce repli, plus ou moins pendant, est le point que l'on préfère pour l'application des exutoires, dans les diverses maladies.

C'est à tort que l'on recherche souvent dans le bœuf un fanon très-développé ; les meilleures races pour la boucherie en sont presque dépourvues.

L'encolure du taureau doit être courte et très-épaisse ; celle du bœuf, d'autant plus grêle que l'animal a été châtré plus jeune, est cependant toujours beaucoup plus forte que celle de la vache. Elle varie, du reste, en longueur et en épaisseur, suivant les races. Dans toutes on estime l'encolure courte ; car, outre que cette conformation est toujours un indice de vigueur, le cou ne donne qu'une viande de peu de qualité.

Le cou du porc est très-court, et la disposition presque imbriquée des apophyses transverses de ses vertèbres lui donne une grande force, dont l'animal avait besoin pour fouir la terre avec son boutoir.

Le cou du chien indique d'autant plus de force qu'il est plus court. On en trouve la preuve dans le chien bouledogue.

GARROT.

Le garrot est une des régions dont la structure anatomique présente le plus de complication. Il a pour base osseuse les apophyses épineuses des cinq ou six vertèbres dorsales qui suivent la première, surmontées de la portion du ligament sus-épineux qui les réunit. Des plans musculaires nombreux, et dont les fibres affectent des directions variées, se groupent sur cette charpente et appartiennent aux muscles ilio-spinal, dorso-sous-scapulaire (rhomboïde), dorso-acromien et cervico-acromien (trapèze). Le cartilage de l'épaule concourt aussi par son bord supérieur à former cette région.

La condition essentielle à rechercher dans le garrot, surtout chez le cheval de selle, est son élévation, que nous devons considérer sous deux points de vue différents : sous celui de l'aptitude à la locomotion, et sous celui du harnachement.

Un garrot élevé (*fig.* 17), en donnant plus de hauteur à la partie antérieure du tronc, entraîne nécessairement une grande longueur de l'épaule ; il donne aussi plus de longueur au muscle rhomboïde, son principal releveur. En éloignant le point de départ du ligament cervical de la colonne vertébrale, il donne à cette corde fibreuse une disposition plus favorable pour le soutien de la tête, en même temps qu'il augmente l'étendue de tous les muscles qui, du ligament, se portent soit à l'encolure, soit à l'épaule, et facilite ainsi la progression.

Dans le garrot bas (*fig*. 18), outre un moindre dé-

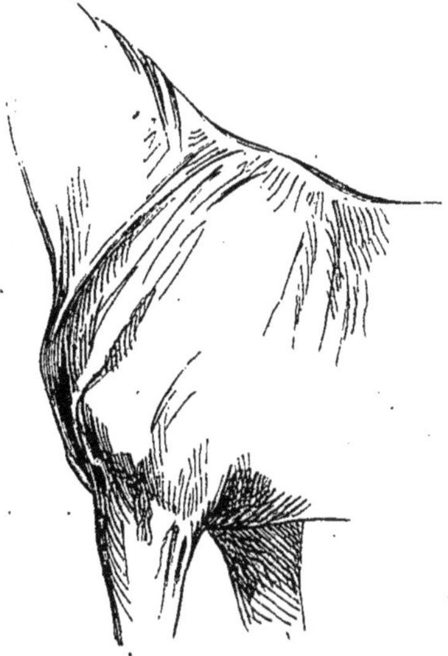

Fig. 17.

veloppement de toutes ces parties, il existe encore

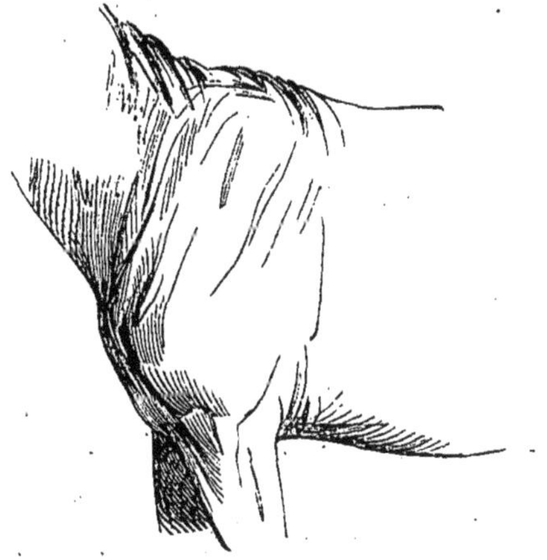

Fig. 18.

un autre inconvénient, celui du report d'une portion

du poids de l'animal sur le bipède antérieur, par suite de l'inclinaison du corps qui en résulte. On dit que le cheval est *bas du devant* pour exprimer cette conformation, qui se rencontre habituellement dans la jument.

Sous le rapport du harnachement, le garrot élevé présente de grands avantages. Il retient la selle et l'empêche d'avancer sur les épaules, dont elle gênerait les mouvements. Il peut dispenser de l'usage de la croupière, qui devient nécessaire pour le cheval bas du devant.

Le garrot doit non-seulement être élevé, mais encore *sec*, c'est-à-dire peu chargé de parties molles. L'expérience prouve qu'un garrot *gras* est plus facilement entamé par la selle que le garrot sec, et que les blessures qu'il reçoit se guérissent avec beaucoup plus de difficulté.

Du reste, comme le fait observer avec raison M. Richard (1), on ne voit pas de garrot élevé qui soit charnu et arrondi ; car la hauteur de cette partie est due au développement des apophyses épineuses, qui ne sont recouvertes de muscles qu'à leur base, dans la région du garrot.

Le garrot, par suite de l'application de harnais mal ajustés ou de morsures d'autres chevaux, peut devenir le siége d'une contusion qui dégénère souvent en plaie contuse, et que l'on désigne sous le nom de *mal de garrot*.

La complication de structure de cette région, les

_____

(1) *Annales des haras*, etc., t. II, p. 196.

mouvements musculaires en divers sens dont elle est
constamment le siége, et surtout le voisinage des
tissus osseux et ligamenteux, expliquent suffisam-
ment la gravité des blessures qu'elle peut éprouver.
On doit donc s'assurer avec soin de l'intégrité du
garrot, et, s'il présente la moindre plaie, rechercher
si celle-ci n'est pas l'orifice d'une fistule pénétrant
profondément. La sensibilité témoignée par l'ani-
mal lorsqu'on passe la main sur le garrot est, en
général, l'indice d'une contusion ou d'une plaie
fistuleuse.

Dans le mulet, et surtout dans l'âne, le garrot
est toujours bas, et cette conformation s'accorde
avec le peu de développement des allures de ces
animaux.

Dans le bœuf, le garrot est bas, large, et pré-
sente, dans quelques races des climats chauds, une
bosse ou loupe graisseuse plus ou moins considé-
rable, et très-développée dans le zébu. En Italie,
où le bœuf est attelé au moyen d'un joug appuyé
en avant du garrot, cette région présente, par suite
de cet appui, une callosité qui augmente son vo-
lume.

Le garrot du chien ne présente de remarquable
que le mouvement des épaules, qui dépassent son
niveau à chaque appui du membre sur le sol pendant
la marche.

DOS.

Cette région fait suite au garrot. et a pour base
les douze dernières vertèbres dorsales, ainsi que

la portion du muscle ilio-spinal qui les recouvre.
Le dos bien conformé (*fig.* 19) doit présenter dans

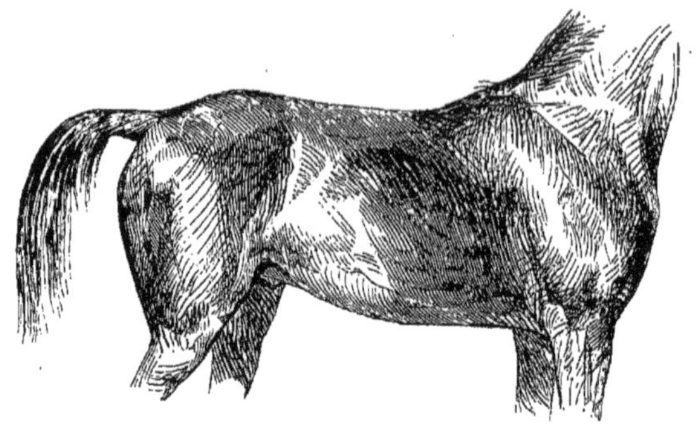

Fig. 19.

sa longueur une concavité très-légère. S'il est trop
concave, le cheval est dit *ensellé* (*fig.* 20). Cette dis-
position donne à la région beaucoup de souplesse
aux dépens de sa force ; et, quoique le garrot du

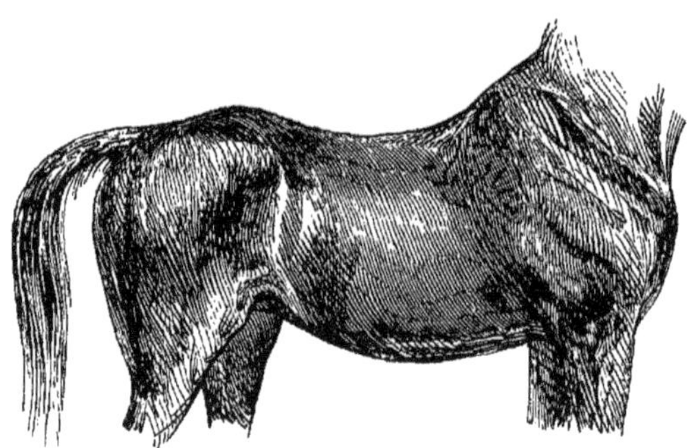

Fig. 20.

cheval ensellé paraisse toujours élevé, il ne faut pas
s'en rapporter à cette apparence, car la hauteur du
garrot, dans ce cas, n'est que relative à celle du dos,
qui est trop abaissé. Le cheval ensellé a souvent le

ventre avalé, cette région suivant l'abaissement du dos.

Lorsque, au lieu de présenter une légère concavité, le dos est droit ou même convexe, on le désigne sous le nom de *dos de mulet* ou *dos de carpe* (*fig.* 21). Le cheval qui présente cette conformation a les réactions très-dures ; mais il compense ce défaut

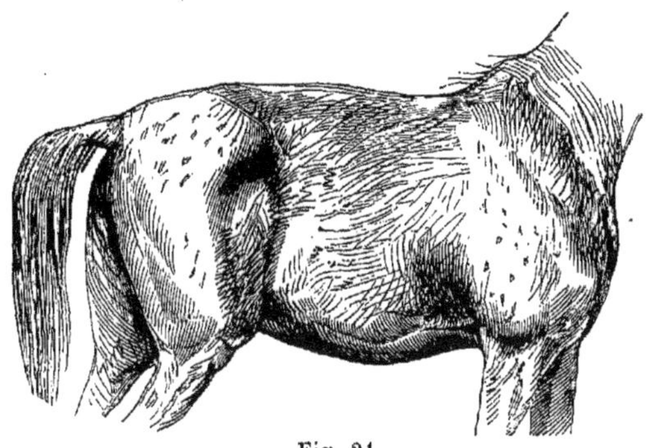

Fig. 21.

par une plus grande force de cette région, et surtout par une aptitude très-grande au service du *bât*, son dos remplissant absolument les mêmes fonctions qu'une voûte. Aussi emploie-t-on principalement à ce service l'âne et le mulet, qui présentent habituellement cette conformation.

La longueur du dos est aussi susceptible de varier.

Le dos *long* est souvent ensellé, et dans tous les cas, il donne beaucoup de douceur aux réactions, en même temps qu'il diminue la force de l'animal, surtout pour le service de la selle ou du bât.

Le dos *court*, au contraire, est peu souple, et par conséquent plus fort pour le trait, comme pour les autres services.

La *largeur* du dos est toujours une beauté, en ce qu'elle accuse un fort développement des muscles ilio-spinaux et une poitrine d'un large diamètre.

Le dos est sujet à des contusions analogues à celles du garrot, et produites comme elles par la selle. Elles sont aussi d'une guérison difficile, mais moins dangereuses, en raison du moins de complication anatomique de la région.

Quelquefois la contusion détermine, à l'extrémité des apophyses épineuses des vertèbres, une tumeur osseuse qui persiste, et ne devient préjudiciable au service de l'animal que lorsqu'elle est voluminense.

REINS.

Les reins font suite au dos, et ont pour base les mêmes muscles, soutenus par les vertèbres lombaires.

Ils participent à la direction du dos lorsqu'il est ensellé, de mulet, etc.

Sous le rapport de leur longueur, nous ne pourrions que répéter ce que nous avons déjà dit du dos long et du dos court. On doit, pour le service de la selle, rechercher une longueur moyenne des reins, afin que le cheval réunisse la force à la souplesse des allures, et présente un espace suffisant pour le placement du porte-manteau.

Pour les reins, comme pour le dos, la largeur est un indice de force. Lorsque les muscles qui leur servent de base sont très-développés, et dépassent de chaque côté l'épine lombaire, les reins sont dits *doubles*. Cette conformation se présente chez les chevaux de gros trait, et se propage même à la région du dos.

La flexion des reins, provoquée par le pincement de l'épine lombaire, en indique la souplesse, et est regardée généralement comme un indice de la santé de l'animal.

Les maladies des reins sont les mêmes que celles du dos, et sont produites par le porte-manteau.

Dans l'âne, la région lombaire du rachis ne comptant que cinq vertèbres, les reins devaient naturellement être plus courts que ceux du cheval ; mais ils gagnent en force ce qu'ils perdent en souplesse.

Dans l'espèce bovine, la longueur des six vertèbres lombaires, et l'épaisseur des fibro-cartilages qui les réunissent, donnent aux reins une grande étendue, qui explique le peu d'aptitude du bœuf pour l'action de porter. D'un autre côté, le mode d'union de la dernière vertèbre avec le sacrum permet des mouvements latéraux bien plus étendus que dans le cheval, et rend facilement raison de la vacillation qu'éprouve la croupe pendant la marche. Les reins et le dos du bœuf doivent être larges et garnis de muscles épais, la viande qui occupe ces régions étant de première qualité.

Les reins doivent céder à la pression exercée à pleine main sur l'épine. Mais si la flexion est très-forte et accompagnée d'un gémissement, c'est ordinairement un signe d'affection de poitrine.

Dans le porc, le dos et les reins sont toujours fortement voûtés, surtout lorsque l'animal n'est pas encore engraissé.

CROUPE.

La base de la croupe est fournie par les os coxaux, le sacrum, les muscles ilio-trochantériens et les prolongements sacrés des ischio-tibiaux. Cette masse musculaire énorme laisse apercevoir, dans les chevaux maigres, l'angle antérieur et interne de l'ilium, qui forme l'angle de la croupe, et, dans tous, l'angle externe, que l'on désigne sous le nom de *hanche*.

La croupe forme réellement le premier rayon des membres postérieurs et correspond anatomiquement à l'épaule; mais l'union réciproque des deux coxaux et la fixité de leur attache à la colonne vertébrale font comprendre cette région dans le tronc de l'animal.

Nous comprenons dans la croupe toutes les parties postérieures du tronc jusqu'à la cuisse, sans en excepter la partie latérale inférieure, que l'on étudie quelquefois sous le nom de hanche.

La croupe a reçu différents noms dépendant de l'épaisseur des muscles qui la forment, et de la direction des os qui lui servent de base.

La croupe, lorsqu'elle est fortement charnue, forme deux éminences latérales, entre lesquelles disparaît, dans un sillon, l'épine sacrée. On la nomme alors *double* (*fig*. 22), comme les reins offrant la même structure.

La croupe double est toujours *large*, et ces deux conditions sont à rechercher, surtout pour les chevaux de gros trait. Elle donne, chez les chevaux destinés aux allures rapides, un trop grand poids au train postérieur, et leur fait perdre une partie de la force, qui est employée au mouvement latéral (bercement) résultant du trop de largeur.

On recherche une croupe large pour les juments poulinières. Elle est chez elles toujours plus élevée

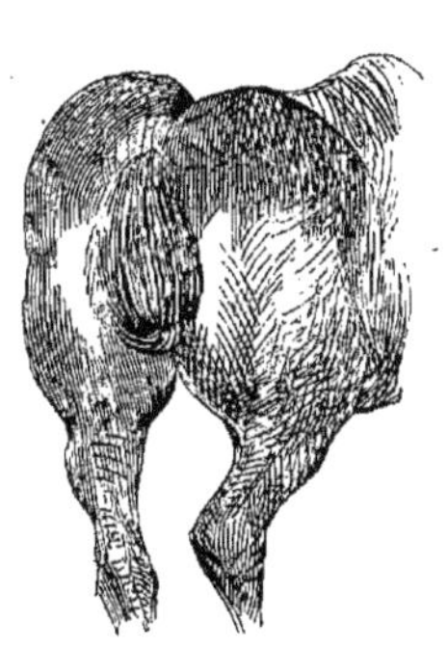
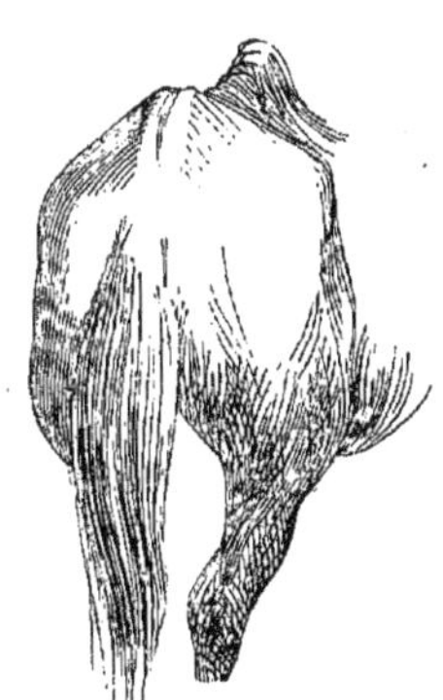

Fig. 22.   Fig. 23.

que dans les chevaux ; ce qui contribue à faire paraître leur garrot plus bas.

On nomme croupe *tranchante, croupe de mulet* (*fig.* 23), celle dans laquelle les masses musculaires peu développées forment un plan incliné de chaque côté de l'épine sacrée qui s'élève dans le plan médian. Cette forme de croupe, peu agréable à la vue, se rencontre cependant dans des chevaux très-énergiques ; elle caractérise les races barbe et espagnole, où sans doute le volume des muscles est remplacé par la force de leurs fibres.

La croupe *horizontale* (*fig*. 24) est celle qui suit à peu près la même ligne que les reins. Elle est toujours une beauté et ne se rencontre que dans

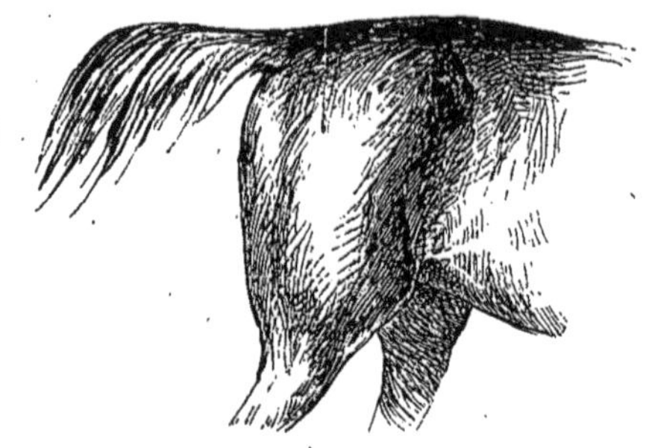

Fig. 24.

des animaux de race distinguée, comme les chevaux anglais; elle est toujours accompagnée de hanches basses et peu saillantes.

Lorsque la croupe va en s'abaissant de la partie antérieure à la partie postérieure, elle est dite *ava-*

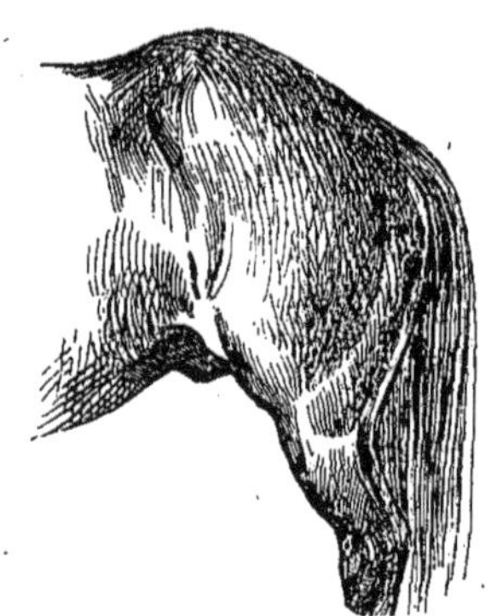

Fig. 25.

lée (descendue) (*fig*. 25). On la dit *coupée*, lorsque ce défaut, poussé à l'excès, la fait paraître plus courte.

En effet, le coxal variant peu en longueur, c'est surtout à sa direction qu'est dû le plus ou le moins de longueur de la croupe. Ainsi, la croupe horizontale sera toujours longue; au contraire, la croupe sera d'autant plus courte qu'elle sera plus avalée.

Ce n'est pas seulement sous le rapport du coup d'œil que la croupe horizontale est préférable à la croupe avalée; il est un autre motif fondé sur la conformation anatomique du membre postérieur. Plus la croupe est avalée, plus se trouve abaissé le point d'origine des muscles ischio-tibiaux, et plus aussi ces muscles se trouvent raccourcis; d'où résulte une diminution de leur étendue de contraction.

Il ne faut pas croire cependant que cette diminution de longueur des muscles soit toujours en raison directe de l'abaissement de la croupe; car le membre suit souvent en grande partie le déplacement du bassin, et s'engage d'autant plus sous le corps que la croupe est plus oblique; et cet engagement sous le centre de gravité, surchargeant le jarret et déterminant sa détente principalement de bas en haut, amène la ruine de cette articulation importante beaucoup plus vite chez les chevaux à croupe avalée que chez ceux à croupe horizontale, dont le jarret est moins chargé et se détend surtout d'arrière en avant.

Dans l'espèce bovine, la croupe est très-relevée à sa partie médiane, ce qui la fait paraître tranchante tant que l'animal n'est pas arrivé au der-

nier degré de l'engraissement. On doit toujours re-
chercher un grand développement des muscles de
la croupe, qui donnent à l'animal plus de force
pour le travail, et à la boucherie une viande de qua-
lité supérieure. Le développement de la croupe
coïncide toujours avec celui des fesses et des cuis-
ses, qui fournissent aussi une viande très-estimée.

HANCHE.

La hanche se confond presque tout entière avec
la croupe, et forme avec elle le premier rayon du
membre postérieur. Aussi ne distingue-t-on ordi-
nairement sous le nom de hanche que la saillie
qui borne ce rayon antérieurement, et qui a pour
base l'angle externe et antérieur de l'ilium.

La hanche peut être plus ou moins saillante, et
sa conformation dépend :

1° De la forme réelle du coxal ;

2° De la direction de cet os ;

3° De l'état d'embonpoint de l'animal.

La seconde de ces causes doit seule nous arrêter,
car seule elle influe sur la puissance locomotive de
l'animal.

La hanche sera toujours d'autant plus saillante et
plus élevée que le coxal, et par conséquent la croupe,
seront dans une direction plus oblique. Nous la
voyons s'effacer et s'abaisser dans la croupe horizon-
tale, et se montrer, avec son maximum de dévelop-
pement, dans la croupe coupée. Nous renvoyons à
l'article *croupe* pour l'appréciation de ces différentes

dispositions, établissant seulement ici que la han-
che saillante n'est un défaut que pour l'œil, lorsque
sa saillie n'est due qu'à la conformation de l'angle
du coxal.

A quelque cause que soit due la proéminence de
la hanche, on appelle *cornu* (*fig*. 26) le cheval qui la

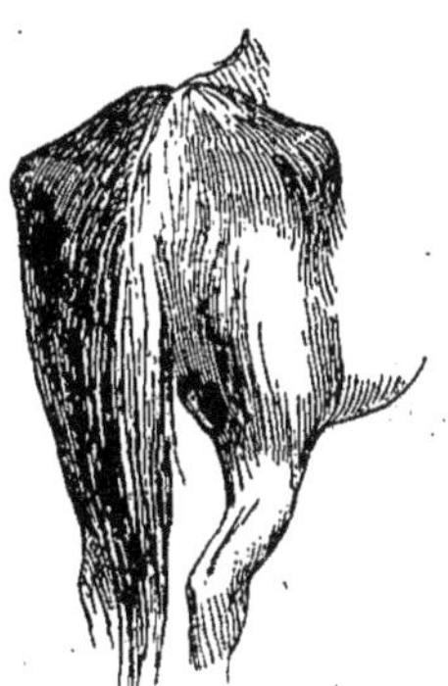

Fig. 26.

présente. On remarque surtout cette conformation
dans les races allemandes.

La saillie que forme la hanche l'expose souvent
à des contusions d'où résultent la fracture et le rac-
courcissement de l'ilium. Cet accident, qui fait dési-
gner l'animal sous le nom d'*épointé* ou *éhanché*,
n'est le plus souvent nuisible qu'au coup d'œil. Si
cependant la fracture avait eu lieu vers le col du
coxal, le calus qui persiste après la réunion de l'os
fracturé pourrait devenir un obstacle au part, dans
les femelles destinées à la reproduction.

Lorsque l'angle de l'os seulement a été fracturé,
il peut avoir été porté soit en avant, soit en bas, sui-
vant le point où existe la fracture, par l'action du

muscle ilio-abdominal dans le premier cas, de l'ilio-aponévrotique (muscle du fascia lata) dans le second.

La hanche est très-saillante dans l'espèce bovine, et surtout dans les vaches, à cause du peu d'épaisseur de la croupe et de l'enfoncement du flanc.

QUEUE.

La queue termine la partie postérieure du tronc, et influe beaucoup, par sa forme et sa position, sur l'élégance du cheval. Non-seulement elle est pour lui un ornement, mais elle chasse par ses mouvements continuels les insectes nombreux qui l'incommodent de leurs piqûres. Les chevaux souffrent souvent du séjour au pâturage, lorsqu'on les a en partie privés de cette arme naturelle, que l'on doit, autant que possible, conserver intacte chez les juments destinées à la reproduction.

La queue présente à considérer : 1° le tronçon, formé par les os et les muscles coccygiens ; 2° les crins qui le garnissent.

La queue, pour être bien attachée, doit partir de la croupe aussi haut que possible, et cette position ne peut exister que lorsque la croupe elle-même est horizontale. La queue est toujours basse, mal attachée et sans grâce, lorsque la croupe est avalée ou coupée.

Les crins qui recouvrent la queue doivent la garnir dans toute son étendue. Dans certains chevaux ils sont fins, soyeux et ondulés ; dans d'autres, dans ceux de race barbe, par exemple, ils sont absolument droits, sans la moindre ondulation.

Lorsque les crins sont entiers et le tronçon intact, ou privé seulement de quelques coccygiens, le cheval est dit *à tous crins*. L'amputation des derniers *nœuds* de la queue en facilite le retroussement.

On dit le cheval *écourté*, *courte-queue*, lorsqu'on a retranché une certaine longueur du tronçon et coupé les crins à peu près au niveau du point de l'amputation. Si l'on a laissé les crins après la section du tronçon, la queue est dite en *balai*.

La queue coupée très-courte est dite *queue en catogan*. On la trouve ainsi coupée dans les chevaux de halage, auxquels on laisse très-peu de crins, pour éviter que la queue ne s'embarrasse dans les câbles auxquels ils sont attelés.

Lorsque la queue, soit naturellement, soit par suite de maladie, se trouve en grande partie dépourvue de crins, on l'appelle *queue de rat*, à cause de l'analogie qu'elle présente pour l'aspect avec la queue écailleuse de cet animal.

Les chevaux doués d'un haut degré d'énergie portent la queue *en trompe* pendant l'exercice, si elle est bien attachée. On a cherché à donner cette apparence de vigueur à des chevaux moins énergiques, par une opération qui consiste à détruire l'action des muscles abaisseurs de la queue, et à augmenter ainsi la puissance relative des releveurs. Cette opération ayant été imaginée en Angleterre, on la désigne sous le nom de *queue à l'anglaise*, et l'on appelle *anglaisé* le cheval qui y a été soumis. On appelle aussi *niqueté* celui chez lequel on a détruit les muscles abaisseurs sans amputer une partie de la queue. Dans tous les cas, la face inférieure de la queue présente des cicatrices qui prouvent que l'opération a été pratiquée.

On doit, en examinant un cheval, soulever la queue, non-seulement pour s'assurer de l'état des parties qu'elle recouvre, mais pour reconnaître, par la résistance plus ou moins grande que l'on éprouve, le degré de vigueur de l'animal (1). Un cheval mou se laisse toujours soulever la queue sans résistance ; on en voit même chez lesquels elle est si flasque qu'elle ballotte pendant l'exercice.

La queue peut être blessée par le culeron de la croupière, lorsqu'il n'est pas assez épais, ou lorsque le garrot trop bas ne s'oppose pas au déplacement de la selle en avant. Cette blessure, même lorsqu'elle n'est pas profonde, empêche toujours, pour quelque temps, l'emploi de la croupière, et par conséquent celui de la selle, si la croupière seule peut, à défaut d'un garrot assez élevé, l'empêcher de se porter en avant.

Quelquefois, à la suite de l'opération de la queue à l'anglaise, lorsqu'elle a été faite sans précaution, il y a lésion des os coccygiens, ou des fibro-cartilages qui les unissent, et il en résulte une ou plusieurs fistules qui font beaucoup souffrir l'animal, et qui

(1) Cheval tenant à soy le tronc de sa queue estroict entre ses cuysses est fort et portant peine de commun cours : mais il n'est pas légier. (*Le Bon Mesnaiger*, par Pierre des Crescens.— Édit. de 1540, f° 115 verso, et 116 recto.)

empêchent l'usage de la croupière pendant le temps, souvent très-long, qui s'écoule avant leur guérison.

La gale affecte souvent la queue, surtout à sa base, et l'animal, se frottant contre les corps à sa portée, y détermine des excoriations suivies de la chute des poils et du développement des croûtes ou escarres d'un aspect très-désagréable. Les soins de propreté préviennent cette maladie, et contribuent beaucoup à sa guérison lorsqu'elle s'est déclarée.

La queue de l'âne n'est couverte de poils qu'à son origine, et l'extrémité seule porte quelques crins grossiers et droits.

Celle du mulet tient le milieu entre la queue de l'âne et la queue du cheval ; mais les crins qui la garnissent ne sont jamais ondulés.

Dans l'espèce bovine, la queue fortement relevée à sa naissance, surtout dans certaines races, tombe ensuite à peu près verticalement ; elle est couverte de poils ordinaires dans toute son étendue, excepté à son extrémité qui porte un bouquet de crins ondulés désigné sous le nom de *toupillon*. Elle est généralement large à sa base et mince à son extrémité, dans les races les plus propres à l'engraissement. La base de la queue est un des points de *maniement* explorés par les bouchers.

La queue, dans la bête ovine, porte la laine la moins estimée. On la retranche dans les brebis pour faciliter la copulation, et en général dans toute l'espèce, pour éviter qu'elle ne ramasse la boue ou qu'elle ne se charge d'excréments, et salisse la toison lorsque le troupeau est atteint de diarrhée. Dans certaines races d'Afrique, la queue se charge de loupes graisseuses, dont le volume est variable et souvent très-considérable.

La chèvre a la queue courte et relevée sur la croupe.

La queue, dans le chien, varie beaucoup suivant les races. Dans toutes, elle offre le caractère commun d'être recourbée plus ou moins en arc et inclinant à gauche (Linné), et, lorsqu'elle présente du blanc, d'en porter toujours à l'extrémité (Desmarets). Elle est fortement contournée dans le doguin, garnie de poils soyeux dans l'épagneul, le chien-loup, etc.

On la coupe à diverses longueurs dans certaines races. Quelques chiens naissent sans queue, ou avec une queue très-courte, comme tronquée.

La queue est un des principaux moyens d'expression du chien. Son agitation rapide est un signe de plaisir ; le chien d'arrêt la tient immobile et horizontale dès qu'il fixe le gibier arrêté ; le chien effrayé ou malade l'abaisse et la cache entre ses jambes, etc., etc.

POITRAIL.

Placé au-dessous du bord inférieur de l'encolure, et entre les deux angles des épaules, le poitrail a pour base la partie antérieure du sternum et les muscles volumineux qui, de cet os, se portent au membre antérieur.

Sa largeur est en raison directe de celle de la poi-

trine. Un poitrail large (*fig*. 27) indique une grande
capacité de la cavité thoracique, et par conséquent
une respiration étendue. Il en résulte pour l'ani-
mal plus de force, plus d'haleine ; mais les membres

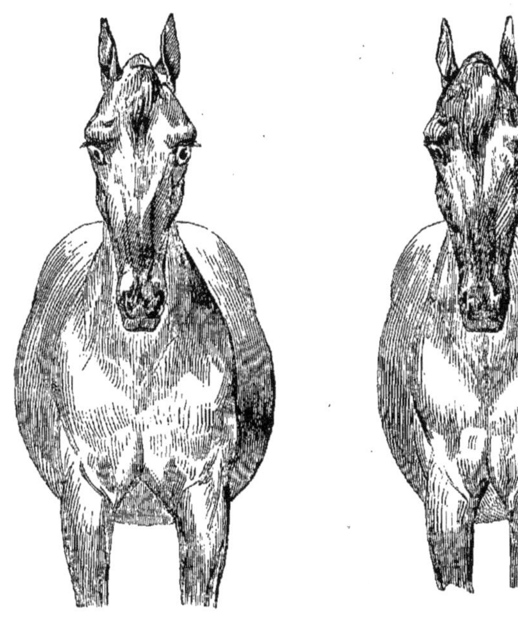

Fig. 27.   Fig. 28.

écartés l'un de l'autre par cette ampleur de la poi-
trine le rendent moins propre aux allures vives et
rapides, en rendant plus grand, pour le bipède an-
térieur, le déplacement horizontal du centre de gra-
vité. Aussi ne doit-on rechercher un poitrail très-
large que pour les chevaux destinés à traîner au pas
de lourds fardeaux. Plus il faudra que l'allure
s'accélère, plus aussi il faudra que le poitrail se
rétrécisse, et dans certains chevaux, les anglais, par

exemple, cette diminution de largeur, compensée par une augmentation de hauteur, laisse à l'animal toute sa force de respiration, en adaptant, autant que possible, sa conformation à la rapidité que l'on exige dans ses allures.

Pour tous les services, il faut toujours rejeter le cheval dont le poitrail, très-étroit (*fig.* 28), semble laisser se rejoindre les épaules. Un cheval ainsi conformé est toujours d'un très-mauvais service ; il ne peut supporter la fatigue ; les allures rapides l'essoufflent, et l'on a remarqué que les chevaux à poitrail étroit et à avant-bras grêle étaient, beaucoup plus que d'autres, sujets aux affections aigües et chroniques des organes respiratoires.

Dans les chevaux qui ont souffert par suite de fatigues, de maladie ou de mauvaise alimentation, les muscles amaigris laissent paraître le sternum, qui rend le poitrail tranchant.

Souvent aussi, dans de vieux chevaux dont les extrémités antérieures sont ruinées, le poitrail présente un creux, dû au port en avant de l'angle de l'épaule, qui est devenu plus aigu.

Le poitrail ne présente guère de maladies particulières. Les traces des sétons qu'il porte si souvent ne doivent pas inquiéter dans l'achat d'un cheval, car ces exutoires sont même souvent appliqués par simple mesure de précaution.

Le poitrail de l'âne et du mulet, naturellement étroit, ne peut être regardé comme défectueux pour ces animaux, que l'étroitesse de leurs naseaux indique déjà comme ne possédant pas une respiration aussi étendue que celle du cheval.

On doit rechercher dans toutes les races de bœufs, mais surtout dans celles destinées à la boucherie, une poitrine bien développée et projetée en avant des membres antérieurs. Le fanon qui garnit le bord inférieur de l'encolure se prolonge sur le milieu de cette région. On rencontre aussi ce repli cutané dans certaines races de moutons. C'est à tort que l'on estime généralement, chez le bœuf, un fanon très-développé. Cet appendice disparaît presque complétement dans les races essentiellement destinées à la boucherie.

Dans le chien bouledogue, le poitrail est très-développé, comme tout le reste de la partie antérieure du corps.

Nous rattachons à la description du poitrail celle des deux régions suivantes.

ARS.

L'ars sépare le poitrail de l'avant-bras. C'est le point d'union du membre antérieur avec le tronc. La peau présente vers ce point des plis nombreux, à cause des mouvements fréquents et étendus qui ont lieu dans cette région.

Les chevaux gras, pendant les chaleurs et par un exercice prolongé, surtout lorsque la poussière est abondante, s'excorient quelquefois le pli de l'ars ; on les dit alors *frayés aux ars*. Cette excoriation se guérit promptement par le repos.

INTER-ARS.

C'est l'espace situé entre les deux ars et que l'on comprend souvent avec le poitrail, dont il n'est que la continuation. Cette région n'offre à considérer que des traces de sétons à mèche ou à rouelle.

PASSAGE DES SANGLES.

Située à la suite de l'inter-ars et du coude, et en avant du ventre, cette région est quelquefois le siége d'une excoriation occasionnée par la sangle, et qui peut obliger de suspendre, pendant quelques jours, l'application de la selle. Cette blessure se guérit promptement par la suppression de la cause qui l'avait occasionnée.

On appelle *sanglés* les bœufs qui présentent une dépression vers cette région ; on les regarde comme peu disposés à l'engraissement.

COTE.

On donne le nom de côte à cette région qui a pour base toutes les côtes qui ne sont pas cachées par l'épaule. Elle est bornée par l'épaule, le flanc, le dos et le ventre.

La côte du cheval doit offrir une convexité assez prononcée.

La côte *plate* (voir *fig.* 28) annonce généralement un cheval de peu d'haleine, la cavité de la poitrine ayant, dans ce cas, peu d'étendue, à moins que son étroitesse ne soit compensée par une grande hauteur, comme cela se voit dans le cheval de course anglais, qui a toujours la côte un peu plate. La côte plate et courte est presque toujours accompagnée d'un ventre volumineux.

La côte *ronde* (voir *fig*. 27), au contraire, annonce une poitrine large et la faculté de supporter un exercice violent ; aussi est-elle toujours une beauté, pourvu toutefois que la convexité ne soit pas portée à l'excès.

Le mouvement qu'exécutent les côtes pendant l'acte de la respiration démontre, en outre, que la côte plate ne peut se dilater autant que la côte arrondie, pour l'agrandissement de la poitrine. En effet, la poitrine se dilatant par un mouvement qui porte en dehors la convexité de la côte auparavant tournée en arrière, il en résulte qu'une côte arrondie doit, par ce déplacement, agrandir le diamètre de la poitrine beaucoup plus que ne le ferait une côte ayant moins de convexité.

La côte présente assez souvent, sur les points où posent la selle ou la sellette, des tumeurs dures plus ou moins volumineuses, que l'on désigne sous le nom de *cors*. Ces tumeurs, insensibles elles-mêmes, font souffrir l'animal en transmettant aux tissus sensibles la pression qu'elles éprouvent. On est toujours obligé de les enlever, et la plaie qui résulte de cette opération empêche de seller l'animal pendant quelque temps, et oblige quelquefois de modifier les panneaux de la selle. Des cors volumineux négligés peuvent amener des plaies graves et d'une guérison lente, surtout si elles se compliquent, comme cela se voit quelquefois, de la carie d'une côte.

Il ne faut pas confondre avec les cors d'autres tumeurs plus dures que l'on rencontre sur les côtes, principalement sur les plus postérieures, et qui sont la suite de fractures. Presque toujours la fracture d'une côte occasionne une adhérence du poumon, car l'accident ne peut avoir lieu sans que la portion de plèvre qui recouvre l'os ne s'enflamme. Aussi doit-on craindre, surtout lorsque plusieurs côtes ont été fracturées, qu'une affection de poitrine, qui peut survenir, ne s'aggrave par cette cause.

Un espace dénudé de poils sur les côtes, au voisinage du passage des sangles, indique qu'un vésicatoire a été appliqué sur ce point, pour combattre une maladie grave de poitrine.

Lorsque, par suite d'une maladie quelconque, un cheval encore jeune reste longtemps couché, le côté sur lequel il repose s'affaisse, s'aplatit sensiblement, et cette déformation, qui reste apparente, est presque toujours un indice de faiblesse et de prédisposition à diverses affections.

Dans l'espèce bovine, la côte est généralement plate, mais très-évasée, pour encadrer le ventre volumineux qui lui fait suite. On estime, du reste, dans le taureau une côte aussi arrondie que possible. La dernière côte, pendant l'engraissement, se recouvre d'une grande quantité de graisse, et devient, pour les engraisseurs et les bouchers, un des meilleurs points de maniement.

VENTRE.

Situé entre le passage des sangles, les aines, les côtes et les flancs, le ventre a pour base les muscles des parois inférieures de l'abdomen.

Son développement doit être médiocre. Lorsqu'il est trop volumineux, on le dit *avalé* (*fig.* 29), ou

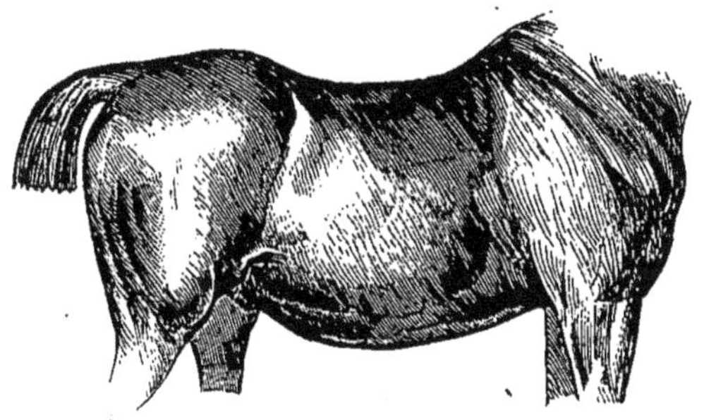

Fig. 29.

ventre de vache si le défaut est outré. Les chevaux ensellés ont en général le ventre avalé, par suite de la flexion de la colonne dorso-lombaire. Il en est de même des chevaux à côte plate, dont la poitrine resserrée rejette en arrière les viscères abdominaux. Le ventre de vache indique un cheval mou, grand mangeur, et peu propre aux allures rapides, à cause de sa masse et de son peu d'haleine. En effet, les côtes, s'élevant à chaque mouvement respiratoire, doivent soulever la masse intestinale qu'elles supportent par leurs extrémités, et le mouvement d'élévation devient d'autant plus pénible à exécuter que le ventre, plus développé, oppose une plus grande résistance (1). Le ventre de la jument qui a porté reste toujours plus volumineux qu'avant la gestation, excepté cependant dans la jument de course.

Lorsqu'au contraire le cheval a le ventre trop peu développé, on le dit vulgairement *étroit de boyaux* (*fig.* 30). Si le ventre est surtout resserré vers

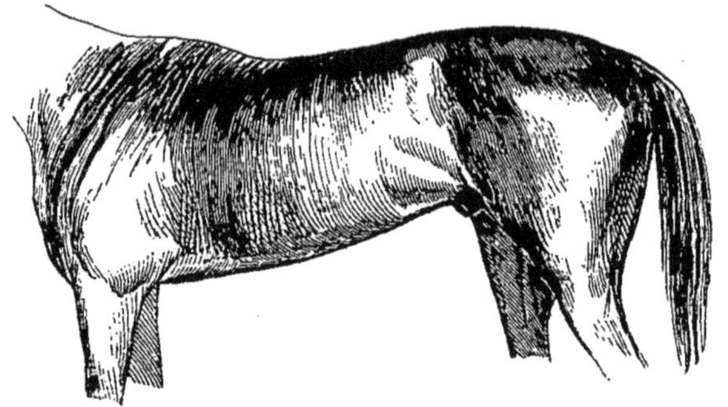

Fig. 30.

les flancs, on le dit *levretté, retroussé*. Ces deux défauts indiquent le plus souvent que le cheval se nourrit mal habituellement, ou qu'il a éprouvé pendant longtemps de vives souffrances.

Le genre de nourriture, d'ailleurs, influe beaucoup sur le développement du ventre, et d'autant plus que le régime date d'une époque plus rapprochée de la naissance.. C'est ainsi que nous voyons le cheval de trait, nourri de fourrages depuis son jeune âge, présenter un ventre volumineux ; tandis que le poulain de course, nourri presque exclusivement de

---

(1) Nous devons, d'après ce principe, regarder comme rationnelle, quant à ses résultats du moins, la pratique de l'entraînement des chevaux de course.

grains, offre, dans l'âge adulte, un ventre retroussé, qu'il faut bien se garder de confondre avec un état semblable provenant de souffrances ou d'une alimentation insuffisante.

Vers la partie postérieure du ventre et sur la ligne médiane, existe une cicatrice, résultat de l'oblitération de l'ouverture ombilicale ; c'est sur ce point que l'on rencontre la maladie la plus fréquente du ventre, la *hernie ombilicale*, tumeur molle, plus ou moins développée, produite par le passage d'une portion de l'intestin grêle ou de l'épiploon à travers l'anneau ombilical dont l'ouverture a persisté. Cette hernie, que l'on remarque dès le jeune âge, disparaît souvent d'elle-même, à mesure que l'animal se développe ; et, lorsqu'elle persiste, on peut la faire disparaître par une opération assez simple.

D'autres hernies, dites *éventrations*, peuvent exister sur différents points du ventre et surtout vers les flancs, où elles sont produites par des coups, des efforts. Leur gravité est en rapport avec leur volume ; mais, dans tous les cas, on doit toujours redouter leur accroissement dans les efforts, ou l'*étranglement* de la portion d'intestin qui les remplit.

L'*œdème*, infiltration séreuse de la partie la plus déclive du ventre, est souvent le résultat d'un repos prolongé, ou de l'approche du part dans la jument. On le rencontre aussi dans des chevaux faibles et épuisés. On doit donc s'assurer avec soin de sa cause. On le distingue facilement de toute autre tumeur, en ce qu'il conserve, pendant un certain

temps, l'impression du doigt avec lequel on l'a com-
primé.

Le ventre du mulet et de l'âne est naturellement
peu volumineux ; mais il grossit souvent chez ces
animaux, chez l'âne surtout, parce qu'on leur fait
consommer des aliments de qualité inférieure, et
contenant, sous un grand volume, peu de matériaux
nutritifs.

Dans l'espèce bovine et dans les autres ruminants
domestiques, le ventre est très-volumineux. C'est
principalement dans la vache (*fig.* 31) qu'il acquiert

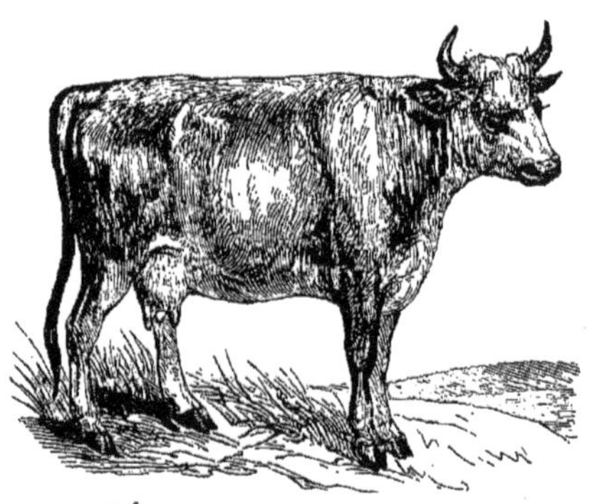

Fig. 31.

de grandes dimensions, surtout après plusieurs vê-
lages. Les hernies ventrales ou éventrations sont
beaucoup plus communes que chez le cheval, mais
aussi bien moins à craindre, parce que la plupart
renferment une portion du rumen, que sa large
surface laisse moins engager dans l'ouverture des
muscles abdominaux.

Sur la partie inférieure et latérale du ventre de la
vache, se remarque un gros cordon flexueux, formé

par la veine mammaire abdominale, qui du pis se
dirige vers le voisinage du sternum, pour aller s'a-
nastomoser avec la veine susternale, en traversant
un anneau particulier des parois de l'abdomen. Les
habitants de la campagne, croyant que cette veine
amène le lait au pis, estiment une vache d'autant
meilleure laitière que ce vaisseau est chez elle plus
volumineux. Nous devons admettre leur jugement
en rectifiant leur théorie. Cette veine, ramenant de
l'organe sécréteur la partie du sang qui n'a pas été
employée, en ramène d'autant plus qu'il est arrivé
plus de sang artériel dans la mamelle, et qu'il y a
eu, par conséquent, une sécrétion lactée plus abon-
dante.

Le ventre du chien est en général peu volumi-
neux, à cause de la nourriture azotée de cet animal.
Il est fortement retroussé dans le lévrier, et prend
un certain volume dans les gros chiens de garde,
que l'on nourrit surtout avec des matières végétales.

FLANC (1).

Le flanc a pour base principale la portion charnue
du muscle ilio-abdominal. Il n'est qu'un prolon-
gement du ventre, entre les côtes et la hanche, jus-
qu'aux reins.

Il offre à considérer trois parties : l'une médiane,

______

(1) Confondant ici, comme dans tout le cours de son ouvrage,
l'*étymologie* avec la *synonymie*, M. Merche fait dériver le mot
flanc de *ilium* ou λαγών. Il faut un grand effort de bonne volonté
pour accepter l'analogie entre ces noms.

oblique, formée par le muscle précité, et désignée sous le nom de *corde du flanc ;* la seconde, au-dessus de la corde, formant le *creux* du flanc ; la troisième enfin, au-dessous de la corde, se confond avec le ventre. *(fuyant du flanc).*

Le cheval en bonne santé, et en état moyen d'embonpoint, a la corde du flanc peu saillante et le creux peu apparent ; lorsqu'on l'a *engraissé* pour la vente, le flanc est parfaitement uni. Dans les chevaux maigres, dans ceux qui ont souffert une grande fatigue ou de longues maladies, le flanc est enfoncé, la corde saillante ; on dit que l'animal a le flanc *creux*, le flanc *cordé*. Le flanc est creux naturellement dans les chevaux mous, à ventre avalé. Le flanc *retroussé* accompagne toujours la rétraction du ventre à laquelle nous avons donné un nom analogue.

La longueur du flanc se mesure de la dernière côte à l'angle de la hanche ; elle est en raison de celle des reins et donne lieu aux mêmes considérations.

Les mouvements du flanc exigent l'examen le plus sérieux dans le choix d'un cheval. C'est par eux que l'on reconnaît l'état des organes de la respiration, sans l'intégrité desquels l'animal perd presque toute sa valeur.

Lorsque le cheval est en bonne santé et reposé depuis quelque temps, le flanc exécute des mouvements réguliers et égaux d'élévation et d'abaissement, correspondant aux mouvements d'inspiration et d'expiration, et séparés, de temps en temps, par des mouvements plus grands, qu'il faut se garder de prendre pour un état maladif.

Ce mouvement s'accélère en raison de la vitesse et de la longueur de l'exercice auquel on soumet l'animal, et la poitrine est d'autant meilleure que le flanc reprend plus promptement son mouvement naturel. Lorsque l'animal reste longtemps essoufflé, on le dit *souffleur* ou *court d'haleine*. Ce défaut se remarque surtout dans les chevaux à poitrine étroite et à flanc retroussé.

Les mouvements du flanc peuvent présenter beaucoup d'altérations indiquant diverses maladies aiguës de la poitrine, et qui sont d'un grand secours pour le diagnostic; mais l'altération qu'il nous importe le plus d'examiner appartient à un état maladif dont le siége est encore peu connu, et que l'on désigne sous le nom de *pousse*.

Dans le flanc du cheval *poussif*, le mouvement d'affaissement ou d'expiration se fait en deux temps; c'est-à-dire qu'il est interrompu par un léger mouvement d'élévation qui constitue le *soubresaut*, le *coup de fouet*, regardé comme le caractère de la pousse. Cet état du flanc est difficile à reconnaître, même après une longue pratique, lorsque le soubresaut n'est pas encore bien prononcé, et l'on doit soumettre l'animal à un examen minutieux et assez prolongé.

On examine d'abord le cheval reposé et sortant de l'écurie, en ayant soin d'éloigner de lui tout ce qui pourrait l'inquiéter, et surtout les objets qu'il pourrait flairer. On se place, non pas en face du flanc, mais en avant ou en arrière, pour que le regard s'y porte obliquement et en saisisse mieux les mouvements. Il est bon d'examiner attentivement les deux flancs, leurs mouvements n'étant pas tout à fait semblables, à cause des viscères différents qui les avoisinent.

Si le mouvement paraît régulier ou s'il y a incertitude, on fait exercer l'animal pendant un certain temps, et l'on procède à un nouvel examen. La respiration accélérée par l'exercice peut alors faire saisir plus facilement le soubresaut.

On peut encore, pour être plus certain que l'attention de l'animal est complétement détournée de tout objet qui pourrait l'agiter, l'examiner pendant qu'il mange l'avoine, soit avant, soit après l'exercice.

Les chevaux poussifs, outre l'altération du flanc, sont souvent affectés d'une toux fréquente et sèche. Quelquefois, aussi, il s'écoule de leurs naseaux un mucus glaireux, limpide et peu abondant. Lorsque la pousse est arrivée à un certain degré, les ailes des naseaux sont constamment écartées, comme si l'animal venait de fournir une course rapide.

L'expulsion fréquente de gaz par l'anus, occasionnée chez les chevaux poussifs par les efforts de la toux, a fait imaginer à des maréchaux ignorants le *rossignol* ou *sifflet*, fistule artificielle à l'anus, par laquelle ils prétendaient débarrasser le cheval de la grande quantité d'air qu'il avait dans le corps. On a complétement abandonné aujourd'hui cette opération ridicule, qui annulait autrefois l'action rédhibitoire à l'égard des chevaux sur lesquels on l'avait pratiquée.

La pousse est admise par l'art. 1er de la loi du 20 mai 1838 au nombre des vices rédhibitoires.

Le flanc du bœuf est long, comme ses reins, et toujours un peu creux lorsque l'animal n'est pas engraissé. Le gauche est souvent rempli par la saillie que forme le rumen. On peut, dans la vache, lorsque la gestation est à mi-terme environ, reconnaître la présence du veau par la compression du flanc droit. On doit appuyer le poing graduellement sur sa partie inférieure, de manière à repousser l'utérus, le retirer brusquement et, de suite, le réappliquer. Le fœtus, s'il est assez volumineux, vient le heurter en reprenant sa position.

ANUS.

L'examen de l'anus est beaucoup plus important qu'on ne le croirait au premier abord. Dans le cheval jeune et en bonne santé, il est saillant, bordé d'une espèce de bourrelet résistant, formé par le sphincter. Lorsque l'animal est vieux, lorsqu'il est épuisé par le travail ou la maladie, l'anus s'enfonce, devient flasque, et quelquefois même *béant*, défaut très-grave en lui-même, et surtout par les causes qui l'occasionnent.

L'anus peut être affecté d'une fistule qui suit quelquefois l'opération de la queue à l'anglaise, et dont la cure est toujours difficile. Dans les chevaux de robe très-claire, il s'y développe souvent des tumeurs noires, désignées sous le nom de *mélanoses*, qui deviennent quelquefois très-volumineuses, et dont l'ablation est suivie d'ulcères fétides, que l'on ne peut guérir qu'imparfaitement.

Dans le bœuf, l'anus n'est pas saillant, ni bordé du bourrelet qu'on observe dans le cheval.

L'anus du chien, au lieu de devenir rentrant, comme celui du cheval, est, au contraire, d'autant plus saillant que l'animal est plus vieux.

PÉRINÉE ET RAPHÉ.

On distingue sous le nom de *périnée* l'espace compris entre les deux cuisses, depuis l'anus jusqu'aux organes génitaux, et sur lequel la peau très-fine ne porte, au lieu de poils, qu'un léger duvet.

Le périnée du cheval recouvre une partie de l'urètre. Une cicatrice sur ce point peut être un indice de blessure et une cause de rétrécissement de ce canal. Dans la jument, le périnée ne forme pour ainsi dire qu'une cloison entre l'anus et la commissure supérieure de la vulve. Quelques personnes donnent également ce nom à l'espace compris entre la commissure inférieure et les mamelles.

Le *raphé* n'est autre chose que la petite ligne saillante qui divise verticalement le périnée, et qui, dans le mâle, se prolonge sans interruption jusqu'au fourreau.

ORGANES GÉNITAUX DU MALE.

TESTICULES.

Les testicules, au nombre de deux, sont placés à la région inguinale, en avant du pubis, où ils sont renfermés dans une poche membraneuse que l'on appelle *bourses*. Celles-ci restent vides pendant la première jeunesse des poulains, les testicules ne descendant guère que vers la fin de la première année.

Ce n'est pas seulement pour les animaux destinés à la reproduction qu'il importe de s'assurer de l'intégrité des testicules. On doit également apporter le plus grand soin dans l'examen de ces organes chez les chevaux entiers qui ne sont pas destinés à la monte; car le cheval n'est réellement *entier* et ne jouit, à ce titre, de toute sa force, que lorsque ses testicules ont leur développement normal et sont dans un état parfait de santé.

Les testicules bien développés annoncent la force; aussi les trouve-t-on volumineux dans les chevaux arabes, barbes. Ils ne doivent pas être trop pendants; cette disposition dans les races ordinaires indique la faiblesse. Leur rétraction constante vers l'anneau inguinal est un indice de douleurs abdominales; mais il ne faut pas confondre cette rétraction avec celle opérée par le froid, qui ride en même temps les bourses.

Dans tous les cas, les testicules doivent être libres dans leurs enveloppes et fuir sous la pression de la main.

Les bourses doivent aussi être souples, sans engorgement.

Les testicules ou leurs enveloppes sont sujets à un assez grand nombre de maladies.

On appelle *sarcocèle* un développement plus ou moins considérable de l'organe, qui peut devenir très-volumineux. Dans cet état, il gêne la marche de l'animal par son poids et ses mouvements, et lui cause en même temps de vives douleurs, par le tiraillement du cordon.

D'autres fois, au contraire, les testicules sont atrophiés, mous, et dans cet état ils adhèrent à leurs enveloppes. On doit rejeter un cheval affecté de cette infirmité, non-seulement pour les haras, mais pour tout service où l'on a besoin d'un cheval entier, l'atrophie des testicules privant l'animal d'une partie de sa force.

On trouve quelques chevaux entiers chez lesquels il n'existe qu'un seul testicule [1], et même qui en paraissent privés complétement. Cette conformation est due à un arrêt dans la descente de l'organe, qui n'a pas franchi l'anneau inguinal. Ces animaux sont ordinairement très-vifs, très-portés à l'acte de la génération, et presque toujours méchants ou indociles.

Les bourses peuvent renfermer une collection de sérosité que l'on désigne sous le nom d'*hydrocèle*. On en reconnaît la présence au développement des enveloppes, à leur aspect luisant et tendu, et à l'impossibilité de saisir le testicule rétracté vers l'an-

______
(1) Monorchides.

neau. L'hydropisie des bourses est un défaut grave, et d'autant plus à redouter que cette affection coïncide avec un commencement d'hydropisie abdominale.

Les bourses, au lieu de sérosité, peuvent renfermer une anse d'intestin grêle, qui a traversé l'anneau testiculaire. Cette affection, désignée sous le nom de *hernie inguinale*, *hernie testiculaire*, doit faire rejeter l'animal, car la hernie peut, d'un moment à l'autre, *s'étrangler* et faire périr le cheval. Elle peut être *intermittente*, et devient alors un vice rédhibitoire (1).

On désigne sous le nom de *hongre* le cheval privé de ses testicules par la castration.

On doit examiner attentivement la région des bourses dans le cheval hongre, surtout s'il est jeune, et par conséquent à l'âge où se pratique l'opération.

Il survient quelquefois à l'extrémité du cordon un engorgement fongueux, qui s'élargit et constitue ce qu'on appelle un *champignon*. Cette maladie exige une opération qui ne réussit pas toujours; le champignon est alors remplacé par un engorgement inflammatoire du cordon testiculaire, dans lequel il se développe une fistule profonde, qui donne une grande quantité de pus. L'animal souffre beaucoup, maigrit et finit souvent par périr.

D'autres fois, on rencontre aux bourses une fistule étroite d'où suinte un pus plus ou moins abondant.

(1) Loi du 20 mai 1838, art. 1.

Cette fistule, bien moins dangereuse que la précédente, est souvent due à une ligature qui est restée attachée au cordon, et que l'on enlève facilement, après avoir dilaté l'ouverture.

Dans tous ces cas, il est facile d'absterger le pus des fistules, au moment d'exposer l'animal en vente, et de tromper ainsi un acheteur peu attentif.

Dans le mulet, et surtout dans l'âne, les testicules sont très-volumineux.

Dans le taureau, ils sont oblongs, pyriformes et pendants. La région des bourses, chez le bœuf, varie suivant l'époque de la castration et le mode opératoire mis en usage. Si l'animal a été bistou rné, on retrouve les testicules atrophiés. En général, le bœuf s'engraisse d'autant plus facilement qu'il a été châtré plus jeune et par ablation complète des testicules.

La région des bourses est un des points de maniement que les bouchers consultent pour s'assurer du degré de graisse de l'animal. On trouve en avant de cette région quatre petits mamelons, qui sont les représentants de ceux de la vache.

Dans le bouc et le bélier, les testicules ressemblent beaucoup à ceux du taureau ; seulement ils sont séparés inférieurement, dans le bouc surtout, par un sillon assez profond.

Ceux du porc, de forme sphéroïde, sont situés presque immédiatement en dessous de l'anus et peu pendants.

Les testicules du chien, assez semblables à ceux

du porc pour la forme et la situation, deviennent un peu pendants dans la vieillesse. Ils sont assez sujets au sarcocèle et à une dartre rongeante qui perfore quelquefois le scrotum.

FOURREAU.

On appelle *fourreau* le repli de la peau dans lequel se trouve logée la verge dans son état de relâchement. Outre la peau fine et sans poils qui le constitue, il est encore soutenu par des productions fibreuses jaunes, unies à la tunique abdominale. Sa cavité est enduite d'une humeur sébacée de couleur gris noirâtre, que l'on désigne, à cause de son aspect, sous le nom de *cambouis*. Le fourreau, dans le cheval, et surtout dans l'âne, porte de chaque côté un mamelon, qui est le représentant du même organe dans la femelle.

Le fourreau, pour être bien conformé, doit être ample, et il l'est toujours dans les chevaux entiers. Mais, dans les chevaux hongres, il est quelquefois rétréci au point que l'animal ne peut faire sortir la verge pour uriner. Il en résulte une sécrétion plus ou moins abondante des glandes sébacées, irritées par l'urine, et la production d'ulcérations difficiles à guérir, et qui peuvent se propager à la verge.

Le fourreau resserré accompagne presque toujours le ventre levretté. Dans les animaux à ventre avalé, il présente quelquefois le défaut opposé (1).

(1) D'après M. Merche, « c'est à l'entrée brusque de l'air dans le fourreau qu'est dû ce bruit particulier auquel on a donné le nom de *bruit de grenouilles* (p. 236). »

L'âne et le mulet portent souvent au fourreau des fics ou poireaux plus ou moins volumineux, qui se reproduisent presque toujours après l'amputation et même après la cautérisation. On retrouve aussi ces productions sur beaucoup d'autres régions de ces animaux.

Le fourreau des ruminants, plus étroit et plus allongé que celui du cheval, se termine sous le ventre par un petit prolongement obtus, à ouverture étroite que la verge ne franchit que dans l'état d'érection. Il porte dans le bœuf, et surtout dans le taureau, un bouquet de poils longs et rudes.

Lorsqu'il s'ulcère, l'engorgement qui en résulte gêne l'évacuation de l'urine, et, le séjour de ce liquide irritant de plus en plus la face interne, le fourreau augmente de volume, et la rétention d'urine fait souffrir et maigrir l'animal, que l'on ne peut soulager qu'en débridant largement l'ouverture. Pour le mouton, les bergers se contentent quelquefois de pratiquer une incision en arrière et de tirer au dehors la verge, qui conserve ensuite cette position.

Le fourreau du chien est souvent le siége d'un écoulement purulent ou sanguinolent, contagieux, difficile à guérir radicalement, et entretenu par des végétations morbides développées vers son fond. Une opération chirurgicale devient nécessaire dans ce cas.

VERGE.

C'est surtout dans le choix des chevaux destinés à la reproduction que l'on doit s'assurer de l'état de la verge. Elle peut, chez ces animaux et chez les chevaux hongres, être le siége de verrues ou d'ulcères, qui nuisent à ses fonctions, et que l'étalon transmet à la jument.

Quelquefois elle est frappée d'une espèce de paralysie et pend hors du fourreau, agitée par les mouvements de la marche de l'animal. La verge *pendante*, outre qu'elle est un défaut très-désagréable à l'œil, gêne beaucoup le cheval dans ses allures.

La verge doit toujours paraître à l'entrée du fourreau, et en sortir en partie lors de l'émission de l'urine.

La verge du bœuf, grêle, longue et peu extensible, décrit dans le fourreau, au niveau des bourses, un double coude, où s'arrêtent souvent des calculs urinaires.

Celle du chien a pour base un os particulier, et porte à sa naissance un renflement érectile, qui prolonge la durée de l'accouplement. Elle porte souvent des végétations analogues à celles dont nous avons parlé à l'article du *Fourreau*.

ORGANES GÉNITAUX DE LA FEMELLE.

VULVE.

La vulve est l'orifice externe de l'appareil génital et urinaire de la femelle. Elle constitue une fente verticale, située au-dessous de l'anus, dont elle est séparée par le périnée.

Elle présente à considérer deux lèvres et deux commissures.

Les lèvres sont arrondies, ridées transversalement, couvertes d'une peau fine et dépourvue de poils. Elles doivent fermer exactement l'ouverture de la vulve. Des plis à leur côté externe indiquent que la jument a pouliné. Leur nombre et leur étendue augmentent avec les parturitions.

La commissure supérieure se termine à angle aigu, et ne présente rien de remarquable.

L'inférieure est arrondie; et, si l'on écarte un peu les lèvres qui la forment, on aperçoit le clitoris, gros tubercule, situé dans un enfoncement.

La vulve peut présenter des verrues ou poireaux, qui font exclure la jument des haras, parce qu'on regarde généralement ce vice comme héréditaire.

Dans la vache, les lèvres de la vulve sont plus flasques que dans la jument; la commissure inférieure forme une espèce de bec, garni d'un pinceau de poils; le clitoris est plus développé.

Des cicatrices ou déchirures aux lèvres de la vulve doivent mettre en garde contre la chute du vagin, que l'on maintient souvent par une suture après la réduction.

La vulve de la chienne a une forme triangulaire. Elle présente souvent un écoulement morbide ou un grand développement, occasionnés soit par des condylomes, ou végétations polypeuses, dont la cure radicale est difficile à obtenir, soit par des tumeurs de nature squirrheuse, arrondies, qui se développent dans les parois du vagin.

MAMELLES.

Les mamelles sont situées à la région inguinale.
Elles sont à peine apercevables dans la jument qui
n'a pas encore pouliné. Ce n'est que pendant la lac-
tation qu'elles prennent du développement ; elles
forment alors deux éminences, séparées l'une de
l'autre par un sillon, et terminées chacune par un
mamelon légèrement aplati ; chacun de ces mame-
lons est percé de deux ouvertures correspondant,
l'une à la partie antérieure de la mamelle, l'autre
à la partie postérieure.

La jument présente rarement l'induration et le
squirrhe des mamelles. Mais l'abondance des lym-
phatiques dans ces glandes fait que, lorsque le farcin
se développe, elles en sont fréquemment attaquées.

Les mamelles, dans les ruminants, ont reçu le
nom de *pis*. Elles forment dans la vache une masse
volumineuse, surtout quand la bête a fait plusieurs
veaux. Chacune des deux mamelles porte deux ma-
melons ou *trayons*, souvent suivis en arrière d'un
troisième, qui n'est que rudimentaire. Un pis volu-
mineux ou *charnu* n'est pas toujours l'indice d'une
sécrétion lactée abondante. On préfère, en général,
un pis modérément développé et dur. Les marchands,
pour donner cette apparence au pis des vaches mau-
vaises laitières, ont soin de les exposer en vente après
les avoir laissées longtemps sans les traire. On s'aper-
çoit facilement de cette ruse à l'inquiétude et au pié-
tinement de la vache, à la douleur qu'elle éprouve

lorsqu'on lui presse le pis, et souvent au lait qui s'é-
chappe de lui-même des trayons.

Le pis de la vache présente souvent des verrues
peu volumineuses, qui ne deviennent incommodes
que par leur grand nombre. Les crevasses présentent
beaucoup plus d'inconvénients, surtout lorsqu'elles
sont profondes, car la douleur qu'elles occasionnent
rend la vache difficile à traire.

Il est des vaches qui, sans cause apparente, fati-
guent beaucoup la trayeuse ; mais ce défaut ne peut
être reconnu au moment de l'achat.

Quelquefois, par suite d'une inflammation prolon-
gée, une portion de la mamelle s'est endurcie, est
devenue impropre à la sécrétion, et le trayon qui lui
correspond ne donne plus de lait, ou donne seule-
ment un lait de mauvaise nature, mêlé de pus et
même de sang. Cet accident, diminuant toujours la
quantité de lait, doit empêcher l'acquisition de la
vache comme laitière.

Les mamelles de la brebis, plus volumineuses que
celles de la jument, portent comme elles chacune un
seul mamelon. Elles sont sujettes, comme le pis de
la vache, à l'induration. Celles de la chèvre, grosses
et pendantes, sont exposées à la même affection.

Dans la truie et la chienne, les mamelles, multi-
ples, sont disposées de chaque côté du ventre, sur
une ligne s'étendant de l'inter-ars à l'aine.

Les mamelles de la chienne sont très-sujettes à
l'induration squirrheuse, et atteignent quelquefois
un volume considérable, qui rend nécessaire leur
retranchement ; mais souvent, cette opération ayant

réussi sur une mamelle, le squirrhe se développe sur une autre.

Nous devons à un agriculteur de Libourne, M. François Guénon, un ouvrage sur les signes propres à faire reconnaître les qualités des vaches considérées comme laitières. Une observation constante, pendant vingt-cinq années, l'a amené à reconnaître que l'on peut « juger et classer, à la « simple inspection, les diverses espèces de vaches « laitières, reconnaître la quantité et la qualité du « lait qu'elles peuvent donner par jour, ainsi que « le temps plus ou moins prolongé qu'elles le main- « tiennent. » (*Rapport de la Société centrale d'agriculture du Cantal.*)

Les signes sur lesquels se base M. Guénon « sont « visibles sur chaque vache, à la partie postérieure, « entre le pis et la vulve. Ce sont des espèces d'écus- « sons, de différentes formes et grandeurs, et formés « par des lignes de contre-poil, tantôt verticales, « tantôt transversales, dont les variétés indiquent la « classe et l'ordre auxquels appartient l'individu. »

D'après la forme et les dimensions de cet écusson, M. Guénon a établi différentes classes, divisées en ordres, et dans lesquelles il faut encore établir des divisions relatives à la taille grande, moyenne ou petite des vaches. Selon cette taille, il assigne à chaque ordre de chaque classe une quantité donnée de lait, et, selon les mêmes indices, il détermine le temps pendant lequel les vaches conserveront leur lait après la parturition. Aux différentes classes établies sur la forme de l'écusson, il a donné des noms qui, loin d'être trop scientifiques, pèchent peut-être par l'excès opposé.

Nous ne pouvons entrer ici dans tous les détails qu'exigerait la description de la méthode Guénon, et nous sommes forcé de renvoyer à son ouvrage (1) les personnes que cette étude peut et doit intéresser. Nous nous contenterons d'exposer que, dans toutes les divisions qu'il établit, l'appréciation de la quantité de lait est toujours relative à l'étendue de l'écusson, qui doit être regardé comme indiquant l'étendue de ce que l'auteur appelle le *réservoir du lait*.

Notons, en outre, que, d'après M. Guénon, « les « vaches dont la gravure ou écusson est formée du « poil le plus fin sont les meilleures, surtout si elles « ont, depuis le dedans des cuisses jusqu'à la vulve, « la peau de couleur jaunâtre, et si le *son* qui se dé- « tache de cette peau est de la même couleur. » Tandis qu'au contraire, « toutes les vaches dont la peau « est unie et blanche, le pis couvert d'un poil clair, « et le contre-poil des épis de la gravure ou écusson « allongé donneront toujours un lait séreux et mai- « gre. Celles dont le pis est couvert d'un poil court « et fourré, qui se retrouve dans les épis du contre- « poil de l'écusson, donneront un lait gras et bon. »

Cette méthode, qui est restée longtemps le secret de son auteur, a été mise en pratique par lui-même sous les yeux d'une commission de l'Académie de Bordeaux, devant le Comice agricole de la même

____

(1) *Traité des vaches laitières et de l'espèce bovine en général*, 3ᵉ édition, in-8, 1851.

ville, devant celui d'Aurillac ; et les seules diffé-
rences trouvées entre les appréciations de M. Guénon
et les indications données par les propriétaires des
vaches examinées, différences du reste très-légères,
ont été attribuées au genre de nourriture auquel
étaient soumis ces animaux.

Depuis que la méthode Guénon est devenue pu-
blique, plusieurs agriculteurs l'ont mise en pratique,
et jusqu'à présent presque tous les résultats publiés
sont en sa faveur. Nous n'hésitons pas à présenter
nos propres observations, comme appuyant aussi la
bonté de la méthode dont nous admettons le prin-
cipe, tout en regardant comme très-difficile l'appli-
cation exacte de ses détails.

Les signes indiqués par M. Guénon, quoique moins
marqués dans la jeunesse, sont facilement aperce-
vables dans les veaux des deux sexes. Cette circon-
stance permettra de conserver entiers les taureaux
qui appartiennent aux meilleures classes, et, lors-
qu'on sacrifiera des génisses à la boucherie, de ne
se défaire que de celles dont l'écusson accuserait la
qualité inférieure.

§ 2. — **Membres**.

Les membres constituent quatre appendices des-
tinés à soutenir le tronc dans la station, et à le trans-
porter dans les différentes allures. On les distingue
en membres antérieurs ou thoraciques, et postérieurs
ou abdominaux ; les premiers, destinés principale-
ment à soutenir le tronc, et les autres étant, en

outre, les principaux agents de l'impulsion du corps
en avant.

Chaque membre est formé d'une série de rayons
qui s'étendent et se fléchissent les uns sur les autres,
presque tous en sens inverse, et dont nous étudie-
rons les rapports à l'article de la *Locomotion*.

On désigne sous le nom de *bipède* la réunion de
deux membres, considérés simultanément. On ap-
pelle *bipède antérieur*, *bipède postérieur*, la réunion
des deux membres thoraciques, des deux membres
abdominaux. Le *bipède latéral* est formé par deux
pieds, antérieur et postérieur, du même côté : bi-
pède latéral droit, bipède latéral gauche. Le *bi-
pède diagonal* se compose d'un membre antérieur
et d'un membre postérieur, opposés en diagonale, le
côté auquel appartient le membre antérieur servant
à désigner le bipède. Ainsi, le bipède diagonal droit
se compose du membre antérieur de ce côté et du
membre postérieur gauche, etc.

Nous aurons souvent à nous servir de ces expres-
sions lorsque nous étudierons, plus loin, les diffé-
rents modes de progression et les signalements.

SECTION 1re. — Membres antérieurs.

ÉPAULE ET BRAS (1).

Ces deux régions, ordinairement confondues en-
semble, font masse avec le tronc, et ont pour base le

(1) Dans cette édition, comme dans les trois qui l'ont précé-
dée, j'étudie en masse et comme n'en formant qu'une seule, les
deux régions de l'épaule et du bras. Et, cependant, M. Merche,

scapulum et l'humérus, formant à leur articulation un angle à peu près droit, dout le sommet apparent au dehors porte le nom d'*angle* ou *pointe de l'épaule*. Ces deux os, entourés de muscles puissants, laissent entre eux, en arrière, un espace triangulaire occupé par une masse musculaire considérable, plus saillante inférieurement, destinée à exécuter, par le déplacement de l'olécrane, l'extension de l'avant-bras.

Dans le cheval de selle, l'épaule offrira la conformation la plus favorable lorsqu'elle sera longue, oblique et sèche.

La longueur et l'obliquité de l'épaule (*fig.* 32) donnent aux muscles, qui de cette région se portent au bras, une plus grande étendue de contraction, en nécessitant une longueur plus grande de leurs fibres, et un effet utile plus considérable, en rendant plus perpendiculaire à l'humérus l'insertion des muscles fléchisseurs du bras, venant de l'os de l'épaule.

L'obliquité de l'épaule ajoute aussi à la facilité du déplacement de l'animal, surtout pour les allures rapides, en permettant au membre de se porter plus en avant, et d'embrasser ainsi un plus grand espace de terrain. Elle rend en outre les réactions sur le sol moins dures, et prévient ainsi la ruine du membre, en même temps que l'allure est plus douce pour le cavalier.

Quant à la sécheresse de l'épaule, cette condition

oubliant qu'il m'a approuvé (p. 249) de les avoir réunies, m'accuse (p. 388) de n'avoir pas « hésité à diviser deux régions pour ainsi dire inséparables dans l'action, l'épaule et le bras. » Le lecteur appréciera.

est essentielle pour le cheval de selle, qui ne doit,

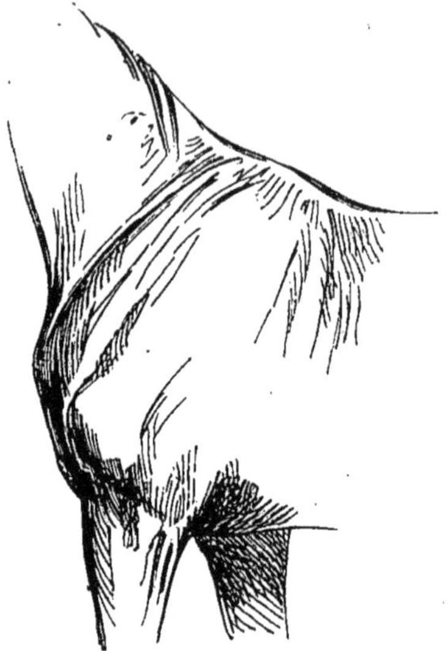

Fig. 32.

dans aucune des régions de son corps, présenter des

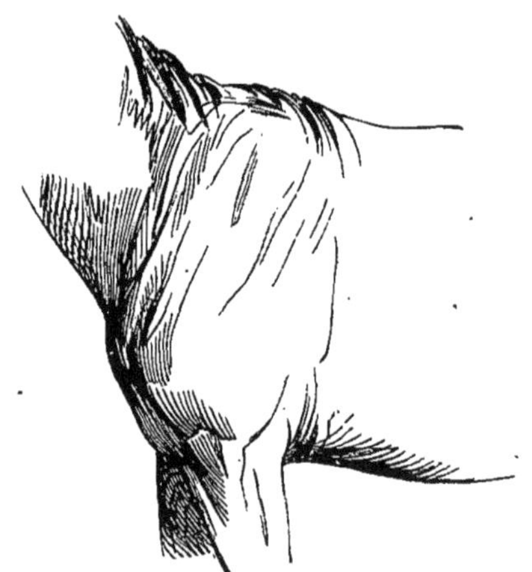

Fig. 33.

masses musculaires trop pesantes.

C'est surtout dans le cheval de course anglais que l'on rencontre ces trois conditions essentielles de la beauté de l'épaule, la hauteur de la poitrine permettant chez lui un grand développement de cette région.

Dans les chevaux de gros trait, on attache à tort moins d'importance à la longueur de l'épaule, pour laquelle le développement des muscles devient une beauté, puisqu'il indique une grande force dans un animal qui, n'étant soumis qu'à des allures lentes, n'a pas besoin de légèreté. On nomme alors l'épaule *charnue*, *épaisse* ou *plaquée* (*fig.* 33).

Nous nous occuperons des mouvements de l'épaule en traitant de l'examen du cheval en action.

Les maladies de l'épaule consistent surtout en contusions occasionnées par le collier ou la bricole. Celles qui se montrent au bord antérieur de cette région sont en général de peu d'importance. Il n'en est pas de même de celles de l'angle de l'épaule. Il se développe assez fréquemment sur ce point une tumeur très-dure, quelquefois très-volumineuse, sans chaleur bien sensible, et qui renferme presque toujours un petit foyer purulent dans son centre. Cette tumeur est toujours d'une guérison lente ; elle empêche de faire tirer l'animal, et se renouvelle si on le remet trop tôt au service après la guérison. On doit donc se tenir en garde contre tout noyau d'induration situé sur cette région.

Dans les vieux chevaux dont les membres antérieurs sont ruinés, l'angle de l'épaule se porte en avant, et, dépassant le poitrail, le fait paraître creux.

L'épaule du bœuf est longue et saillante, surtout
à sa partie inférieure, à cause du grand développe-
ment de l'acromion vers ce point. On doit la recher-
cher, autant que possible, large et charnue. Le bord
postérieur de l'épaule est un des points de manie-
ment des engraisseurs.

Dans le chien et le chat, le bras est en grande
partie distinct de l'épaule et détaché du tronc.

AVANT-BRAS.

L'avant-bras est formé, dans le cheval, par le
radius recouvert, en arrière et en dehors, par les
fléchisseurs et les extenseurs du canon et du pied.
Sa face interne, dépourvue de muscles, laisse aper-
cevoir une veine sous-cutanée, sur laquelle on prati-
que quelquefois la saignée.

On doit considérer surtout dans l'avant-bras sa
longueur et le développement des muscles qui con-
courent à le former.

La longueur de l'avant-bras est toujours en raison
inverse de celle du canon. Si l'avant-bras est court,
le cheval embrasse peu de terrain ; mais comme
alors la longueur du canon remplace celle de cette
région, il s'ensuit que l'animal emploiera beaucoup
de force pour soulever convenablement le canon, et
se fatiguera, par conséquent, beaucoup pour faire
peu de chemin.

Si, au contraire, l'avant-bras est long, il est facile
de concevoir que, l'articulation du genou étant à
chaque flexion portée plus en avant, l'espace em-

brassé sera plus considérable, et tout l'effort musculaire employé à la progression.

L'avant-bras long est donc à rechercher pour les chevaux qu'on destine aux allures rapides, à la course ; et l'on doit préférer la conformation opposée lorsqu'on recherche plutôt le brillant que la rapidité des allures, pour le service du manége, par exemple.

Mais, du moment que la longueur de l'avant-bras favorise la vitesse, en augmentant l'étendue de l'enjambée, nous ne voyons pas pourquoi un avant-bras long ne conviendrait pas pour le service du trait au pas, comme le croit M. Merche (p. 278 et 283).

Quelle que soit la longueur de l'avant-bras, cette région doit toujours présenter à sa partie supérieure, antérieure et externe, une forte saillie formée par les extenseurs de canon et du pied, et, en arrière, une grande épaisseur, due aux fléchisseurs. On dit alors que l'avant-bras est *musculeux*, ou *bien musclé*, et non nerveux. On le dit *grêle* lorsque les muscles sont peu développés : cette dernière conformation annonce peu de force, et se trouve presque toujours associée à l'étroitesse du poitrail,

Dans le mulet, et surtout dans l'âne, l'avant-bras est grêle, comparativement à celui du cheval.

•L'avant-bras du bœuf, plus court que celui du cheval, est plus volumineux.

Dans le chien, et surtout dans le chat, l'avant-bras, très-long, formé de deux os distincts, le radius et le cubitus, est susceptible de mouvements peu développés de pronation et de supination. Il est tordu dans la race de chien courant désignée sous le nom de *basset à jambes torses*.

CHATAIGNE.

A la face interne de l'avant-bras des solipèdes, et sur son tiers inférieur, se trouve une plaque cornée, irrégulière, rugueuse, peu développée dans les races fines, et formant dans quelques races communes une espèce d'ergot allongé. Cette production a reçu le nom de *châtaigne* et se montre aussi, mais toujours plus petite, aux membres postérieurs, à la face interne du canon. On a l'habitude de rogner la châtaigne avec un instrument tranchant dans les chevaux de racep eu distinguée.

L'âne ne présente de châtaigne qu'aux membres antérieurs. Celle du membre postérieur du mulet est généralement plus petite que dans le cheval et souvent si exiguë qu'elle a échappé à l'œil de plusieurs observateurs.

COUDE.

Le coude a pour base l'olécrane, seule partie développée du cubitus du cheval ; il forme en avant du passage des sangles une saillie peu marquée, lorsque le pied repose sur le sol, mais très-apparente dans les mouvements de flexion.

Le coude peut être porté en dedans ou en dehors, et de ces différentes positions dépend la direction de la partie inférieure de l'extrémité, ainsi que nous le verrons à l'article des aplombs.

L'intégrité de l'éminence osseuse qui forme la base du coude est d'autant plus essentielle, que c'est par elle seule que se transmet à l'avant-bras l'action des muscles extenseurs.

Cette région est quelquefois affectée d'une tumeur indolente, désignée sous le nom d'*éponge*, soit à cause de sa structure, soit parce qu'elle est occasionnée par l'*éponge* du fer dans les chevaux qui se couchent *en vache*, c'est-à-dire en faisant supporter le poids du corps au canon et à l'avant-bras, fléchis l'un sur l'autre. Cette tumeur, qui peut acquérir un certain volume, est surtout désagréable à l'œil ; aussi n'y fait-on guère attention que pour les chevaux de luxe.

Le coude du bœuf est plus saillant et plus écarté du thorax que celui du cheval.

Dans les carnivores, il est peu saillant, mais complétement détaché du tronc. Le coude du chien présente assez souvent une tumeur analogue à celle que l'on nomme *éponge* chez le cheval.

GENOU.

Centre de réunion entre l'avant-bras et le canon, le genou a pour base, outre les extrémités des os de ces deux régions, une série d'osselets, désignés sous le nom d'*os carpiens*, formant deux rangées distinctes qui peuvent s'écarter l'une de l'autre, par leur partie antérieure seulement ; aussi le genou est-il susceptible d'une flexion considérable, tandis que, retenu par un ligament postérieur très-fort, il

ne peut s'étendre sur l'avant-bras que jusqu'à ce
qu'il se trouve sur la même ligne que lui. La pré-
sence de plusieurs capsules et gaînes synoviales, le
passage des tendons des muscles fléchisseurs et ex-
tenseurs du canon et du pied, font du genou l'une
des régions les plus compliquées du membre anté-
rieur, et qu'il importe d'examiner avec attention.

Le genou offre à considérer deux faces princi-
pales : l'une antérieure, à peu près plane ; l'autre

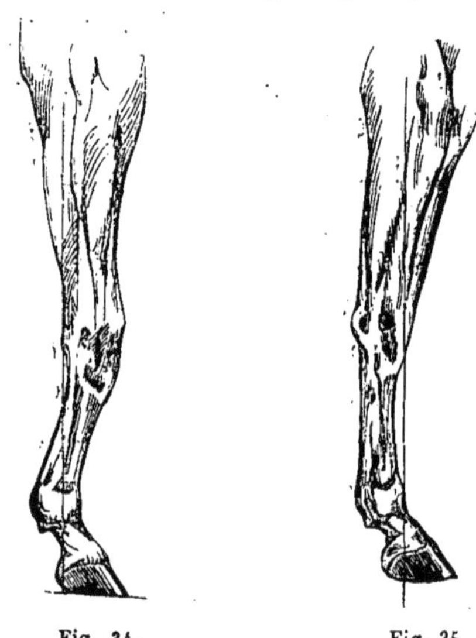

Fig. 34.   Fig. 35.

postérieure, ou le *pli* du genou, où l'on remarque
au côté externe une saillie formée par l'os crochu
ou suscarpien.

Le genou, comme toutes les articulations des
membres, doit être large pour fournir une surface
d'appui suffisante au poids de la partie antérieure
du corps qui repose sur lui. Il doit être, autant que

possible, en ligne droite avec l'avant-bras et le canon, et peut être dévié de cette position dans quatre directions différentes :

1° *En avant* (*fig.* 34). Le cheval peut avoir le genou dans cette position, soit par suite de conformation naturelle, soit, et bien plus souvent, par suite d'usure. On dit le genou *arqué* dans ce dernier cas. Dans le premier, l'animal est dit *brassicourt*.

2° *En arrière.* Cette conformation est rare dans le cheval et n'est jamais due à l'usure: on appelle le genou ainsi disposé, *genou effacé* ou *genou de mouton, genou creux* (*fig.* 35).

En dehors. Cette déviation, très-rare dans le

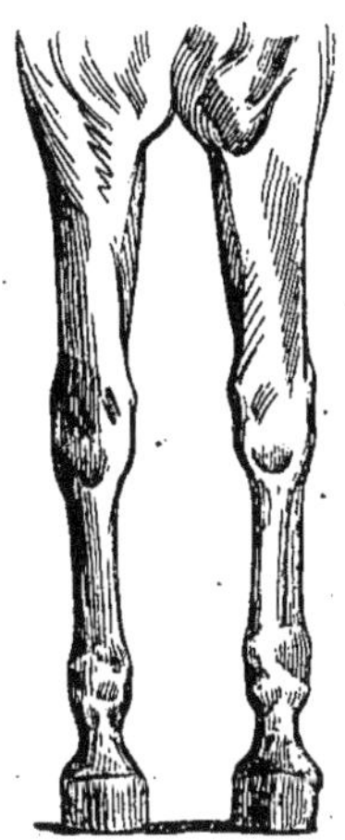

Fig. 36.

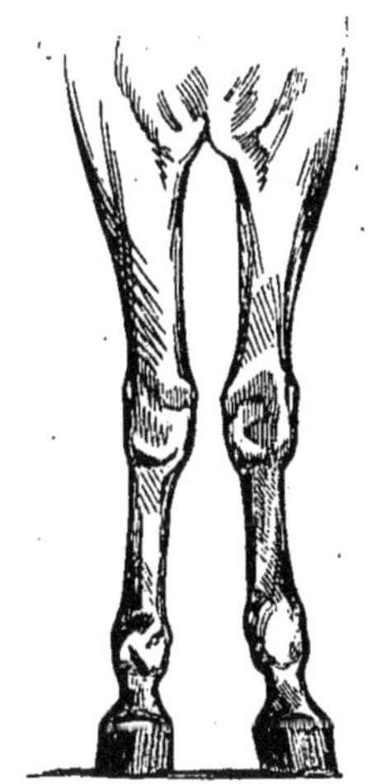

Fig. 37.

cheval, est désignée sous le nom de *genou cambré* (*fig.* 36).

En dedans. Ce défaut naturel de conformation, appelé *genou de bœuf* (*fig.* 37), se remarque fort souvent sur des chevaux très-communs, et se trouve toujours accompagné d'une déviation en dehors du reste de l'extrémité (*cheval panard*).

Tous ces défauts de conformation nuisent plus ou moins à la solidité du membre, et nous en étudierons les inconvénients à l'article des aplombs.

Les maladies du genou sont en rapport, pour leur nombre et leur gravité, avec la complication et les mouvements étendus de cette articulation.

Les tumeurs osseuses ou exostoses, quoique bien moins fréquentes au genou qu'au jarret, se montrent cependant quelquefois à la région qui nous occupe. On les nomme *osselets*, si elles sont séparées et circonscrites. Le genou est dit *cerclé* lorsqu'il en est entouré. Toutes ces exostoses indiquent de violents tiraillements de l'articulation, et nuisent à la liberté de ses mouvements ainsi qu'à l'action des tendons qui passent sur les points où elles se montrent.

La fatigue fait quelquefois développer à la partie supérieure et externe du genou une tumeur synoviale ou *vessigon*, qui peut devenir considérable, et qui résiste presque toujours aux moyens de guérison les plus énergiques.

Lorsque le cheval s'abat, le genou principalement porte sur le sol, et se blesse, si la chute est rapide. La plaie qui en résulte, ordinairement ronde, fait dire que le cheval ou le genou est *couronné*. Si le choc a été très-fort, ou s'il est souvent répété, la plaie se termine par une cicatrice apparente et conserve des callosités; le poil ne revient pas, ou quelquefois il repousse blanc, et cette tare fait perdre au cheval une grande partie de sa valeur, le genou couronné attestant la faiblesse de ses membres antérieurs.

Le genou peut cependant se couronner par accident, sans qu'il y ait faiblesse ou usure, et quelquefois même il peut se blesser à l'écurie contre le bord de la mangeoire. Un cheval très-solide peut aussi se couronner par une seule chute dans une course précipitée ou sur un chemin difficile. On doit donc toujours rechercher avec soin si la plaie présente des callosités, et consulter le bout du nez et le bord des incisives, qui sont rarement intacts lorsque les chutes sont fréquentes. C'est surtout dans ces cas que l'on doit apporter la plus scrupuleuse attention dans l'examen du cheval en exercice.

Les marchands, pour masquer la trace du genou couronné, l'enduisent de corps gras noirs, qui la dissimulent assez bien sur les chevaux de robe foncée.

Il faut bien se garder de porter un pronostic trop grave sur la plaie d'un genou récemment couronné. Quelquefois l'animal paraît tellement blessé que l'on peut croire, au premier abord, qu'il y a ouverture de l'articulation. Presque toujours, cependant, le dommage se borne à l'ouverture de la bourse muqueuse que recouvre la peau très-épaisse de la face antérieure du genou, ou tout au plus à celle des gaînes tendineuses situées au-devant de l'articulation.

On trouve encore sur le pli du genou des crevasses qui sont incurables chez quelques chevaux, et dont l'inconvénient principal consiste dans la raideur qu'elles donnent aux membres pendant les premiers moments de l'exercice. Ces gerçures, désagréables à la vue, disparaissent quelquefois en été pour se remontrer en hiver.

Dans le bœuf, le genou large et développé est fortement porté en dedans, et cette disposition nous a servi de type de comparaison pour une conformation vicieuse de celui du cheval.

Le genou du mouton et de la chèvre, sec et porté en arrière, donne au membre antérieur une apparence brisée.

———

Les régions situées au-dessous du genou présentent une grande ressemblance avec celles situées au-dessous du jarret ; nous les étudierons pour les deux membres, après la description des régions supérieures de chacun d'eux.

SECTION II. — Membres postérieurs.

La croupe et la hanche forment en réalité le premier rayon du membre postérieur. Nous avons indiqué plus haut (page 66) les raisons qui nous ont engagé à les classer parmi les régions du tronc.

CUISSE.

Cette région, dans nos grands animaux domestiques, est peu circonscrite, et en quelque sorte réunie au tronc. On la distingue à peine en dessous de la croupe, entre la fesse, d'un côté, le flanc et le grasset, de l'autre. Elle a pour base le fémur et les muscles qui l'entourent en avant et du côté interne.

Sa face externe, peu développée dans les chevaux fins, est arrondie et séparée des régions voisines par des interstices musculaires apparents, qu'il ne faut pas confondre avec ceux qui résultent de la maigreur. Chez quelques chevaux elle est *plate*, et c'est un défaut, à moins que cette conformation ne se rattache à une disposition tranchante de la croupe.

Dans les chevaux de gros trait, la cuisse est garnie de muscles épais et ne présente pas de limites tranchées du côté de la fesse, avec laquelle elle forme une seule masse.

La face interne, ou le *plat* de la cuisse, commence supérieurement au pli de l'aine, et est coupée dans sa largeur par la veine saphène. C'est souvent sur ce point que commence le développement du farcin.

La cuisse est plate dans l'âne et dans le mulet, chez lesquels elle présente toujours peu de développement; elle est plate aussi chez le bœuf, où l'on doit la rechercher aussi volumineuse que possible.

Dans le chien, elle se détache du tronc et forme, à cause de sa grande longueur, un rayon distinct, que l'on aime à rencontrer bien garni de muscles dans les chiens destinés à soutenir des courses rapides et prolongées.

FESSE.

La .fesse a pour base principale les muscles is-chio-tibiaux (1). Vers sa partie moyenne on aper-çoit, surtout dans les chevaux un peu maigres, une éminence osseuse formée par la tubérosité de l'is-chium, et qui porte le nom d'*angle de la fesse*. C'est de ce point à l'angle de l'épaule que se mesure la longueur de l'animal.

La fesse doit être bien fournie, même dans les chevaux fins, destinés aux allures rapides. Chez ceux-ci, elle est séparée de la cuisse par un sillon assez bien marqué. Les marchands ont toujours le soin de trousser la queue aux chevaux qu'ils exposent en vente, afin de donner plus d'apparence aux fesses.

La fesse peut descendre plus ou moins bas. Elle est courte (*fig*. 38) dans la plupart des chevaux espagnols. Lorsqu'elle est bien descendue (*fig*. 39) sur la jambe, elle indique beaucoup de force dans le train postérieur, en accusant une grande longueur dans les muscles qui la forment.

Des traces de séton sur les fesses doivent mettre

____

(1) M. Merche regrette que l'on ait donné le nom de *fessiers* aux trois muscles qui forment la croupe, et non à ceux qui con-stituent la base de la fesse chez les animaux, les premiers selon lui devraient être appelés *croupiens*. M. Merche oublie qu'en ana-tomie comparée, les muscles doivent conserver leur nom dans toute la série animale, et que c'est au langage de l'extérieur qu'il devrait s'en prendre, l'usage ayant fait donner à la fesse véritable du cheval le nom de *croupe*, et celui de *fesse* à la par-tie postérieure de la cuisse.

en garde contre les suites de quelque maladie

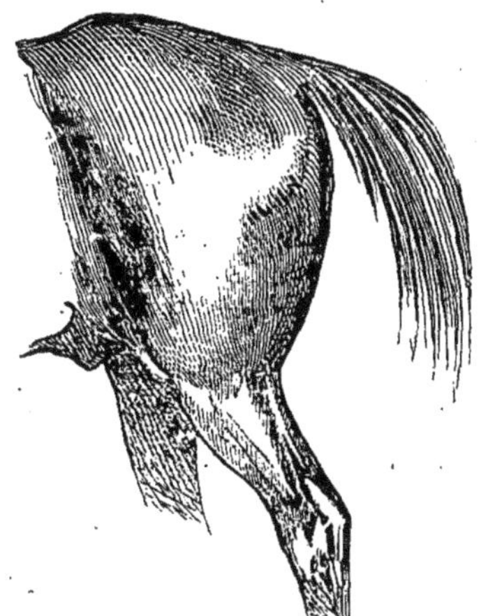

Fig. 38.

interne, ou de quelque affection du membre sur

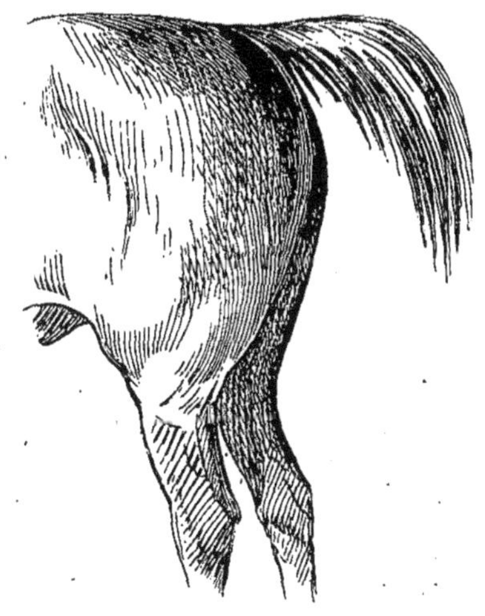

Fig. 39.

lequel les sétons ont été placés.

La fesse est longue et très-développée dans le bœuf bien conformé. Elle présente surtout cette conformation dans les races perfectionnées pour la boucherie, telles que celle de Durham, où elle descend très-près du jarret. C'est cette partie que le boucher désigne sous le nom de *culotte*, et qui constitue une viande de choix. La réunion de la fesse à la croupe, à la base de la queue, est un des points de *maniement* que l'on consulte pour s'assurer de l'état d'enbonpoint des animaux de boucherie.

GRASSET.

Cette région a pour base la rotule, recouverte par le repli de la peau qui semble unir le membre postérieur à l'abdomen, et que l'on désigne sous le nom de *pli du grasset.*

Les mouvements d'extension de la jambe ne pouvant s'exécuter que par l'intermédiaire de la rotule, l'examen du grasset mérite la plus sérieuse attention. Un coup sur cette région peut déterminer un engorgement qui se guérit toujours lentement, fait boiter fortement l'animal, et est assez souvent suivi de l'émaciation du membre, surtout s'il y a plaie, et qu'il se développe des fistules.

Lorsque l'engorgement persiste après une apparente guérison, il est rare que le membre ne reste pas plus faible que l'autre; on doit donc examiner avec le plus grand soin les allures d'un cheval portant au grasset des traces d'incisions ou de cautérisations.

La luxation de la rotule ne doit pas nous occuper ici, puisqu'elle occasionne une boiterie trop grave pour qu'on puisse exposer en vente l'animal qui en est affecté.

Dans l'espèce bovine, le pli du grasset est un des meilleurs points de maniement.

JAMBE.

La jambe est le premier rayon du membre posté-rieur qui se détache complétement du tronc. Aussi lui donne-t-on vulgairement le nom de cuisse. Elle est formée par le tibia et le péroné, entourés en ar-rière et du côté externe par les muscles fléchisseurs et extenseurs du canon et du pied. Sa face interne ne porte entre l'os et la peau que quelques aponévroses.

La jambe est recouverte en grande partie, à sa face postérieure, par les muscles qui forment la fesse, et qui descendent jusqu'à la naissance de la corde du jarret. Elle n'est donc bien apparente qu'en avant, où elle doit présenter dans toutes les races une saillie bien prononcée, analogue à celle de l'avant-bras, et formée par les muscles correspondants. Lorsqu'elle est ainsi conformée, on dit vulgairement que le che-val est *bien gigotté*. On dit la jambe *grêle* lorsque ces muscles sont peu développés.

A la face interne rampe obliquement la veine sa-phène, qui se continue sur le plat de la cuisse.

La longueur de la jambe peut varier, et influe beaucoup sur les qualités du cheval. Sa brièveté, unie à un grand développement des muscles, indique beaucoup de force et peu d'aptitude aux allures rapides ; aussi doit-on de préférence affecter au service du trait les chevaux qui la présentent ainsi conformée.

La jambe longue est à rechercher pour les chevaux de course, mais il faut qu'elle soit en même temps bien musclée ; car une jambe longue et grêle annonce un animal dont l'allure, rapide en commençant, ne pourra être soutenue faute d'une force musculaire convenable.

Nous renvoyons à l'article du jarret l'examen de la corde tendineuse située à la partie postérieure de la jambe.

Les coups de pied à la face interne de cette région sont toujours dangereux, en ce qu'ils agissent presque directement sur l'os, qu'ils peuvent fêler, et qu'ils brisent quelquefois.

Le thrombus de la saphène, quoique bien moins à redouter que celui de la jugulaire, est quelquefois d'une guérison difficile.

La jambe est courte et forte dans le bœuf ; elle est plus longue dans le mouton et surtout dans la chèvre, où elle se rapproche pour ses dimensions de celle des ruminants coureurs, comme le chevreuil, la gazelle, etc. ; elle est très-longue dans le chien et le chat, et présente son maximum de développement dans la race du lévrier.

JARRET.

Cette région, l'une des plus importantes à con-
sidérer, à cause des mouvements étendus et répétés
dont elle est le siége, a pour base les os tarsiens,
l'extrémité inférieure du tibia, l'extrémité supérieure
des os métatarsiens et les fortes cordes tendineuses
des muscles extenseurs et fléchisseurs du canon et
du pied.

L'articulation compliquée qui forme le jarret con-
stitue une charnière parfaite, dont le mouvement de
détente est l'agent essentiel de la progression.

On distingue au jarret un *pli* ou partie antérieu-
re, une *pointe* ou partie postérieure, qui a pour base
la tête du calcanéum, et deux faces latérales bornées
postérieurement par la *corde du jarret*, résultant
de l'union des tendons des muscles bifémoro-calca-
néen (extenseur du canon) et fémoro-phalangien
(perforé). Entre la corde et l'extrémité inférieure du
tibia existe un évidement que l'on appelle le *creux
du jarret*.

Nous devons considérer dans le jarret sa netteté,
son épaisseur, sa largeur et sa direction.

1° *Sa netteté.* Indépendamment de l'absence de
tares ou maladies, la netteté du jarret consiste dans
la finesse de la peau et la rareté du tissu cellulaire,
qui laissent apercevoir toutes les parties qui le for-
ment. Dans un jarret net et bien évidé, les éminences
osseuses sont fortement accusées, la corde bien dis-

tincte, et le creux bien profond. Lorsque, au contraire, l'épaisseur de la peau et surtout l'abondance du tissu cellulaire rendent le jarret informe, on le dit *empâté*. Cette conformation se rencontre sur les gros chevaux de race commune, et surtout provenant de pays humides. Le jarret *net* est l'apanage des chevaux de race noble et d'origine méridionale.

2° *Son épaisseur.* Elle se mesure d'un côté à l'autre de l'articulation. Elle doit toujours être grande, comme pour toutes les articulations des membres auxquelles la largeur des surfaces donne toujours beaucoup de force.

3° *Sa largeur.* On la mesure du pli à la pointe. La largeur du jarret est une condition de sa beauté; mais elle doit être considérée indépendamment de celle que donne à cette région la flexion naturelle de son articulation. En effet, si nous considérons le même jarret dans l'état d'extension et dans celui de flexion, nous le trouverons beaucoup plus large dans le second cas, parce que le calcanéum, d'oblique qu'il était, sera devenu perpendiculaire au tibia. C'est donc la largeur, considérée d'une manière absolue, que l'on doit rechercher dans le jarret.

4° *Sa direction.* L'angle que forme le jarret peut être plus ou moins ouvert : dans le premier cas, le jarret est *droit ;* il est *coudé* dans le dernier.

Le jarret *coudé* (*fig.* 40) est toujours large, et sa force est très-grande, car son tendon extenseur s'insère au calcanéum dans une direction presque perpendiculaire à ce bras de levier ; mais la *coudure* de l'articulation, en rapprochant du centre de gravité

le pied postérieur, fait que la détente du membre
est employée en grande partie à projeter le corps
en l'air, le ressort formé par l'ensemble des rayons
opérant sa détente dans une direction verticale. L'ef-
fort employé à produire cet effet est donc perdu pour
l'impulsion en avant, qui se trouve ainsi fortement

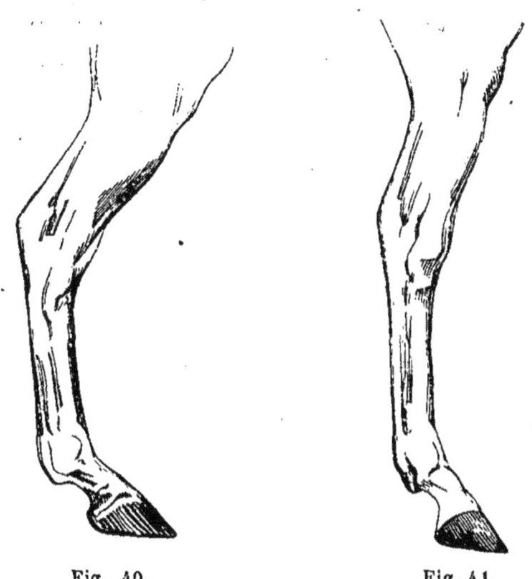

Fig. 40.   Fig. 41.

diminuée. Aussi les chevaux à jarrets coudés sont-ils
peu propres à la course, et recherchés surtout pour
le manége et la promenade, à cause du brillant et de
la douceur de leurs allures, qui sont encore augmentés
par la longueur du paturon accompagnant ordinaire-
ment le jarret coudé. Le cheval andalous est un de
ceux qui présentent au plus haut degré cette confor-
mation. Le jarret fortement coudé, portant le pied
trop en avant, expose le membre aux glissades, et
par conséquent aux efforts des articulations.

Le jarret *droit* (*fig.* 41) est toujours relativement

moins large que le jarret coudé, et possède moins de
force d'action, puisque le redressement de l'angle
rapproche la corde tendineuse du parallélisme à son
bras de levier ; mais ici la détente, au lieu de se faire
dans le sens vertical, a lieu dans une direction obli-
que, et se trouve employée presque en totalité à
pousser le corps en avant. Le jarret droit, mais sans
excès, indiquera toujours un cheval propre à la
course lorsqu'il présentera une certaine largeur.

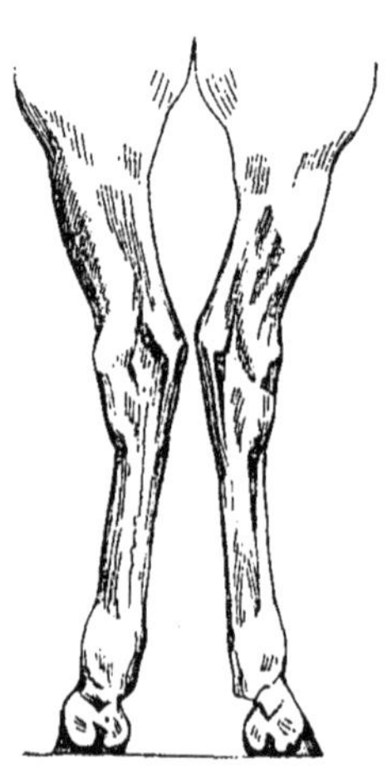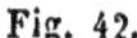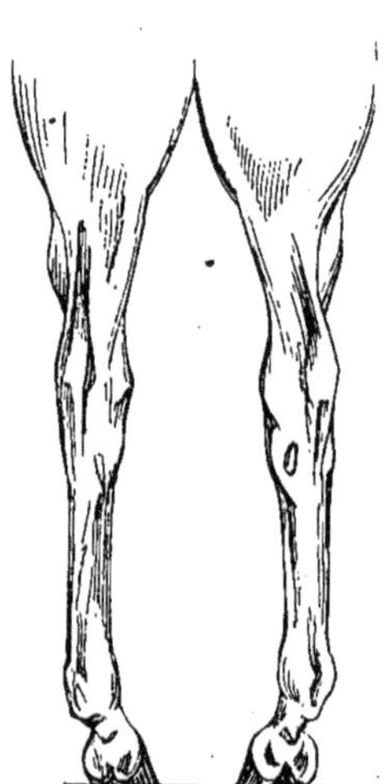

Fig. 42.   Fig. 43.

Le cheval de course anglais nous offre le plus bel
exemple de cette conformation. Mais si le jarret droit
est en même temps très-étroit, le cheval ne pourra
résister à la fatigue.

La direction du jarret peut aussi varier relative-
ment à l'axe du corps. La pointe du jarret peut se
porter fortement en dedans, en se rapprochant de

celle du jarret opposé ; le cheval est dit alors *crochu*, *clos du derrière* (*fig.* 42).

Il est dit, au contraire, *ouvert du derrière* (*fig.* 43), lorsque les deux pointes s'écartent l'une de l'autre pour se porter en dehors. Nous reviendrons, en parlant des aplombs, sur ces deux modes de conformation, qui influent sur la direction du reste de l'extrémité.

Le jarret, étant le centre principal des mouvements du membre postérieur, doit éprouver, par suite du service souvent outré que fournissent les chevaux, des altérations graves et nombreuses.

Il est souvent le siége d'exostoses plus ou moins volumineuses, qui, bien qu'elles soient de même nature sur tous les points, ont reçu des noms différents suivant leur position.

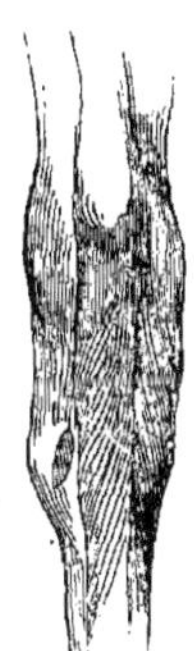 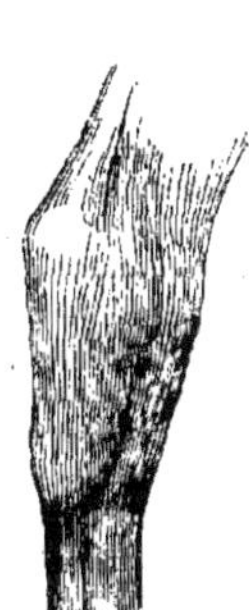 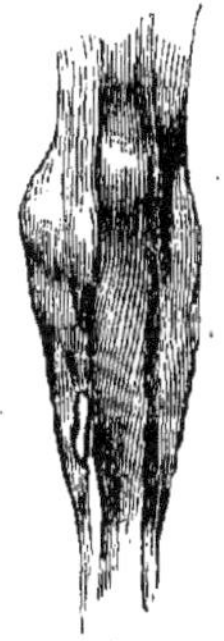

Fig. 44.   Fig. 45.   Fig. 46.

On nomme *éparvin* (*fig.* 44) l'exostose qui survient à la partie supérieure et interne de l'os du canon. Cette tumeur, quelquefois très-volumineuse, n'a rien de commun avec le défaut désigné sous le nom d'*éparvin sec*, dont nous nous occuperons à l'article des Allures. On ajoute souvent l'épithète de *calleux* à l'éparvin, pour le distinguer d'une tumeur moins dure, située au même lieu, et que l'on appelle *éparvin de bœuf*.

La *jarde* ou le *jardon* (*fig.* 45) est une exostose située à la face externe du canon, à l'opposé de l'éparvin.

Le développement anormal de la tubérosité inférieure et interne du tibia constitue la *courbe* (*fig.* 46), qui se trouve située au-dessus de l'éparvin.

Enfin, le jarret est dit *cerclé* lorsque les exostoses l'entourent à peu près en entier, bornant ou annulant ses mouvements par une fausse ankylose.

Toutes les exostoses du jarret indiquent l'usure de l'articulation; elles gênent le jeu des tendons, et déprécient d'autant plus le cheval qu'elles sont plus nombreuses et plus développées. Plusieurs (et ce sont surtout celles qui n'ont pas reçu de noms particuliers) n'adhèrent nullement aux os, se développent dans les parties fibreuses, et se séparent d'elles-mêmes lorsqu'on soumet à la macération ou à l'ébullition le jarret qui les porte.

Les tumeurs synoviales du jarret sont plus fréquentes que les exostoses, et reçoivent le nom de *vessigons*.

Le vessigon, qui se développe dans le creux du jarret, soit à sa face externe, soit à sa face interne, est dû à une dilatation de la gaîne synoviale de

la coulisse calcanéenne. Il peut devenir très-volu-
mineux et apparent à la fois des deux côtés du
jarret, dont il fait disparaître le creux. C'est ce
double vessigon que l'on a désigné par l'expression
impropre de *vessigon chevillé*, par analogie avec
le *suros chevillé*.

D'autres fois, mais beaucoup plus rarement,
le vessigon existe au pli du jarret, un peu du côté
interne. Il est dû alors à la dilatation de la mem-
brane synoviale de l'articulation du tibia avec
l'astragale, cette membrane n'étant soutenue dans
ce point que par le ligament capsulaire. Il est à
peu près impossible de faire disparaître ce vessigon,
tandis qu'on parvient quelquefois à guérir les
autres dans les jeunes chevaux.

La saphène peut être, à son passage au pli du
jarret, le siége d'une *varice*. Pour distinguer
cette dilatation de celle de la capsule synoviale
auprès de laquelle passe la veine, il suffit de
comprimer un instant celle-ci au-dessous de la
tumeur, qui disparaît si elle est due à une varice,
et qui persiste quand elle provient d'un vessigon.
Du reste, la varice est une maladie extrêmement
rare, et peu nuisible au service de l'animal.

La pointe du jarret présente quelquefois une
tumeur que l'on a désignée sous le nom de *capelet*
ou *passe-campane* (*fig.* 47). Cette tumeur, de
grosseur variable, très-désagréable à la vue et
d'une cure toujours difficile, consiste le plus
souvent dans un engorgement du tissu cellulaire
sous-cutané, et peut-être dans le développement

de la bourse muqueuse qui facilite le mouvement
de la peau sur la pointe du jarret. Elle est ordinai-
rement due à des coups ou à des frottements. Il faut

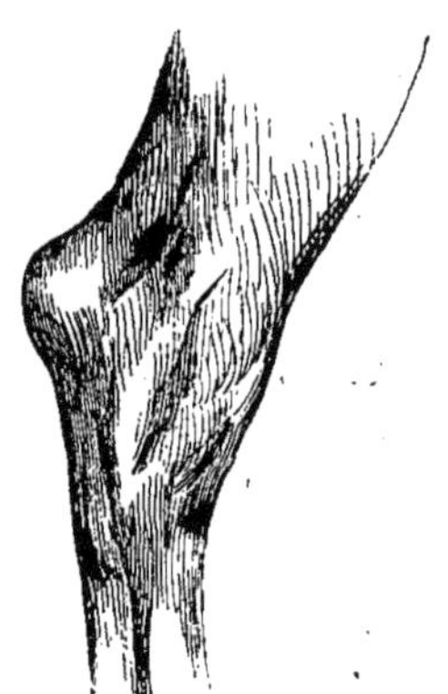

Fig. 47.

éviter de confondre ce capelet avec celui qui se
montre dans les membres engorgés, et qui dis-
paraît facilement par l'exercice.

Le jarret peut être aussi le siége de crevasses
transversales qui se développent à son pli comme
à celui du genou, et qui, malgré leur identité, ont
reçu le nom de *solandres*, tandis qu'on appelle
malandres celles du membre antérieur. Il se déve-
loppe aussi quelquefois, sur le même point, une
tumeur de nature cancéreuse, qui résiste à tous les
traitements, et se reforme même souvent avec
promptitude lorsqu'elle a été enlevée par l'instru-
ment tranchant. En admettant, dans l'hypothèse
la plus favorable, que l'opération réussisse, il reste
toujours une cicatrice difforme et un peu de gêne
dans l'articulation.

Dans le bœuf, le jarret est très-large, par suite du développement du calcanéum et de la forme coudée de l'articulation. Il fallait, en effet, que ce développement du jarret donnât à cet animal la force de soutenir une masse proportionnellement plus lourde que celle du cheval.

Le jarret du chien est, en général, assez droit, et se redresse, à mesure que l'animal s'use par l'âge ou par la fatigue, au point d'arriver à continuer la ligne droite formée par la jambe. Il est large surtout dans le lévrier et dans le chien courant.

CANON.

Les trois os métacarpiens, au membre antérieur, et métatarsiens, au membre postérieur (1), forment la base du canon, sur lequel glissent, à la face antérieure, le tendon extenseur du pied, et postérieurement la corde tendineuse des fléchisseurs, qui sera décrite sous le nom de *tendon* dans un article particulier.

CANON PROPREMENT DIT.

Le canon peut présenter plus ou moins de longueur, et se trouve toujours, sous ce rapport, en raison inverse de l'avant-bras. Il doit avoir une

(1) Faisant peu de cas de l'anatomie comparée, M. Merche continue l'erreur de Bourgelat, de Girard et de Rigot, en conservant aux métacarpiens et métatarsiens latéraux le nom impropre de *péronés*. En telle bonne compagnie que l'on se trompe, une erreur est toujours une erreur, et il est bon de ne pas la perpétuer.

épaisseur en rapport avec la corpulence de l'animal; un cheval étoffé, porté sur des canons *grêles*, n'offre aucune garantie de solidité.

On rencontre quelquefois, sur le canon, des tumeurs dures, dues à des exostoses, et que l'on désigne sous le nom de *suros*. Les suros peuvent être simples, lorsqu'il n'en existe qu'un seul; ou *chevillés*, lorsque deux suros, placés un de chaque côté, se correspondent, comme le feraient les deux bouts d'une cheville. On les dit encore en *fusée*, lorsque plusieurs se suivent sur le même point.

Les suros sont toujours d'autant plus dangereux qu'ils sont plus développés et qu'ils se rapprochent davantage soit du genou ou du boulet, dont ils gênent les mouvements, soit des tendons, qu'ils irritent en s'opposant à la liberté de leur glissement. Ils sont dus le plus souvent à des coups sur le canon; mais, chez quelques chevaux, on les voit se développer, comme aussi les exostoses des autres régions, par suite d'une disposition particulière de l'animal. Ils affectent alors fréquemment une disposition symétrique sur les deux canons de la même paire de membres.

Il faut se garder de confondre avec un suros la petite saillie formée en bas et en arrière du canon par le bouton du métacarpien latéral.

L'épaississement du canon en avant annonce l'engorgement du tendon extenseur du pied, dont les mouvements deviennent moins libres.

Le canon du membre postérieur est plus long et plus cylindrique que celui du membre antérieur,

et présente, à sa face interne et supérieure, la châ-
taigne, toujours plus petite que celle de l'avant-bras.

Le canon du bœuf, très-court et plus fort en pro-
portion que celui du cheval, s'élargit vers le boulet,
où le membre se divise en deux doigts.

Celui du chien et du chat, formé de plusieurs os,
est aplati d'arrière en avant et très-court; en raison
de la grande longueur des rayons supérieurs des
membres.

TENDON.

Cette corde épaisse et solide, située en arrière du
canon, est formée par la réunion des deux tendons
fléchisseurs du pied, entourés de leurs gaînes syno-
viales.

Agent essentiel des mouvements du pied, le ten-
don, par sa conformation, donne la mesure de la
force du membre, et mérite l'examen le plus at-
tentif.

Il doit être sec, ferme et bien distinct du canon.

Le tendon sec et ferme est toujours un indice de
vigueur : aussi est-ce dans les races fines, et surtout
dans les chevaux arabes et barbes, qu'on lui trouve
le plus de dureté. Le tendon *mou*, au contraire, in-
dique peu de force et surtout peu de vivacité dans
les mouvements.

Le tendon bien séparé du canon, bien *détaché*
(*fig*. 48), comme on l'appelle, est toujours un indice
de force, en ce sens que plus il s'éloigne de l'os, plus
il s'écarte du parallélisme avec le bras du levier

qu'il doit mouvoir. C'est surtout à sa partie supé-
rieure, au point où il semble se détacher de l'os
sus-carpien, que l'écartement du tendon est à dé-
sirer. On l'appelle *tendon failli* (*fig.* 49), c'est-à-dire

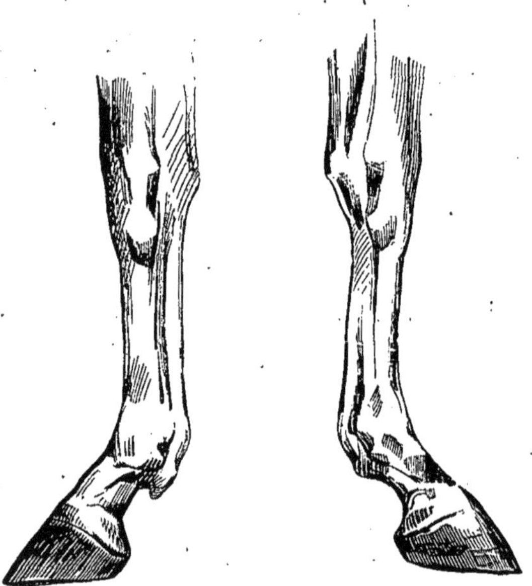

Fig. 48.   Fig. 49.

manqué, lorsque vers ce point il est appliqué contre
le canon. Outre que le tendon failli annonce moins
de force, l'espèce de creux qui en résulte vers le ge-
nou fait paraître ce dernier arqué.

Toutes les fois que le tendon est bien détaché et
ferme, il laisse entre lui et le canon un espace creux,
bien évidé, et dans lequel on aperçoit à travers la
peau le ligament suspenseur du boulet.

Dans les chevaux communs, le tendon n'est que
médiocrement détaché, et l'abondance du tissu

cellulaire fait disparaître la gouttière qui le sépare du canon.

Le tendon, étant le moyen principal d'action et de soutien du corps sur les extrémités, au point de flexion du paturon, pendant les allures, continue encore à agir pendant la station, malgré le secours des ligaments auxiliaires; il n'est donc pas étonnant qu'il éprouve souvent des altérations d'autant plus graves, que la plupart sont rarement suivies de guérison complète.

L'engorgement, qu'il ne faut pas confondre avec l'empâtement, est une des maladies les plus fréquentes du tendon, et peut se présenter dans deux états, avec ou sans douleur. Il est rare qu'on expose en vente le cheval lorsque le tendon engorgé est douloureux; il suffit, pour le reconnaître, de passer les doigts sur la corde tendineuse; l'animal témoigne de la douleur, et d'ailleurs il boite toujours. La boiterie peut être moins sensible lorsque l'engorgement est chronique. On trouve alors le tendon plus gros qu'il ne doit l'être, et souvent *noueux*; presque toujours il y a un peu de rétraction, et le boulet est porté en avant. Cet état est d'autant plus grave que l'on n'a pas, comme dans le premier cas, l'espoir de voir cesser l'engorgement avec la douleur.

Le *ganglion* est aussi une maladie grave; c'est un engorgement partiel situé à la partie supérieure, et dû le plus souvent à un état maladif de l'espèce de ligament qui descend de l'articulation carpienne ou tarsienne, pour rejoindre le tendon perforant. Cette maladie, presque toujours incurable et due, comme la précédente, à la fatigue ou à un effort, occasionne pour l'ordinaire une boiterie plus ou moins intense.

On trouve aussi, sur les côtés du tendon, de petites tumeurs molles, provenant d'une dilatation des gaînes synoviales et que l'on doit regarder comme un indice de fatigue.

Le tendon du membre postérieur, plus long, comme le canon qu'il accompagne, devient apparent en dessous du calcanéum et se trouve moins éloigné de l'os que celui du membre antérieur.

Le tendon du bœuf, court et fort, s'élargit inférieurement comme le canon. Son écartement de l'os n'est pas aussi grand que dans le cheval ; aussi ce dernier présente un aplatissement latéral du membre au-dessous du genou, tandis que chez le bœuf cette même partie est à peu près carrée.

Dans le chien et le chat, le tendon, divisé suivant le nombre des doigts, est appliqué contre le canon sans écartement notable.

BOULET.

Cette région est formée par l'articulation de l'os principal du métacarpe, ou du métatarse avec le premier phalangien et les deux grands sésamoïdes. C'est à partir du boulet que le poids du corps cesse de tendre verticalement vers le sol, et se trouve reporté en avant par l'obliquité du paturon. Cette

disposition, en amortissant le choc, doit nécessaire-
ment reporter toute l'action perdue sur l'articula-
tion du boulet, qui ne peut résister à un tel effort
que par une grande solidité, et par l'action élasti-
que du ligament suspenseur, jointe à l'action des
muscles fléchisseurs du pied, dont les tendons glis-
sent dans la coulisse sésamoïdienne, et sont af-
fermis dans leur action par la bride carpienne
ou tarsienne qui permet un certain repos à la partie
charnue du muscle.

Le boulet, qui tire son nom de sa forme renflée,
doit présenter un grand développement. Un boulet
petit, mince, annonce toujours peu de force et sur-
tout peu de résistance à une fatigue prolongée.

Le boulet peut être placé plus ou moins en avant
ou en arrière, soit par la conformation naturelle de
l'animal, soit par suite d'usure. Nous renvoyons au
Paturon (page 142) pour ce qui dépend de la struc-
ture du membre, et ne nous occuperons ici que des
défauts causés par la fatigue.

Le tiraillement exercé sur les tendons par un tra-
vail pénible détermine souvent le raccourcissement
de ces cordes ligamenteuses, et redresse l'angle
formé par le canon et le paturon ; le boulet se porte
alors en avant, et le cheval est dit *droit sur ses
boulets, bouté, bouleté*, suivant les différents degrés
du redressement. Le cheval droit sur ses boulets a
perdu la souplesse de ses allures ; le choc du mem-
bre sur le sol réagit sans aucun affaiblissement sur
tous ses rayons, et l'animal est promptement ruiné.
Si le boulet se porte plus en avant, si l'animal est

bouleté, le membre perd tout à fait sa solidité, et la chute est sans cesse imminente. Ce qui rend ces défauts très-graves, c'est qu'au lieu de pouvoir se guérir, ils ne peuvent qu'augmenter.

Le boulet peut être ausi le siége de plusieurs maladies.

Il peut, comme le genou, mais plus rarement, être couronné, et ce défaut doit appeler un examen plus attentif du membre dans le repos et dans l'action.

Une plaie, une cicatrice, ou une simple usure du poil à la face interne du boulet, indique que le cheval se coupe, c'est-à-dire que dans la marche il s'attrape fréquemment avec le pied du membre opposé. Ce défaut est d'autant plus grave, qu'il augmente presque toujours lorsque le cheval est fatigué, qu'il peut le faire boiter pendant quelque temps, et souvent lui faire faire des faux pas. On doit rechercher par un examen attentif, au repos et pendant l'exercice, si le cheval se coupe par défaut d'aplomb ou par suite d'un défaut dans la ferrure. La largeur de la plaie ou de la cicatrice, et la présence de callosités, sont toujours un indice de la gravité du défaut.

Il est de jeunes chevaux qui se coupent par faiblesse ou par maladresse. Chez eux l'âge peut faire disparaître le défaut.

Le boulet est exposé, comme le genou, au développement d'exostoses et de tumeurs synoviales. Les premières portent, comme au genou, le nom d'*osselets*, et sont toujours très-nuisibles, en gênant le jeu des tendons.

Les tumeurs synoviales portent le nom de *molettes*. On les remarque quelquefois à la partie inférieure du boulet, mais le plus souvent en haut, entre l'extrémité inférieure du canon et du tendon. Dues à la fatigue ou à des efforts, comme toutes les dilatations synoviales, elles offrent un volume variable, et n'occasionnent ordinairement la boiterie que lorsqu'elles sont très-développées ; on les trouve aux deux faces du boulet. Elles ne cèdent que difficilement aux moyens curatifs, même les plus énergiques, et sont toujours d'autant plus rebelles que l'animal est plus vieux et plus fatigué.

Le boulet du bœuf est épais et moins distinct que celui du cheval, à cause de la largeur du paturon.

FANON ET ERGOT.

En arrière du boulet, se trouve un bouquet de gros poils, dont l'abondance et la longueur sont toujours en raison inverse de la finesse de l'animal, et que l'on nomme *fanon*.

Cet appendice est à peine marqué dans le cheval de race noble, tandis que, dans celui de race commune, il n'est que la terminaison d'une collection de longs poils qui garnit toute la partie postérieure du tendon.

L'*ergot*, petit tubercule corné que recouvre le fanon, est, comme celui-ci et comme la châtaigne, très-petit dans les animaux de race fine, tandis qu'il s'élargit et s'allonge dans les chevaux communs.

Dans le bœuf, le fanon manque entièrement ; mais l'ergot, double et plus développé que dans les solipèdes, a pour base deux petits osselets. Dans les uns comme dans les autres, l'ergot n'est autre chose que le représentant des doigts qui manquent au pied peu divisé de l'animal. On en trouve la preuve dans le pied antérieur du chevreuil, où l'ergot est supporté par des phalanges, fixées elles-mêmes à un métacarpien rudimentaire, qui s'attache à la partie inférieure du métacarpien principal. Dans le pied postérieur du même animal, dans les quatre pieds du daim, l'ergot a pour base trois phalanges rudimentaires fixées par des ligaments à la partie inférieure du canon.

PATURON.

Cette région a pour base le premier phalangien, recouvert en avant par l'expansion du tendon extenseur, et postérieurement par la double corde des tendons fléchisseurs, séparée de l'os par un très-fort ligament, qui va se terminer à la partie supérieure et postérieure du deuxième phalangien.

Le paturon doit présenter une certaine force ; mais c'est surtout sa direction et son plus ou moins de longueur qu'il importe de considérer dans le choix d'un cheval.

Sa direction doit, autant que possible, tenir le milieu entre la ligne verticale et la ligne horizontale. Trop rapproché de la première, il n'amortit pas assez la secousse résultant des allures, et les réactions très-dures occasionnent une ruine précoce du membre. Si le paturon, au contraire, est trop rapproché de la ligne horizontale, les réactions deviennent plus douces, à la vérité, mais le boulet éprouve une flexion beaucoup plus grande, se fatigue plus par conséquent, et devient très-sujet aux entorses.

La direction du paturon est presque toujours en rapport avec sa longueur. Le paturon court se rapproche davantage de la verticale, tandis que le paturon long laisse descendre le boulet beaucoup plus. On appelle *court-jointés* (*fig.* 50) les chevaux qui

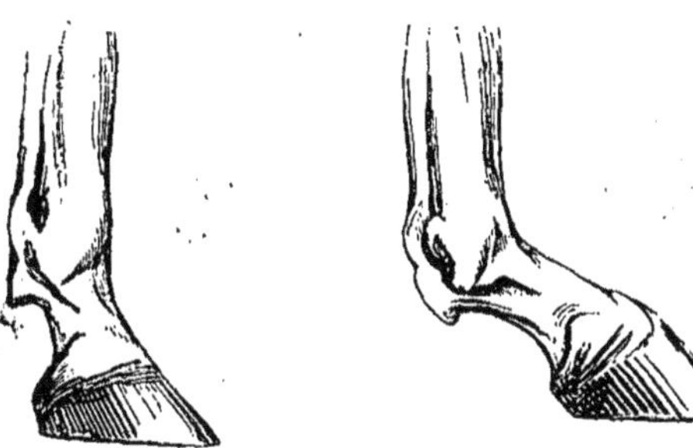

Fig. 50.   Fig. 51.

présentent la première de ces conformations, et *long-jointés* (*fig.* 51) ceux dans lesquels la longueur du paturon vient augmenter l'inconvénient produit par sa trop grande inclinaison.

Il est cependant des chevaux, et surtout des mulets et des ânes, chez lesquels le paturon, quoique très-court, se rapproche beaucoup de la ligne horizontale. On dit dans ce cas qu'ils sont *bas-jointés ;* et cette conformation ôte toujours au membre une partie de sa force.

Le cheval long-jointé pourra convenir pour le service du manége, où l'on exige plus de brillant que de force réelle ; mais pour un service fatigant, et surtout pour le trait, il vaut toujours mieux que le paturon soit plus court. Le paturon du membre postérieur est toujours plus rapproché de la verticale que celui du membre antérieur, qui supporte un poids plus considérable, et concourt beaucoup moins à l'impulsion du corps en avant.

Le paturon, comme les rayons précédents, présente quelquefois des exostoses plus ou moins volumineuses, qui sont produites par la fatigue, et peuvent gêner les tendons ou les ligaments articulaires.

Le fort ligament qui occupe toute la face postérieure du premier phalangien, et se termine au second, peut avoir éprouvé des tiraillements, et être même le siége d'un engorgement qui fait boiter l'animal. Beaucoup de boiteries, dont le siége paraît obscur, sont dues à cette altération, qui est toujours difficile à reconnaître.

Le pli du paturon est fréquemment le siége de crevasses, qui ne sont quelquefois que le principe des *eaux aux jambes*. Celles-ci, outre le paturon et la couronne, peuvent occuper le boulet et même la totalité du canon. C'est toujours une affection grave, très-difficile à guérir, et qui diminue beaucoup la valeur de l'animal ; car les *eaux* sont souvent accompagnées de furoncles, de javarts, et influent d'une manière défavorable sur le sabot, dont elles ramollissent la corne. Quelquefois les *eaux* disparaissent pendant la belle saison ; mais la surface qu'elles ont

occupée conserve une disposition hérissée des poils,
qui décèle leur existence.

Dans le bœuf, le paturon est très-large, à cause de
la division de la région en deux doigts ; il est plus
court que dans le cheval.

Dans les tétradactyles, cette région forme les doigts
avec les deux autres phalanges.

COURONNE.

La couronne n'est, à proprement parler, que la
partie inférieure du paturon, ou la bordure qui sur-
monte, qui *couronne* le bord supérieur du sabot.
Elle a pour base la partie de la seconde phalange
située en dehors de cette boîte cornée, et la partie
supérieure des deux fibro-cartilages latéraux de l'os
du pied.

La couronne ne doit déborder que de très-peu le
bord supérieur du pied, sur lequel doivent être régu-
lièrement rabattus les poils qui la recouvrent. Si ces
poils sont redressés, rassemblés en mèches, sans que
cependant on aperçoive le suintement des eaux aux
jambes, c'est une preuve que cette maladie a existé,
et se remontrera plus tard. On donne le nom de
peigne à cet état de redressement des poils de la
couronne.

On appelle *formes* des tumeurs dures, qui se dé-
veloppent dans le pourtour de la couronne, et qui
proviennent, soit d'une exostose du deuxième pha-
langien, soit de l'ossification des cartilages latéraux

du pied. Les formes sont toujours une maladie grave, car l'os de la couronne ne peut augmenter en volume sans gêner les tendons ou les ligaments de l'articulation, et déterminer une boiterie le plus souvent incurable. L'ossification des cartilages est moins dangereuse, lorsqu'elle ne s'accompagne pas d'épaississement ; mais elle nuit toujours beaucoup à l'élasticité du pied.

Les plaies contuses de la couronne, provenant de coups que l'animal se donne lui-même ou qu'il reçoit de ses voisins, ont reçu le nom d'*atteintes*. La gravité de ces blessures est très-variable. Lorsqu'elles sont profondes et qu'on les néglige, elles peuvent dégénérer en javarts cartilagineux, et nécessiter une opération grave, dont la guérison peut se faire attendre longtemps. On reconnaît l'existence du javart à la forme fistuleuse de la plaie, à la couleur verdâtre et à l'odeur infecte particulière du pus qui s'en écoule, signes de la carie du cartilage ; et, quoique souvent l'animal ne boite pas au moment où on l'examine, il est rare qu'il ne faille pas en venir à l'opération.

On nomme *crapaudine* un ulcère qui se développe à la partie antérieure de la couronne, et dont la persistance nuit à la régularité du développement du sabot.

En général, toutes les plaies avec perte de substance, ou altération de forme à la couronne, déterminent une altération dans l'accroissement de la corne de la paroi, et amènent une déformation de l'ongle.

La couronne du bœuf est divisée en deux parties par le sillon qui sépare les deux doigts. Ce point est quelquefois le siége d'un furoncle dont le bourbillon s'étend entre les deux doigts, au-dessus du ligament interdigité, jusque vers les talons.

Dans le mouton, la couronne, de même forme que celle du bœuf, présente, au-dessus du sillon interdigité, un orifice rond, par lequel s'échappe une matière sébacée entremêlée de poils. Ce trou est l'orifice d'un petit cul-de-sac recourbé sur lui-même, et qui porte le nom de *canal biflexe*. On ne le trouve que très-rarement dans l'espèce de la chèvre. Ce sinus folliculeux s'enflamme quelquefois, et devient le siége d'une maladie désignée sous le nom de *fourchet*, qu'il ne faut pas confondre avec le *piétin*.

CHAPITRE II

Le pied (*fig*. 52), bien plus borné *en extérieur* qu'en histoire naturelle, ne comprend que le sabot ou l'enveloppe cornée qui entoure toute la troisième phalange et une partie de la deuxième.

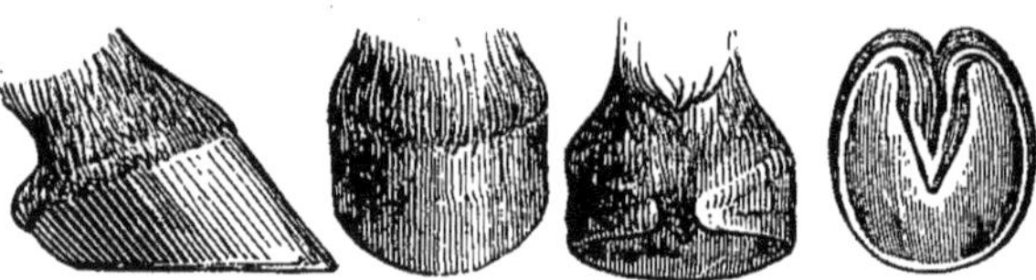

Fig. 52.

L'examen du pied est de la plus grande importance, puisque de la bonne conformation de cette partie résulte la véritable aptitude au service. Aussi devons-nous, pour apprécier à leur juste valeur ses qualités, ses défauts et la gravité des maladies qui peuvent l'affecter, étudier d'abord la structure de l'ongle, son mode de reproduction et les fonctions auxquelles il est destiné.

§ 1. — Anatomie du Sabot.

Le sabot se présente, au premier abord, comme une boîte solide, de forme conique, ayant sa base appuyée sur le sol, et son sommet tronqué, incliné en arrière et couronné par la peau du membre.

Mais, comme l'a fait observer Bracy-Clark (1), il suffit d'apporter un peu plus d'attention dans l'examen de cette partie, pour s'assurer que la disposition conoïde est très-légère, et que le sabot représente plutôt un segment de cylindre coupé obliquement. En effet, si la partie antérieure est oblique de haut en bas et d'arrière en avant, la partie postérieure est oblique dans le même sens, et presque parallèle avec la première, dont elle se distingue par une étendue beaucoup moindre.

Le sabot entoure toute l'extrémité du membre, et cette boîte cornée, qui paraît formée d'une seule pièce, et constituer une enveloppe inflexible, jouit cependant d'une grande élasticité, et se trouve composée de trois pièces distinctes, dont la séparation n'a lieu, même très-imparfaitement, que par une macération ou une ébullition très-prolongées. Ces trois pièces sont la *paroi*, la *sole* et la *fourchette*.

.PAROI OU MURAILLE.

La paroi (*fig.* 53) forme le pourtour du sabot, constitue toute la portion vi-
sible lorsque le pied est ap-
puyé sur le sol, et se replie
en outre en dedans pour for-
mer une partie à laquelle on

Fig. 53.

donne un nom différent, quoiqu'elle soit bien évi-
demment une portion de la muraille.

Les divers points de cette portion du sabot ont

(1) *Recherches sur la construction du sabot du cheval*, etc.

reçu des noms particuliers. On appelle *pince*, A, la partie médiane, antérieure ; *mamelles*, B, les deux côtés de la pince ; *quartiers*, C, les deux parties latérales ou les ailes de la muraille ; enfin, on nomme *talons*, D, D, les deux extrémités postérieures, où la paroi se replie en dedans du cercle extérieur pour aller former les *arcs-boutants*, E, des maréchaux français ou les *barres* de Bracy-Clark.

La paroi présente à considérer : deux faces, l'une externe, l'autre interne, qui vont en diminuant de largeur depuis la pince jusqu'à l'extrémité des barres ; deux bords, l'un supérieur, l'autre inférieur.

La face externe, lisse, polie, luisante, doit cet aspect à la lame épidermique qui la recouvre, et que tendent sans cesse à détruire le choc et le frottement des corps étrangers, et la râpe du maréchal. Elle présente en pince son plus grand degré d'obliquité, et se rapproche d'autant plus de la verticale qu'on recule davantage vers les talons. Il y a, sous ce rapport, une légère différence entre le quartier interne et le quartier externe, celui-ci conservant un peu plus d'obliquité, en même temps qu'il décrit une courbe plus prononcée.

La face interne, F, présente, dans toute son étendue, ses bords exceptés, une série de feuillets de couleur blanche, placés de champ les uns à côté des autres, qui se dirigent du bord supérieur au bord inférieur, et s'engrènent avec des feuillets correspondants, de couleur rouge, appartenant à la face externe de la phalange. Ces tissus feuilletés du sabot (kéraphyl-

leux) et du pied (podophylleux) (1), établissent l'u-
nion de ce dernier avec son enveloppe protectrice,
tout en permettant des mouvements dans le sens des
feuillets (de haut en bas), et même transversalement
à leur direction.

Le bord supérieur, en rapport avec la couronne,
présente, du côté de sa face interne, une cavité peu
profonde et arrondie, G, espèce de gouttière qui rè-
gne dans tout son pourtour, et reçoit le renflement
que forme la terminaison apparente de la peau, et
que l'on appelle le *bourrelet* (*cutidure* de Bracy-
Clark). Cette gouttière porte le nom de *biseau* (*cavité
cutigérale* **B.-C.**).

Le bord inférieur, plus étendu que le précédent,
se trouve en rapport avec le sol dans l'état de nature,
et avec la face supérieure du fer dans le cheval sou-
mis à la ferrure. Son épaisseur va en diminuant de
chaque côté, de la pince au talon, où il se renforce
avant de se replier pour former la barre ou arc-bou-
tant ; celui-ci n'est, comme nous l'avons déjà dit,
qu'une portion rentrée de la paroi, qui se prolonge,
en se rétrécissant, entre la sole et la fourchette,
jusque vers la pointe de cette dernière. Toute la partie
interne du bord inférieur est unie d'une manière
intime avec le bord de la sole.

Des deux faces de l'arc-boutant, l'une, qui est la
continuation de la face externe de la paroi, est unie
à la fourchette ; l'autre, correspondant à la face in-
terne de la muraille, se trouve en regard avec elle,

____

(1) Improprement appelé *chair cannelée*.

et comme elle, revêtue d'un tissu feuilleté. De ses
bords, le supérieur se confond d'un côté avec la four-
chette, de l'autre, avec la sole, auxquelles il est uni ;
l'inférieur apparaît entre ces deux parties, à la face
inférieure du sabot, et ne disparaît qu'en approchant
de la pointe de la fourchette. La cavité cutigérale a
disparu aussitôt que s'est formé l'angle rentrant.

La corne qui forme la paroi est disposée de la ma-
nière la plus favorable pour donner au sabot un
grand degré d'élasticité, qui est loin cependant d'être
le même pour toutes les parties de la muraille. Sa
hauteur et son épaisseur ayant leur maximum en
pince, et leur minimum près des talons, il doit na-
turellement s'ensuivre que, si un effort, agissant sur
le sabot, de l'intérieur à l'extérieur, tend à redresser
l'arc formé par la paroi, celle-ci ne cédera en pince
que d'une manière imperceptible, et l'écartement
deviendra d'autant plus sensible qu'on l'examinera
plus près de l'extrémité postérieure. Il y a donc, dans
la dilatation du sabot, écartement des quartiers et
surtout des talons, tandis que la pince reste immo-
bile. Nous verrons plus tard que cette disposition
s'accorde parfaitement avec le jeu des parties conte-
nues dans le sabot.

Quant à la structure intime de la corne qui com-
pose la paroi, tout s'accorde pour démontrer qu'elle
est formée d'un assemblage de poils, naissant de l'as-
semblage de follicules pileux que l'on désigne sous le
nom de *bourrelet*, suivant la direction des parois du
cylindre dont le sabot représente un segment, et ag-
glutinés entre eux par la matière cornée, sans orga-

nisation manifeste, que sécrète le tissu podophyl-
leux.

Cette disposition est rendue sensible par la désu-
nion de ces poils, qui s'opère à la suite d'une expo-
sition prolongée aux intempéries atmosphériques,
ou par le simple effet du frottement du bord inférieur
sur le sol, dans les chevaux qui ne sont pas ferrés.
Le mode d'accroissement de la paroi vient encore
appuyer cette théorie (1).

La corne présente, du reste, des degrés de dureté
très-différents, suivant qu'on l'examine à sa face ex-
terne et à son bord inférieur, où elle est dure, ou à
son origine et à sa face interne, où elle se ramollit
pour former le tissu kéraphylleux. C'est ce qui con-
stitue la corne *morte*, la corne *demi-vive*, et la corne
-vive, de Bourgelat.

L'accroissement de la corne de la muraille a lieu
du bord supérieur au bord inférieur, en suivant la
direction de ses fibres. C'est donc au bourrelet que
la corne se produit, et de ce point elle descend, chas-
sée par celle qui se sécrète après elle, jusqu'à ce que,
arrivée à la partie inférieure de l'ongle, elle se trouve
usée par le frottement du sol, ou retranchée par le
boutoir du maréchal. La rapidité de cet accroisse-
ment est en raison directe de la longueur des fibres ;

(1) Cette théorie a vieilli, je le sais, et le microscope a amené
de nombreux travaux, tous du plus grand intérêt, sur la struc-
ture de la corne. J'ai cru, cependant, devoir la conserver, car,
d'une part, les micrographes sont loin d'être d'accord entre eux,
et de l'autre elle suffit pour l'explication du mode d'accroisse-
ment du sabot, et pour les conséquences pratiques qui en dé-
coulent.

aussi la paroi croît beaucoup plus vite en pince qu'en talon ; ce qui était nécessaire dans l'état de nature, la partie antérieure du sabot étant beaucoup plus exposée au frottement que la partie postérieure.

En admettant la structure pileuse de la corne, il est facile de concevoir, ainsi que le fait observer Girard, comment la paroi ne dépasse pas un degré donné d'épaisseur, tandis qu'elle s'accroît constamment en longueur.

SOLE.

La sole (*fig.* 54) est située à la partie inférieure du sabot, où elle constitue une plaque cornée, qui remplit l'intervalle compris entre le bord inférieur de la paroi proprement dite, et son prolongement intérieur ou l'arc-boutant.

Fig. 54.

Cette partie du sabot présente deux faces, l'une inférieure, l'autre supérieure, et deux bords.

La face inférieure ou externe, concave, représente une espèce de voûte plus ou moins éloignée du sol, suivant la conformation générale du sabot.

La face interne convexe est en rapport avec le tissu réticulaire qui recouvre la face inférieure du troisième phalangien, et contracte avec ce tissu une adhérence remarquable, au moyen des nombreuses porosités dont la sole est criblée, et dans lesquelles pénètrent les papilles du tissu réticulaire.

Le bord externe ou la grande circonférence adhère, dans toute son étendue, avec la face interne du bord inférieur de la paroi, dont il ne se détache que par une macération prolongée.

L'interne, beaucoup moins étendue et en forme de V, adhère à l'arc-boutant, qui le sépare de la fourchette.

La sole est formée d'une corne beaucoup moins fibreuse, en apparence, que celle de la paroi, et dont les fibres sont dirigées dans le même sens, c'est-à-dire de haut en bas ; disposition qui ne leur donnerait d'autre longueur que celle de l'épaisseur de la plaque qu'elles concourent à former, si leur obliquité d'arrière en avant n'augmentait un peu cette longueur. Le tissu réticulaire de la face plantaire de l'os du pied remplace, pour la sole, les papilles du bourrelet, de telle sorte que la production a lieu à la face interne et l'usure à la face inférieure ou externe, non par un véritable frottement comme pour la paroi, mais par une espèce d'exfoliation.

D'après sa disposition en voûte, la sole éprouve dans la marche un mouvement continuel, qui a lieu de haut en bas, pendant l'appui du pied, par un aplatissement de la voûte, et de bas en haut dès que le pied est débarrassé du poids qu'il supportait. Par ces mouvements successifs, elle concourt pendant l'appui, comme nous le verrons plus loin, à faire dilater le cercle formé par la paroi, et permet à cette partie de se resserrer pendant le soutien du membre.

FOURCHETTE.

La fourchette (*fig.* 55) offre la forme d'un coin de

corne placé horizontalement à la face inférieure du
pied, dans l'espace triangulaire que circonscrivent
les deux portions rentrantes de la paroi.

Nous devons étudier dans cette partie : deux faces,

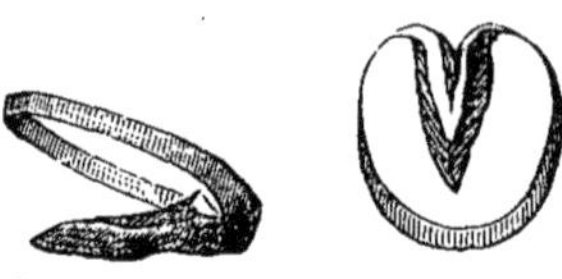

Fig. 55.

une externe et une interne, deux bords, et deux ex-
trémités, l'une postérieure, l'autre antérieure.

La face externe présente postérieurement, dans
son milieu, une cavité peu profonde dans les pieds
bien-conformés, divisant la fourchette en deux bran-
ches, qui vont se confondre avec les talons, et qui
sont séparées du reste du pied, de chaque côté, par
une excavation longitudinale. Cette disposition donne
à l'organe la forme d'une fourche, dont on a tiré son
nom.

La face interne, moulée sur le coussinet plantaire
improprement appelé *fourchette de chair*, offre une
disposition entièrement inverse de celle de la face
externe. Deux cavités longitudinales correspondent
aux éminences de cette dernière, et à l'opposé du
creux médian, s'élève une éminence assez prononcée,
en forme de dent, désignée par Bracy-Clark sous le
nom d'*arrête-fourchette*, et qui s'enfonce dans le
coussinet plantaire, avec lequel toute cette face est
en rapport immédiat. Comme la face interne de la
sole celle de la fourchette offre une multitude de
petites porosités, dans lesquelles s'introduisent les

villosités du tissu réticulaire qui recouvre le cous-
sinet plantaire.

Les deux bords de la fourchette sont intimement
unis avec les bords supérieurs des arcs-boutants.

Son extrémité postérieure forme deux éminences
arrondies, molles, élastiques, séparées l'une de l'autre
par une dépression, recouvrant les talons de la paroi,
et se continuant à tout le pourtour du bord supérieur
de cette dernière, par une bande épidermique que
Bracy-Clark désigne sous le nom de *périople* (*fig.* 57).
L'immersion du pied, pendant un certain temps,
dans l'eau tiède, ou même à la température ordi-
naire, rend très-apparente cette bande périoplique,
dont la couleur est toujours blanc grisâtre, quelque
foncée que soit celle du sabot.

L'extrémité antérieure de la fourchette se termine
en pointe, à peu près vers le milieu de la surface in-
férieure du pied.

La fourchette forme donc une plaque de corne peu
épaisse, plus molle, plus souple que celle de la sole,
exactement moulée sur le coussinet plantaire. Elle est
produite à la fois par le tissu réticulaire qui recouvre
ce corps, et par la peau qui se termine aux talons.
L'épiderme, en quittant la peau à son point de réu-
nion avec la corne, fournit à la fourchette les deux
renflements déjà indiqués, et que Bracy-Clark dési-
gne sous le nom de *glômes* de la fourchette. La bande
périoplique de la paroi n'est autre chose que la même
continuation de l'épiderme sur le sabot, et n'a d'au-
tres rapports avec la fourchette que son adhérence
aux glômes.

La fourchette éprouve, dans la marche, des mouvements d'abaissement et d'élévation subordonnés à ceux du coussinet plantaire dont elle est l'enveloppe protectrice.

PARTIES CONTENUES DANS LE SABOT.

La boîte cornée, formée par les trois pièces que nous venons de décrire, renferme des parties que nous ne devons qu'énumérer, savoir :

L'os du pied et son sésamoïde (os naviculaire) réunis par leurs ligaments.

Les deux fibro-cartilages latéraux de l'os du pied.

L'expansion tendineuse du muscle perforant, qui vient s'attacher à la face inférieure de cet os.

Le coussinet plantaire, qui recouvre le tendon et se trouve lui-même compris entre les deux fibro-cartilages.

Enfin, le tissu vasculo-nerveux, feuilleté au pourtour de la face externe de l'os du pied et de la base des cartilages, et villeux à la face inférieure de l'os et du coussinet plantaire.

§ 2. — **Mécanisme du Pied.**

Lorsque le pied pose sur le sol, il éprouve un choc en rapport avec la rapidité de l'allure du cheval, et le poids que supporte le membre pendant l'appui ; cette percussion, dans les allures rapides surtout, serait plus que suffisante pour ébranler le pied de l'animal, contondre les parties molles, et même briser l'os de la dernière phalange, si le choc n'était amorti par l'admirable appareil dont nous venons d'étudier les parties composantes.

Aussitôt que le sabot touche le sol, les os, recouverts de leurs parties molles, tendent à descendre dans la boîte cornée qui leur sert d'enveloppe, et ce mouvement de descente est facilité par l'appareil, qui le maintient en même temps dans une juste mesure, en amortissant d'abord l'impulsion, et en déterminant ensuite une réaction en sens inverse qui favorise le déplacement de l'animal. Le sabot ne concourt pas seul à amener ce résultat ; son action est précédée par celle de plusieurs autres parties, qui sont le tissu feuilleté, le coussinet plantaire et les cartilages latéraux. D'autres moyens d'amortissement existent en dessus du sabot, mais ils nous occuperont plus loin.

Le tissu feuilleté, par la disposition de ses lames dirigées de haut en bas, permet un léger glissement non par le changement de rapport des feuillets engrenés, ce qui supposerait un décollement, mais par suite de l'élasticité de ces lamelles, qui cèdent pour reprendre bientôt leur première position. L'énorme étendue de surface fournie par ces lames nombreuses unit, en effet, le pied à son enveloppe par trop de points de contact, pour que l'adhésion puisse cesser aussi facilement. L'élasticité du tissu feuilleté ayant lieu dans tous les sens, il s'ensuit aussi que l'os du pied peut éprouver, dans la boîte qui le renferme, de légers mouvements de torsion : ce qui ne peut manquer de se produire pendant les allures, et surtout lors des changements de direction.

Le pied, ainsi sollicité à descendre en totalité dans le sabot, trouve inférieurement un obstacle formé par la sole, dans tous les points correspondant à l'os du pied et à une partie des fibro-cartilages, et par la fourchette, dans ceux qui correspondent au coussinet plantaire. Cependant l'impulsion a été telle que la voûte formée par la sole est obligée de s'aplatir, par l'abaissement de son bord interne qui tend alors à comprimer latéralement la fourchette. Cette dernière, en même temps qu'elle est resserrée sur ses côtés, éprouve par sa partie supérieure une autre pression, qui l'empêche de céder entièrement à la première; de telle sorte que l'aplatissement dé la voûte formée par la sole ne peut s'opérer que par l'écartement de la paroi, que la sole repousse en dehors, et qui cède d'autant plus facilement qu'elle se trouve plus mince et plus étroite. La muraille élargit donc son arc de plus en plus, depuis la pince, où l'on peut la considérer comme immobile, jusqu'aux talons, où l'écartement est le plus marqué.

La voûte de la sole, en cédant momentanément au mouvement d'abaissement ; l'arc de la paroi, en obéissant à celui d'écartement, réagissent bientôt, par leur élasticité propre, et arrêtent insensiblement l'impulsion, à laquelle ils impriment à leur tour une direction en sens inverse ; mais l'appareil ne serait pas encore complet, la secousse ne serait pas suffisamment amortie, s'il n'existait, en outre, vers points les plus comprimés ou les plus sensibles, de nouveaux appareils élastiques.

L'inclinaison du paturon, en détournant du pied

une partie de la secousse et du poids du corps, dé-
termine l'appui principal de la portion restante sur
la partie postérieure du pied, au niveau du petit sé-
samoïde, et par conséquent sur les talons, qui se
trouvent, en outre, d'autant plus exposés à la pres-
sion que le membre est toujours porté en avant, aû
moment où le pied regagne le sol. Aussi l'os phalan-
gien ne se prolonge-t-il vers cette partie postérieure
qu'au moyen de ses fibro-cartilages, dont l'élasticité
amortit la secousse avant de la transmettre au point
de la sole qui lui correspond. De même, l'expansion
tendineuse du muscle fléchisseur, qu'un choc trop
brusque exposerait à être blessée, se trouve appuyée
sur le coussinet plantaire; et ce matelas élastique,
par son épaisseur et par son adhérence à la face in-
terne des fibro-cartilages, supporte une partie de la
pression avant de solliciter l'abaissement de la four-
chette, qui, dans un pied livré à l'état de nature, et
sur un terrain solide, doit à peine toucher le sol.

Ainsi donc, la partie la plus sensible de l'extré-
mité, recouverte dans tous ses points par un pro-
longement modifié du derme, se trouve comme
suspendue dans son enveloppe protectrice, par une
série de ressorts élastiques, qui cèdent d'autant plus
qu'ils se rapprochent davantage des parties sensi-
bles, et réagissent ensuite avec une force d'autant
plus grande qu'ils ont cédé davantage et plus diffi-
cilement à la pression qui les a sollicités; remplis-
sant ici un usage absolument analogue à celui
des ressorts feuilletés employés, en mécanique,
pour amortir les secousses des voitures.

§ 3. — **Qualités et défectuosités du Pied.**

L'étude que nous venons de faire des parties con-
stituantes du pied nous aidera à reconnaître les
beautés et les défectuosités de cet organe.

CARACTÈRES D'UN BON PIED.

Dans un pied bien conformé (*fig*. 56), le volume
du sabot est plutôt grand que petit. La paroi est

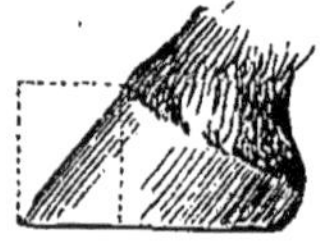

Fig. 56.

lisse, unie, sans enfoncements ni
fissures, luisante, et laissant aperce-
voir la direction des fibres qui la
composent. Son inclinaison en
pince se rapproche autant que pos-
sible de 45°, et diminue graduellement jusque vers
les talons. Le quartier externe, un peu plus sail-
lant que l'interne, présente aussi plus d'obliquité.

La sole, à partir de son bord externe qui l'unit à
la paroi, s'élève en regagnant la fourchette, de ma-
nière à laisser à la face inférieure du pied un creux
assez prononcé.

La fourchette doit offrir un volume assez considé-
rable, s'élargir autant que possible à sa partie pos-
térieure, et se trouver à quelque distance du sol
lorsque le pied est posé à terre. La fente qui la sépare
en deux vers sa base ne doit pas se prolonger entre
les deux talons, comme on le voit assez souvent.

La corne noire, ou grise, de consistance moyenne,
est celle qui présente le plus d'avantages pour la

solidité du pied, et pour supporter l'action de la ferrure. La corne blanche est généralement peu solide. porte moins longtemps le *fer*, et s'use très-promptement si le cheval est obligé de marcher quelque temps déferré.

Il existe quelques différences entre les pieds de devant et ceux de derrière.

Les premiers, principalement destinés à soutenir le poids du corps, sont plus évasés ; ils ont les talons plus bas, la fourchette plus volumineuse, la face inférieure de la sole moins concave.

Les pieds postérieurs, au contraire, destinés à pousser le corps en avant par leur percussion, se rapprochent plus, par leur paroi, de la ligne verticale, et leurs talons plus élevés contribuent à leur donner cette direction, en même temps qu'ils rendent le dessous du pied plus creux.

L'étude des défectuosités du sabot achèvera de nous faire connaître, d'une manière négative, les différentes qualités de cet organe, que nous n'avons pu envisager que d'une manière générale.

DÉFECTUOSITÉS ET MALADIES DU PIED.

Les mauvaises qualités du sabot peuvent dépendre d'une conformation défectueuse, ou de maladies plus ou moins graves. Nous ne nous occuperons de ces dernières que sous le rapport du préjudice qu'elles apportent à la valeur de l'animal, et nous commencerons par les défauts qui tiennent à la conformation spéciale du sabot.

DÉFECTUOSITÉS DU PIED.

PIED GRAND.

Le volume excessif du sabot est un défaut grave
pour la vue, et fait paraître le cheval massif et gros-
sier. Le pied grand nuit en effet à la légèreté, soit par
son volume, soit par le poids des fers énormes qu'il
exige. Le cheval dont le pied est trop volumineux
est maladroit, surtout sur les terrains secs et caillou-
teux, bute souvent, se déferre facilement, est sujet
à se couper, et la forte percussion qui résulte de
l'appui le rend susceptible de devenir fourbu. Aussi
ce défaut est-il grave, surtout pour les chevaux des-
tinés à un service rapide, tandis qu'il nuit beaucoup
moins aux chevaux de gros trait, pourvu que la
corne ne soit pas en même temps trop molle,
comme cela arrive souvent. Le pied grand appar-
tient surtout aux chevaux des pays septentrionaux.

PIED PETIT.

Le sabot trop petit, que l'on rencontre surtout
dans les chevaux de race fine et d'origine méridio-
nale, est toujours un défaut grave, quoique, au pre-
mier abord, il donne au cheval de la grâce et de la
légèreté. Le pied petit est presque toujours trop
sensible, et plus sujet encore que le pied grand à
devenir douloureux après un exercice violent, et
même à contracter la fourbure. Les parties qu'il
contient sont toujours logées à l'étroit, et si quelque
opération devient nécessaire, elle est toujours sui-

vie de grandes souffrances. Ce pied est très-exposé au resserrement des talons, à l'encastelure, aux bleimes ; la corne qui le forme est généralement sèche, cassante, et s'éclate facilement lors de la ferrure.

PIEDS INÉGAUX.

Il est rare qu'il existe une inégalité naturelle entre le volume des deux pieds antérieurs ou postérieurs. Presque toujours cette différence est la suite d'une maladie de l'un des deux. Ou le plus petit a été malade et a éprouvé un rétrécissement qui nuit au jeu des parties molles et du sabot, ou le plus volumineux a éprouvé aussi, par suite de quelque maladie, un épaississement qui doit nuire à l'élasticité de la boîte cornée. Dans tous les cas, il doit y avoir irrégularité dans les allures, et l'animal ne peut convenir que pour un service peu relevé.

Lorsque, par suite d'un accident grave, le sabot entier s'est détaché, celui qui le remplace n'acquiert jamais le volume que présentait le premier.

PIED PLAT.

Ce défaut se rencontre surtout aux membres antérieurs. La muraille de ce pied (*fig.* 57), se rapproche beaucoup de la ligne horizontale, ce qui donne au sabot une grande largeur, en même temps que peu de hauteur.

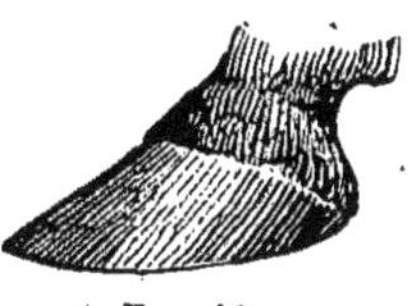

Fig. 57.

Le pied plat est une des plus mauvaises conformations que l'on puisse rencontrer ; sa

face inférieure est presque plane et assez souvent
convexe, ce qui constitue le pied *plein* ou *comble*.
Il présente au maréchal une double difficulté, pour
l'ajusture du fer, qui ne doit pas toucher la sole, et
pour la direction des clous. Si l'on ne donne pas à
ces derniers une direction très-oblique en dedans,
ils sortent trop tôt et ne tiennent pas assez solide-
ment le fer, que son étendue rend très-pesant.
Mais il est difficile de saisir le point convenable de
cette inclinaison, et les clous, souvent, rentrent trop
et piquent le cheval.

La largeur du pied plat est une cause d'atteintes
et de coupures fréquentes; le peu d'élévation des ta-
lons leur donne beaucoup de sensibilité; enfin tou-
tes les opérations chirurgicales pratiquées sur ce
pied sont d'une guérison longue et difficile.

Dans les pays où l'on fait des mulets, on recher-
che les juments à pieds plats, afin d'opposer ce dé-
faut à l'étroitesse et à la hauteur du sabot de
l'âne.

PIED DÉROBÉ.

On donne ce nom au pied dont des portions de
corne ont été enlevées, soit par éclat, soit par usure,
de manière à ôter au bord inférieur de la muraille
sa forme arrondie, qui se trouve interrompue par
des courbes rentrantes sur des points indéterminés,
mais le plus souvent sur les quartiers. Le pied dé-
robé est presque toujours formé d'une corne très-
sèche, qui s'éclate par l'action des clous, ou lorsque
l'animal marche quelque temps sans fers, et qui,

en raison de sa dureté, ne se renouvelle que très-
lentement, pour s'éclater de nouveau. Ce pied exige,
de la part du maréchal, une attention particulière :
dans la distribution des étampures et le choix des
clous, et se trouve, plus qu'un autre, exposé aux
piqûres entre des mains peu habiles. Il arrive
souvent que l'agglomération des étampures sur un
point peu étendu amène l'éclat d'une nouvelle
portion de corne, et met, pour quelque temps,
l'animal hors d'état d'être ferré.

PIED ÉTROIT.

L'étroitesse du pied est toujours accompagnée de
l'allongement en pince, qui la rend encore plus ap-
parente. Le pied ainsi conformé comprime latérale-
ment les parties contenues, en même temps que sa
longueur fatigue les tendons ; il a une tendance
marquée à l'encastelure, et est souvent une suite de
la fourbure.

PIED A TALONS SERRÉS.

Le resserrement des talons ((*fig*. 58) nuit à l'ac-
tion du pied, en diminuant, en annulant presque
l'élasticité du sabot, et en comprimant les
parties les plus sensibles contenues dans
cette enveloppe protectrice. Le cheval, à
chaque foulée un peu forte, ressent une
douleur assez vive, qui ôte toute liberté

Fig. 58.

à ses mouvements, et fait qu'il semble *marcher sur
des épines*. La fourchette est resserrée en raison du
rapprochement des talons ; et ce défaut est d'autant

plus grave qu'il ne laisse aucun espoir de guérison, et ne peut, au contraire, que s'aggraver.

PIED ENCASTELÉ.

Sous le nom d'*encastelure*, on distingue le défaut précédent porté à son plus haut degré. Ici les quartiers participent au resserrement, et la douleur est tellement vive, que l'animal la ressent même pendant le repos. Un cheval encastelé ne peut plus rendre aucun service véritable, la ferrure ne peut que le soulager sans le guérir, et les nombreux moyens plus ou moins rationnels, tentés pour obtenir la cure de ce défaut, ont constamment échoué.

L'encastelure, comme le resserrement des talons, se remarque principalement dans les chevaux de race fine, dont le pied est naturellement petit. Elle est souvent une suite de la ferrure.

PIED A TALONS HAUTS.

La hauteur des talons (*fig.* 59) influe beaucoup sur l'aplomb du pied, en redressant le paturon et portant le boulet en avant. Cette élévation n'est souvent due qu'à la négligence que l'on a apportée dans le retranchement de la corne lors de la ferrure ; mais il est aussi des pieds

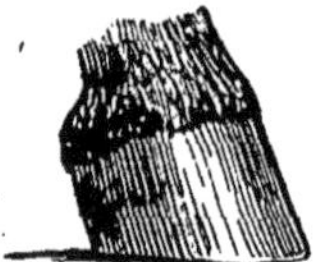
Fig. 59.

dans lesquels les talons ne pourraient être abaissés sans que l'instrument arrivât au vif. L'appui se fait principalement sur la pince, dans les deux cas, et les réactions de l'animal sont d'autant plus dures

que le talon a redressé davantage l'angle des pha-
langes. Le pied à talons hauts a presque toujours
la fourchette maigre.

PIED A TALONS BAS.

Lorsque, au contraire, les talons sont trop bas
(*fig.* 60), le poids du corps est reporté sur ces par-
ties, qui sont bientôt foulées et fatiguées par cette
surcharge et par leur peu d'é-
paisseur, surtout si l'on n'a pas
l'attention de soulager le talon, en
diminuant, autant et aussi sou-
vent qu'il est possible, la lon-

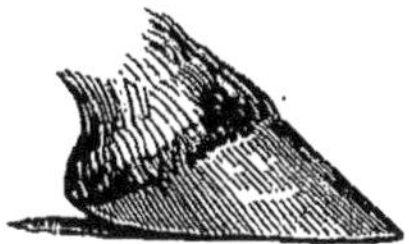

Fig. 60.

gueur du bras de levier formé par la pince. Les
talons bas sont toujours accompagnés d'une four-
chette grasse, qui, par son volume et par le peu
d'élévation du talon, se trouve exposée à un appui
complet sur le sol, et ajoute encore de ce côté à la
sensibilité de l'organe. Ainsi que le fait observer
Bourgelat, ce défaut est d'autant plus grave que le
cheval est plus long-jointé. Les réactions du cheval
à talons bas sont douces, et l'on en trouve facile-
ment la cause dans l'inclinaison du paturon et dans
la précaution avec laquelle la bête pose ses pieds
sur le sol.

Les talons bas sont le partage des pieds de devant.
Ils sont en outre presque toujours *faibles* et sujets
aux *bleimes*.

PIED MOU OU GRAS.

La corne de ce pied est épaisse, pousse assez rapidement ; mais elle présente peu de consistance, et s'use vite si elle cesse d'être protégée par le fer. Les chevaux à pieds gras se déferrent facilement, les rivets traversant la corne, qui ne leur oppose que peu de résistance ; cet accident est d'autant plus fréquent que les pieds gras sont ordinairement grands, et exigent des fers pesants. Si l'on emploie, pour ferrer ces pieds, des clous à lames épaisses, la corne cédant toujours du côté le plus mou, par conséquent du côté interne, il arrive que le pied peut être facilement *serré*. Le pied gras éprouve par la fatigue à peu près les mêmes inconvénients que le pied *grand*.

PIED SEC OU MAIGRE.

Dans ce pied, la corne est de nature sèche et cassante. Elle s'éclate, lors de la ferrure, par l'action des clous, surtout si ceux-ci sont à lame forte. Elle s'éclate aussi lorsque l'animal se déferre et est obligé de marcher quelque temps sans être referré. En outre, comme elle est très-dure, elle se renouvelle lentement, et peut obliger d'attendre quelques jours avant de replacer un fer arraché pendant la route. Le pied sec est ordinairement petit et très-souvent dérobé. Les onctions de corps gras sur le sabot, et surtout vers la couronne, peuvent pallier ce défaut ; mais jamais elles ne le font disparaitre entièrement.

PIED PANARD.

Nous traiterons principalement de ce défaut à l'article des aplombs, car il dépend le plus souvent des rayons supérieurs des membres, quoique la déviation puisse aussi quelquefois provenir des dernières articulations. Dans tous les cas, il y a toujours déviation du pied en dehors, appui sur le quartier interne, qui est le plus faible, par conséquent tendance à la production de *bleimes* de ce côté, et en outre disposition de l'animal à se couper avec l'éponge du fer.

PIED CAGNEUX.

Dans celui-ci le défaut est moins grave ; car la déviation de la pince ayant lieu en dedans, l'appui principal se fait sur le quartier externe, qui est le plus fort. Mais le cheval est toujours exposé à se couper avec la mamelle du fer. Il use en outre sa ferrure très-inégalement, ainsi que le cheval panard, mais chacun dans un sens opposé.

PIED DE TRAVERS.

Il est toujours le résultat d'un défaut d'aplomb dans les chevaux qui n'ont pas encore été ferrés, et d'un retranchement inégal de la corne dans ceux soumis à la ferrure. Le pied peut être de travers en dedans ou en dehors ; et, suivant sa direction, il se rapproche un peu du pied panard ou du pied cagneux. Une ferrure méthodique peut, presque toujours, atténuer ou faire disparaître ce défaut.

PIED PINÇARD OU RAMPIN (*fig.* 61).

On emploie assez indifféremment ces deux mots pour désigner un pied dont l'appui se fait principalement sur la pince. Ce défaut, que l'on ne remarque qu'aux pieds de derrière, peut être dû à une conformation naturelle, ou être le résultat de l'usure des membres : il est naturel chez presque tous les mulets. Le cheval pinçard a la pince très-courte ; la position du pied, appuyé seulement sur cette partie, favorise

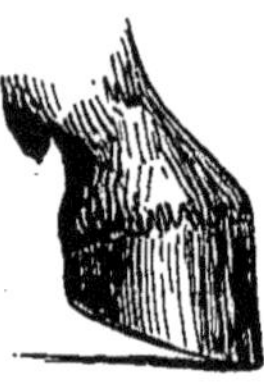

Fig. 61.

le raccourcissement des tendons et l'exhaussement des talons, que l'on·rencontre toujours très-hauts dans cette espèce de pied. L'animal ainsi conformé n'use guère ses fers qu'en pince, mais il les use très-promptement, et donne lieu ainsi à un surcroît de dépense pour sa ferrure. Quoique le membre pinçard paraisse vacillant sur un terrain sec et uni, il n'en conserve pas moins une grande force, favorable surtout pour l'action du tirage.

La plupart des moyens tirés de la ferrure que l'on regarde comme correctifs de ce défaut ne font que l'aggraver.

PIED-BOT.

On n'est pas bien d'accord sur la véritable signification de ce mot, appliqué au pied du cheval. Les uns, comparant cette affection au même genre de difformité existant chez l'homme, appellent pied-bot tout pied fortement dévié en dedans ou en dehors : affection très-rare, puisque, comme le fait observer M. Girard, un cheval ainsi conformé ne pouvant rendre aucun service, on le sacrifie promptement. D'autres désignent sous le nom de pied-bot toutes les difformités du pied du cheval dans lesquelles la couronne se porte fortement en avant, par le raccourcissement des tendons et des ligaments, d'abord, et, plus tard, par l'allongement des talons. Ce défaut est quelquefois porté à un tel point, que la partie antérieure de la muraille touche le sol à chaque appui.

Lorsque le pied-bot est ancien, il y a eu modification des surfaces articulaires des phalanges, et la maladie est devenue incurable. Mais, quand l'accident est récent, et dû surtout à la rétraction des tendons, l'animal conserve encore quelque valeur, car l'opération de la *ténotomie* peut redresser le pied, sans que cependant le membre puisse récupérer entièrement sa solidité première.

PIED PLEIN.

On donne ce nom au pied lorsque la sole, au lieu de se trouver à une certaine distance du terrain pendant l'appui, est abaissée à peu près jusqu'au niveau du bord inférieur de la paroi. La surface inférieure du pied est alors plane, au lieu d'être creuse, et il en résulte que dans la marche elle doit rencontrer le sol au moment de l'appui, ou au moins ressentir plus fortement les corps étrangers d'un petit volume sur lesquels elle peut appuyer. La ferrure est le seul moyen de pallier ce défaut, qui peut être masqué jusqu'à un certain point par le fer à forte ajusture qu'exige une semblable conformation.

PIED COMBLE.

Ce défaut n'est que l'exagération du précédent. Dans le pied comble, la sole est convexe et dépasse le bord inférieur de la paroi, au lieu de former une concavité. Le cheval ainsi conformé se trouve dans l'impossibilité de rendre aucun service sans une ferrure appropriée à son état, et qui exige les soins d'un maréchal adroit. L'ajusture considérable que doit présenter le fer fait qu'il ne peut appuyer sur le sol que par la rive interne, et doit être renouvelé souvent à cause de l'usure prompte qui en résulte. S'il arrive qu'un tel pied se déferre en route, l'animal ne peut continuer à marcher, car la sole, posant sur le terrain, ne peut s'abaisser, et comprime les parties molles.

PIED A FOURCHETTE MAIGRE.

La fourchette maigre se rencontre toujours dans les pieds secs, étroits, à talons serrés. Indice de resserrement du sabot, elle est occasionnée assez souvent par l'action prolongée de la ferrure. Il est impossible de guérir ce défaut, qui nuit beaucoup à l'élasticité du sabot.

PIED A FOURCHETTE GRASSE.

On appelle ainsi le pied présentant une fourchette

volumineuse, toujours accompagnée de talons bas.
Il résulte de cette conformation que la fourchette,
posant sur le sol au moment de l'appui, peut éprou-
ver des contusions assez fortes pour déterminer des
boiteries toujours difficiles à guérir, et qui se renou-
vellent fréquemment, non-seulement à cause du vo-
lume de la fourchette, mais aussi par suite du peu
de consistance de la corne qui la forme. La four-
chette grasse est assez sujette à s'échauffer.

MALADIES LENTES OU CHRONIQUES DU PIED.

Plusieurs affections du sabot peuvent exister sans
empêcher les allures de l'animal, sans même le faire
boiter, et permettent de l'exposer en vente. Nous les
examinerons ici successivement, dans la paroi, la
sole et la fourchette, et nous terminerons par celles
qui attaquent à la fois les diverses parties du sabot.

SEIME.

On nomme *seime* une fente qui s'étend du bord
supérieur au bord inférieur de la paroi, en suivant les
fibres de la corne. Cette fente présente des degrés
différents de gravité, selon sa longueur, et surtout
sa profondeur.

La seime est incomplète toutes les fois qu'elle
n'intéresse que les couches externes du sabot; et,
dans ce cas, elle présente peu de gravité, quoiqu'elle
indique toujours un sabot trop sec, sur lequel la di-
vision peut facilement se compléter.

La seime complète est celle qui traverse complétement le sabot, et s'étend jusqu'aux parties vives. Elle fait boiter le cheval, et ne peut se guérir sans opération. On la voit souvent reparaître après la guérison.

Que la seime soit complète ou incomplète, elle peut ne pas occuper toute la hauteur de la paroi. Dans ce cas, celle qui se prolonge jusqu'au bourrelet est toujours plus préjudiciable à l'animal que celle qui occupe la partie inférieure du pied. Celle-ci, en effet, doit disparaître par l'accroissement du sabot, tandis que l'autre est entretenue par l'état maladif du bourrelet, où elle prend son origine.

La seime complète peut quelquefois exister sans que l'animal boite pour le moment ; il ne faut pas s'en laisser imposer par l'absence momentanée de la boiterie, qui ne peut tarder à se manifester, pour peu que l'on fasse travailler le cheval.

On distingue la seime, suivant sa position, en *seime en pince*, encore appelée *soie* ou *pied de bœuf*, et *seime quarte* ou *en quartier*.

La *seime en pince* est celle que l'on rencontre le plus fréquemment ; elle survient surtout aux pieds de derrière, où elle semble résulter de l'effort d'impulsion opéré par le bipède postérieur.

La *seime quarte*, au contraire, se fait remarquer principalement aux pieds de devant, et presque toujours au quartier interne, sans doute à cause de sa faiblesse relative. Elle est, en général, d'une guérison plus difficile que la seime en pince.

MAL D'ANE.

Sous ce nom très-vague, on désigne une altération
que l'on voit souvent survenir à la partie antérieure
de la paroi de l'âne, et qui se rencontre aussi chez
le cheval. Le mal d'âne consiste dans une série de
gerçures transversales et irrégulières, situées à la face
externe d'une portion de la paroi, le plus souvent à
la pince, qui proviennent toujours d'une altération du
bourrelet correspondant, et qui sont souvent la suite
des ulcères de cette partie, désignés sous le nom de
crapaudine. Ce défaut, désagréable à la vue, est tou-
jours d'une guérison longue et difficile, et finit, s'il
dure longtemps, par altérer la corne de la paroi, qui
devient cassante et résiste peu à l'action dés clous.

CERCLES.

On appelle *pied cerclé* (*fig*. 62) celui qui présente à
la surface de la paroi, de distance en distance, des
espèces d'anneaux renflés, sépa-
rés par des sillons, et affectant à
peu près une direction horizon-
tale. Les cercles se rencontrent
sur les pieds qui ont été fourbus,

Fig. 62.

ainsi que sur la plupart de ceux qui ont été ma-
lades. Toujours ils indiquent un vice dans la sécré-
tion opérée par le bourrelet. Ils peuvent être plus ou
moins gros et plus ou moins nombreux, et occasion-
nent souvent des boiteries, lorsque le cercle exté-
rieur se répète au dedans du sabot et comprime les
parties molles. Si les cercles sont forts et nombreux,

il est à craindre qu'ils ne soient remplacés par de
nouveaux à mesure qu'ils descendront, et que l'acci-
dent ne devienne incurable. Quelquefois un cercle
unique s'est développé après une maladie avec in-
flammation du pied, et occasionne une boiterie que
l'on peut espérer de voir cesser lorque le cercle aura
disparu par avalure. .

FAUX-QUARTIER.

On désigne souvent sous ce nom tout état défec-
tueux de la portion latérale de la paroi ; c'est le *faux-
quartier naturel*. Mais cette dénomination convient
surtout au faux-quartier dû à une cause accidentelle.

Lorsqu'une opération a nécessité l'enlèvement
d'une portion ou de la totalité d'un quartier, la corne
qui recouvre la plaie immédiatement après est sé-
crétée par le tissu feuilleté, et n'a pas la consistance,
la solidité et la structure fibreuse de la véritable
corne, de celle qui est reproduite, après quelque
temps, par le bourrelet. Cette dernière ne descend et
ne remplace la corne provisoire qu'après un temps
assez long, pendant lequel on ne peut fixer de clous
dans celle-ci, qui porte le nom de *faux-quartier*. Il y
a donc, dans ce cas, outre l'indice d'une opération de
pied assez grave subie par l'animal, nécessité d'une
ferrure particulière, qui ne peut avoir autant de so-
lidité que celle ordinaire, les clous qui fixent le fer
étant groupés vers certains points seulement.

Si le bourrelet n'a pas subi d'altérations graves, le
faux-quartier disparaîtra par *avalure ;* mais si l'organe
producteur a été détruit, s'il a été altéré dans son or-

ganisation, le faux-quartier persistera, sa corne sera rugueuse, cassante, et le pied exigera la continuation d'une ferrure plus dispendieuse, moins solide et plus gênante pour le cheval, dont le sabot aura, en outre, perdu une partie de son élasticité.

BLEIME.

On appelle *bleime* une contusion de la partie de la sole située au talon, entre la partie extérieure de la paroi et sa portion rentrante, ou l'arc-boutant. Cette contusion se fait principalement remarquer au pied de devant, et plus souvent au talon interne qu'à l'externe. Bracy-Clarck attribue cette fréquence plus grande à ce que, le talon interne descendant plus bas dans le sabot, les maréchaux le parent autant que l'externe pour le mettre à son niveau, et laissent ainsi à la sole moins de force pour résister à la pression de ce côté.

On remarque surtout la bleime dans les pieds à talons serrés, et on la distingue en deux espèces : la *bleime foulée* ou *sèche*, et la *bleime humide* ou *suppurée*.

La première est accompagnée de douleur et de boiterie, sans autre signe apparent qu'un changement d'aspect de la sole, qui devient plus friable, et sous laquelle on aperçoit souvent une tache rouge, véritable ecchymose, suite de la contusion.

La bleime suppurée est plus grave ; comme la précédente, elle détermine la boiterie, et, si l'on enlève la portion de sole altérée, on trouve, entre elle et le tissu villeux, un commencement de suppuration qui peut, si le mal est négligé, s'étendre et amener des décollements assez considérables.

La bleime, lorsqu'elle ne dépend pas évidemment d'une ferrure vicieuse, est toujours un défaut grave, sujet à récidive, surtout si le pied a déjà une tendance au resserrement des talons.

SOLE BATTUE OU FOULÉE.

Cet accident ne diffère de la bleime qu'en ce que la contusion occupe un autre point, ou toute l'étendue de la sole. Ici le mal peut être produit, soit par un corps étranger engagé entre le fer et le sabot, et exerçant une compression à chaque appui du pied, soit par un fer mal ajusté et portant sur la sole par sa rive interne. Cet accident n'a de suites fâcheuses que pour les pieds mal conformés, à moins que la contusion n'ait été très-forte, et que l'on ait négligé de donner issue au pus qui a pu se former.

OGNONS.

On désigne sous le nom d'*ognons* des excroissances qui paraissent, au premier abord, appartenir à la sole, mais qui sont presque toujours dues à une légère exostose du dernier phalangien, et par conséquent incurables. On les rencontre sur la sole des quartiers, et la moindre compression exercée sur ces excroissances par le fer, ou par les corps durs que rencontre le pied, détermine de la douleur et une boiterie plus ou moins forte. On est obligé, pour utiliser l'animal, de lui appliquer un fer qui recouvre l'ognon, et qui ait assez d'ajusture pour qu'il ne puisse le comprimer dans le moment de l'appui. L'ognon est toujours un défaut grave, puisqu'il exige une ferrure particulière, et détermine souvent la boiterie, surtout si le cheval vient à se déferrer.

FOURCHETTE ÉCHAUFFÉE.

On trouve assez souvent à la fourchette, et surtout dans ses enfoncements, un léger suintement dont la matière est très-odorante. Cet écoulement, qui constitue ce qu'on appelle *fourchette échauffée*, se remarque surtout dans les pieds où la fente moyenne, au lieu d'être bornée en arrière par une légère éminence, se prolonge jusqu'entre les deux talons. Ce défaut, toujours désagréable à cause de l'odeur, peut s'aggraver et a, en outre, l'inconvénient d'occasionner au cheval des démangeaisons assez vives, qui le portent à frapper souvent du pied, et à détériorer ou son fer ou le sol de l'écurie. La fourchette échauffée est quelquefois due à la malpropreté dans laquelle on laisse les pieds du cheval; mais, chez quelques chevaux, cet écoulement est naturel, et sa suppression pourrait devenir la cause d'accidents plus graves.

FOURCHETTE POURRIE.

Lorsqu'on n'a pas l'attention de remédier à l'échauffement de la fourchette, soit par des soins de propreté, soit par quelques applications médicamenteuses, il arrive assez souvent que ce défaut s'aggrave. L'écoulement devient alors plus abondant, plus fétide ; la fourchette se ramollit, semble se décoller des arcs-boutants. On l'appelle alors *fourchette pourrie*, et il n'y a que peu de différence entre cette maladie et le crapaud.

CRAPAUD.

Cette maladie, que l'on parvient rarement à guérir, commence par la fourchette ; mais elle s'étend ensuite à la sole, et même aux diverses parties recouvertes par ces lames cornées. Outre les désordres que l'on observe dans la fourchette pourrie, on voit, dans le crapaud, le ramollissement augmenter, et les tissus sous-ongulés se transformer en une substance spongieuse particulière. On voit en même temps se développer une matière, tantôt noirâtre, tantôt blanche, caséeuse, mais toujours d'une odeur infecte particulière. A mesure que la maladie fait des progrès, elle gagne vers la partie antérieure du pied, détachant toujours l'ongle des parties qu'il recouvre.

Le crapaud, à très-peu d'exceptions près, est toujours incurable ; aussi ne doit-on jamais acheter un animal affecté de cette maladie, même commençante, et l'on doit se tenir d'autant plus en garde, que souvent l'animal ne boite pas dès le principe, et que le fer peut cacher jusqu'à un certain point les désordres existants.

FIC, OU POIREAU DE LA FOURCHETTE.

Cette excroissance se manifeste plus souvent sur le pied du mulet que sur celui du cheval ; elle est de

même nature que les fics ou poireaux, quelquefois
très-gros, qui se développent sur les autres parties
du corps. Le fic de la fourchette est pyriforme, pédi-
culé, et acquiert promptement un volume suffisant
pour déterminer la boiterie, par la compression qu'il
éprouve lui-même, et qu'il exerce en même temps
sur la face inférieure du pied, au moment de
l'appui.

Cette tumeur ne peut disparaître que par une
opération chirurgicale, et la cautérisation de la
plaie qui résulte de son ablation n'est pas toujours
un obstacle certain à son retour.

FOURBURE CHRONIQUE, CROISSANT, FOURMILIÈRE.

Lorsque la fourbure passe à l'état chronique, le
sabot éprouve quelques modifications très-remar-
quables, et d'autant plus essentielles à connaître
qu'elles constituent des défauts très-graves.

D'abord la paroi s'allonge en pince, en même
temps qu'elle se rétrécit vers les quartiers, donnant
ainsi plus de longueur au pied, qui bientôt se re-
courbe en pince, en se rapprochant de la forme
d'un sabot chinois. La corne devient aussi sèche,
dure, cassante, et perd son apparence fibreuse.

En même temps que ces changements se manifes-
tent à la paroi, on en voit apparaître d'autres à la
face inférieure du pied. L'os phalangien, repoussé
en arrière par un tissu corné de nouvelle formation,
qui se développe entre sa partie antérieure et la por-
tion correspondante de la paroi, éprouve lentement

un mouvement de bascule, qui pousse contre la
sole son bord inférieur. Il en résulte que la sole,
constamment sollicitée en bas, se déplace ; le pied
devient comble en pince, et au bout d'un certain
temps l'os, appuyant toujours par son bord infé-
rieur, finit par perforer la couche de corne qui le
protégeait et par apparaître au dehors. C'est à ces
diverses déformations de la face inférieure du pied
qu'on donne le nom de *croissant*. Dès que cette ma-
ladie a commencé, l'animal n'a pu rendre que des
services très-imparfaits au moyen d'une ferrure
très-difficile, dispendieuse, par conséquent, et
exigeant un fréquent renouvellement. Une fois que
l'os a traversé la sole, le cheval n'est plus bon
qu'à sacrifier.

Le nouveau tissu qui s'est développé entre la pa-
roi et l'os du pied, et qui a repoussé l'une en avant
et l'autre en arrière, constitue une couche quelque-
fois très-épaisse d'une corne sans organisation appa-
rente, comme vermoulue, qui vient, avec le temps,
se montrer en arrière de la paroi, entre la pince du
pied et le point où se développe le croissant. C'est
cette cavité, remplie d'une corne de mauvaise na-
ture, que l'on désigne sous le nom de *fourmilière*, à
cause des trous nombreux dont le nouveau tissu se
trouve criblé.

Ainsi donc, le pied rétréci et relevé en forme de
sabot chinois, le croissant et la fourmilière sont des
indices de fourbure chronique, et doivent empêcher
l'achat du cheval qui en est affecté, et chez lequel
ces défauts ne pourront qu'augmenter.

MALADIES AIGUES DU PIED ET ACCIDENTS PRODUITS
PAR LA FERRURE.

Il nous reste encore à passer en revue un certain nombre de maladies aiguës du pied, dont la plupart sont occasionnées par la ferrure. Quoique toutes ces affections, déterminant la boiterie, empêchent, le plus souvent, d'exposer le cheval en vente, nous devons cependant les examiner rapidement, pour pouvoir en apprécier la gravité et les conséquences, dans le cas où l'on persisterait à vouloir acheter un animal, bien qu'il fût boiteux au moment du marché.

CLOU DE RUE.

Le cheval est exposé, dans les villes surtout, à marcher sur des corps aigus, le plus souvent des clous, dont la pointe rencontre la sole ou la fourchette, et s'implante dans le pied plus ou moins profondément. La gravité de l'accident dépend, non-seulement de la profondeur de la blessure, mais aussi du point où le corps étranger s'est implanté.

Si le clou a attaqué la sole en avant de la pointe de la fourchette, la blessure ne sera dangereuse qu'autant que la pointe aura pénétré jusqu'à l'os du pied. Il pourra survenir dans ce cas une exfoliation qui nécessitera l'enlèvement d'une partie de la sole.

Lorsque le clou s'est implanté dans la moitié postérieure de la fourchette, et que sa pointe ne s'est pas dirigée en avant, il aura pu pénétrer très-profondément et même sortir au-dessus des talons, sans intéresser d'autres tissus que le coussinet plantaire, et l'accident sera facilement et promptement guéri.

Le point où le clou de rue présente le plus de danger est la moitié antérieure de la fourchette et la portion de la sole qui la borde ; car, dans cette partie, si le clou pénètre au delà de la couche formée par le coussinet plantaire, il rencontre l'expansion du tendon perforant, qu'il traverse en la déchirant, et peut arriver dans la petite capsule synoviale qui facilite le glissement de ce tendon sur l'os naviculaire. Cet accident, toujours grave, nécessite une opération compliquée, dont les suites peuvent être funestes.

Les *chicots*, les *tessons*, qui blessent le pied, produisent des accidents analogues à ceux occasionnés par le clou de rue.

FURONCLE DE LA FOURCHETTE.

Cette maladie ressemble beaucoup, au premier abord, à la fourchette échauffée ou pourrie. Un liquide odorant se fait remarquer à la surface de l'organe ; mais un examen attentif amène la découverte d'une fistule placée sur le côté, et par laquelle la sonde s'introduit sous la fourchette, qui est un peu gonflée et douloureuse. L'enlèvement d'une portion de cet organe met à découvert un bourbillon, quelquefois assez gros, qui était retenu par la résistance des tissus, et dont l'extraction amène une prompte guérison.

COMPRESSION DU PIED PAR LES CLOUS.

Lorsque le fer est trop étroit ou étampé trop *gras*, les clous qui le fixent s'implantent dans la paroi trop près de sa face interne, et la portion de la corne déplacée par leurs lames comprime le tissu podophylleux, et détermine une douleur assez vive pour faire boiter le cheval et amener des accidents graves, la fourbure même, si l'on ne se hâte de détruire la cause de la souffrance. On doit surtout s'attacher, dans ce cas, à reconnaître si la ferrure est toute nouvelle, ou date déjà de quelques jours ; car la suppuration vers le point comprimé est d'autant plus à craindre que la compression a duré plus longtemps.

PIQURE.

Lorsqu'un clou, au lieu de sortir par la face externe de la paroi, s'est dirigé vers les parties vives, mais que le maréchal s'en est aperçu à temps, et l'a retiré avant d'achever la ferrure, on dit que le cheval a été *piqué*. Cette blessure a rarement des suites fâcheuses ; il est bon cependant, comme pour l'accident qui précède, de s'assurer si la ferrure est récente ; car si la douleur continuait à se faire sentir après quelques jours, il y aurait à craindre la suppuration du point malade.

ENCLOUURE.

La piqûre prend le nom d'*enclouure* lorsque l'un des clous qui fixent le fer a touché le vif avant de sortir de la paroi. L'accident a alors plus de gravité, et presque toujours il se développe un peu de suppuration, à laquelle il faut donner jour par une brèche à l'ongle. Dans ce cas, encore, les désordres sont d'autant plus grands qu'on a tardé davantage à déferrer le pied. Il peut même se former une exfoliation dans le point de l'os du pied correspondant au clou mal dirigé.

SOLE CHAUFFÉE OU BRULÉE.

Ces deux noms n'indiquent que deux degrés différents de la même maladie. L'application trop prolongée du fer chaud sur le pied, et surtout la négligence ou le retard apportés dans l'enlèvement de la portion de la sole charbonnée par cette application, déterminent quelquefois, à travers la corne, la brûlure des parties sensibles qu'elle recouvre. La sole se dessèche alors, paraît comme pointillée, et, si la brûlure a été forte, il peut y avoir décollement du tissu réticulaire, et suppuration entre ce tissu et la sole de corne. Cet état exige l'enlèvement de la sole ; mais la guérison ne se fait pas attendre longtemps, si, du reste, le pied est bien conformé.

CERISES.

La sole est exposée pendant la ferrure à recevoir des coups de boutoir, soit par suite des mouvements de l'animal, soit par la maladresse du maréchal. Si la blessure est légère, elle n'a, le plus souvent, aucunes suites ; mais si l'instrument a attaqué, dans sa couche profonde, la partie sensible qui recouvre l'os du pied, il se forme souvent dans la plaie une excroissance rouge, espèce de bourgeon d'apparence charnue, plus ou moins gros, et que sa forme et sa couleur ont fait comparer au fruit du cerisier. Cette production se développe également dans toutes les autres plaies de la sole, lorsqu'on n'a pas le soin d'établir une compression méthodique vers le point où l'enlèvement d'une portion de corne met à découvert les parties vives, et en permet le gonflement.

Une légère opération enlève les cerises, et un pansement compressif très-simple en prévient le retour.

§ 4. — **Différences.**

PIED DE L'ANE ET DU MULET.

Le pied de ces animaux, comparé à celui du cheval, présente quelques différences remarquables. Son étroitesse plus grande donne à l'arc décrit par la paroi une apparence carrée en pince. La muraille est proportionnellement plus élevée et plus épaisse ; la sole, plus concave à sa face externe, donne au dessous du pied une forme plus creuse, et la fourchette, toujours petite, est aussi plus relevée.

Le pied de l'âne et du mulet est très-souvent rampin. Celui du premier, beaucoup moins soigné que le pied des autres solipèdes, est très-sujet à la déviation en dedans ou en dehors, qui constitue le *pied de travers*. Il est souvent affecté de la fourmilière, même sans avoir été fourbu, et de cette altération du sabot que nous avons décrite plus haut sous le nom de *mal d'âne*.

Le sabot du mulet présente à peu près les nêmes difformités et les mêmes maladies que celui de l'âne. Le fic ou poireau de la fourchette, dont nous avons déjà parlé, est surtout une maladie du pied du mulet.

PIED DES RUMINANTS.

Dans les ruminants domestiques, tels que le bœuf, le mouton, la chèvre, le pied est formé par deux doigts, séparés à la naissance de l'ongle qui les protége, pouvant s'écarter l'un de l'autre jusqu'à une certaine distance, et amortir, par ce nouveau moyen d'élasticité, la violence, des réactions. Aussi ne trouvons-nous plus, dans ce double onglon, des propriétés élastiques aussi prononcées que dans le sabot des solipèdes.

PIED DU BOEUF (*fig.* 63).

Chaque onglon du bœuf représente assez exactement la moitié du sabot du cheval.

La paroi, épaisse et contournée en demi-cercle du côté externe, se replie en dedans à chaque extrémité, s'amincit et diminue de hauteur par son bord inférieur, qui n'arrive pas jusqu'au sol, et laisse ainsi un creux, une sorte de dépression à la face interne de l'onglon.

La sole, moins épaisse que dans les solipèdes, remplit le vide encadré par le cercle que forme le bord inférieur de la paroi, et se trouve un peu relevée du côté interne, à cause de l'élévation du bord correspondant de la muraille. Cette inclinaison lui

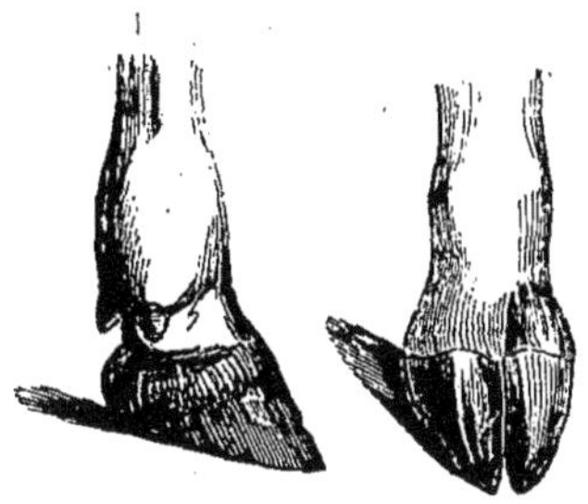

Fig. 63.

donne absolument la disposition d'une moitié de la sole du cheval.

Enfin, la fourchette, qui, dans les solipèdes, représente le point de séparation des doigs des autres animaux, semble au premier abord avoir disparu ; mais elle n'a fait que perdre sa forme, et se trouve réellement divisée en deux parties, qui ont également pour base le coussinet plantaire, plus dense et plus blanc, des ruminants, recouvert par une épaisse couche épidermoïde qui, pour chaque sabot, constitue le talon. La fourchette n'est donc plus ici qu'un organe de préservation, un véritable coussin d'amortissement, et l'élasticité qu'elle donnait au pied du cheval est remplacée par la division en deux de la région digitée.

Cette division du pied amortissant le choc lors de l'appui de l'organe, l'appareil d'élasticité, si remarquable dans le cheval, devait être moindre dans les ruminants. Aussi trouvons-nous, dans le pied du bœuf, les lamelles du tissu feuilleté bien moins développées que dans celui des solipèdes, en même temps que le fibro-cartilage latéral du pied de ces derniers a disparu complétement. Et comme le poids de l'animal, tendant à faire écarter les doigts, aurait pu quelquefois tirailler les ligaments articulaires, ce mouvement se trouve borné par l'existence d'un ligament solide qui réunit les talons, et ne permet qu'un écartement modéré, dont le maximum a lieu vers la pince.

DÉFECTUOSITÉS ET MALADIES.

Les défectuosités et les maladies du pied sont bien moins nombreuses chez le bœuf que chez les solipèdes, et toujours d'une importance moindre, surtout pour ceux de ces animaux qui ne sont destinés qu'à la boucherie. Chez ceux-ci, cependant, il faut éviter toute lésion qui occasionne de la douleur, fût-elle même peu considérable ; car l'engraissement se trouve retardé par la moindre souffrance. Il en est de même de la sécrétion du lait, qui n'est jamais plus abondante que lorsque la vache est soustraite à toute impression douloureuse.

Le sabot ou l'onglon des gros ruminants doit, comme celui du cheval, être régulier, lisse, luisant, d'une longueur modérée. Il doit, dans les races destinées au travail, présenter un certain volume ; mais dans celles qui sont uniquement destinées à la boucherie, un ongle petit et lisse est toujours un indice du peu de développement relatif du système osseux.

Les sabots allongés et recourbés, que l'on ren-
contre souvent chez les vaches laitières qui ne sor-
tent jamais de l'étable, et dont on néglige de rogner
les pieds, nuisent aux aplombs de ces animaux, ti-
raillent les tendons par l'allongement du bras de
levier que forme l'onglon, et déterminent une gêne
qui ne peut que nuire à la sécrétion du lait, et quel-
quefois même amener la fourbure.

On voit quelquefois, à la suite de cette dernière
affection, l'onglon se déformer, se courber, devenir
rugueux, la corne se dessécher. Cette altération du
pied est un grand défaut pour les bêtes de travail,
surtout lorsqu'elles doivent être ferrées ; mais si la
boiterie ne l'accompagne pas, elle est de peu d'im-
portance pour les vaches laitières et les bêtes de
boucherie.

On désigne sous le nom de *fic*, dans le bœuf (1),
une maladie qui consiste dans le développement de
végétations charnues pédiculées, rougeâtres et fila-
menteuses, que l'on rencontre à la partie antérieure
du pied, au point de réunion des deux onglons. Cette
affection, que l'on regarde comme héréditaire, peut
se développer à un seul pied ou à plusieurs, et se
guérit très-difficilement, surtout dans le dernier cas.
Elle fait boiter l'animal, détériore l'ongle, et amène
quelquefois la fourbure.

Il ne faut pas confondre, avec le *fic*, le *furoncle*
qui se développe souvent au même endroit, et qui,
après avoir occasionné à l'animal des douleurs ex-

---

1) Girard, *Traité du pied*, p. 374.

trèmement vives, se termine par la chute ou l'enlè-
vement d'un bourbillon de plusieurs centimètres de
longueur, qui s'étendait de la pince au talon sous la
peau de l'espace interdigité.

Le pied du bœuf est sujet, comme celui du cheval,
à diverses blessures, telles que les clous de rue et les
accidents qui résultent de la ferrure. La guérison
de ces affections est toujours moins longue à obtenir
et fait moins souffrir l'animal, la division du pied
en deux doigts permettant l'appui de l'un d'eux pen-
dant que l'autre est malade. Les piqûres profondes
entre les deux talons présentent du danger, à cause
du ligament interdigité, qui se carie facilement.

PIED DU MOUTON ET DE LA CHÈVRE.

L'organisation du pied de ces animaux est absolu-
ment la même que celle du pied du bœuf, et ce n'est
que lorsqu'on aperçoit plusieurs moutons boiteux
dans un troupeau qu'on examine le pied d'une ma-
nière particulière.

L'affection qui détermine le plus souvent la boite-
rie est le *piétin*, maladie contagieuse, qui consiste,
dès le principe, dans le décollement du bord in-
terne de la paroi, suivi de l'ulcération de la portion
du tissu sous-corné que recouvrait cette partie. Dans
une période plus avancée, l'ulcération s'étend, le
décollement augmente, et il se développe, entre
l'ongle et la phalange, une matière blanchâtre,
d'une odeur infecte, qui amène quelquefois la chute
de l'onglon.

Lorsqu'un doigt est affecté de piétin, l'engorgement projette l'ongle en avant et le fait paraître plus long ; et, lorsque la guérison a eu lieu, l'onglon reste rugueux, se déjette et se contourne en dehors.

PIED DU PORC.

Le pied du porc (*fig.* 64) ne nous présente à étudier que sa division en quatre doigts, munis d'une enveloppe qui peut encore conserver le nom d'onglon. Les deux doigts antérieurs, les plus forts, servent constamment à supporter le corps de l'animal, tandis que les deux autres, plus faibles, plus courts, ne servent à l'appui que lorsque les deux premiers se sont enfoncés dans un terrain mou ou fangeux.

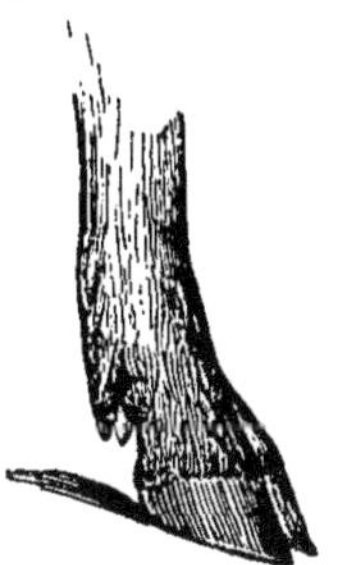
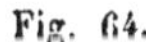
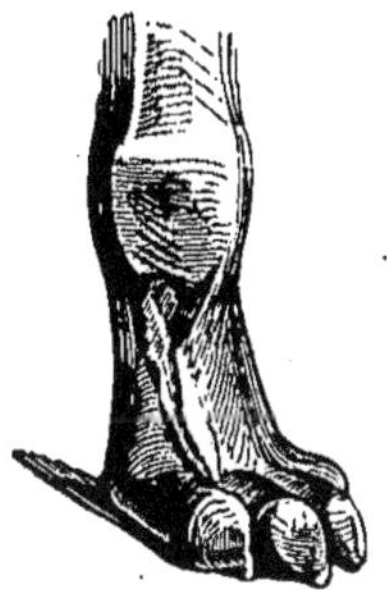

Fig. 64.   Fig. 65.

PIED DES CARNASSIERS.

PIED DU CHIEN.

La patte ou le pied de chien (*fig.* 65) porte, tant antérieurement que postérieurement, quatre doigts appuyant sur le sol, et, en outre, au côté interne du membre antérieur, un cinquième doigt, quelquefois double, qui représente le pouce et n'appuie jamais sur le terrain. Tous, même ce dernier, sont protégés à leur extrémité par un ongle ou griffe , de forme courbe-allongée, dont la pointe est constamment émoussée par son frottement sur le sol. Un coussinet revêtu d'une peau dure et épaisse protége chacun des ongles des véritables doigts, et constitue, avec un autre coussinet plus fort, les tubercules plantaires qui reçoivent le poids principal de l'animal.

Dans quelques chiens, ce tissu offre trop de mollesse et de développement, et une marche un peu prolongée, surtout pendant les temps chauds, l'enflamme et le rend douloureux. C'est ce qui constitue, dans cet animal, le *pied gras*, défaut d'autant plus à redouter qu'il est le plus souvent incurable, et rend impropre à la chasse le chien qui en est atteint.

L'ergot du chien peut, en prenant de l'accroissement, se replier et percer la peau par sa pointe. Il suffit, pour remédier à cet accident, de couper la pointe de l'ongle.

PIED DU CHAT.

L'ongle qui termine chaque doigt du chat est très-aigu, rétractile; c'est-à-dire que, pendant le repos et pendant la marche, la phalange qui le porte est renversée en arrière et maintenue à côté de celle qui la précède par un petit ligament jaune et élastique. L'ongle, ainsi mis à couvert, se conserve intact et ne se redresse que par une action des muscles fléchisseurs, lorsque l'animal veut attaquer ou se défendre.

CHAPITRE III

L'intégrité de la vision est une des conditions principales de la valeur du cheval, surtout s'il doit être employé à la selle, ou seul à la voiture. Un cheval aveugle, ou même seulement borgne, perd une grande partie de son prix, puisqu'il ne peut, sans de bons yeux, rendre tous les services qu'on doit en attendre.

L'examen de l'œil est une des parties les plus difficiles de l'extérieur, en même temps qu'elle en est une des plus importantes. Nous devons donc, pour rendre l'étude de cette partie plus complète, envisager d'abord l'œil sous le rapport de sa structure anatomique, rappeler brièvement l'application des principaux phénomènes de la lumière à la vision, et, ces bases étant connues, passer à l'examen des beautés, des défectuosités et des maladies de l'organe.

§·1. — Anatomie de l'œil.

L'œil, dans les animaux domestiques, est placé sur le côté de la tête, dans la cavité orbitaire, qui le renferme presque en entier et le protége contre les violences extérieures. Il est formé d'un assemblage de membranes et d'humeurs de densités différentes, dont l'ensemble constitue un corps sphéroïde, portant à sa partie postérieure et un peu interne un cordon nerveux très-développé et cylindrique, le nerf optique, qui le met en rapport avec le cerveau.

L'œil repose dans l'orbite sur des parties molles, qui le préservent des secousses ; il est protégé en avant par des voiles membraneux que l'on appelle paupières, mû dans tous les sens par des muscles, et constamment humecté par un liquide qui entretient la transparence de sa face antérieure.

Nous devons diviser l'étude de l'œil en deux sections. Dans la première, nous nous occuperons de l'œil proprement dit, et, dans la seconde, de ses parties accessoires.

GLOBE DE L'ŒIL.

Le globe ou *bulbe* de l'œil (*fig.* 66) constitue un corps sphéroïdal, un peu aplati dans le sens antéro-postérieur, de telle sorte que ce diamètre est plus petit que le transversal. Leur rapport est, d'après Girard, comme 42 : 45.

La partie antérieure, vulgairement la *vitre* de l'œil, est plus bombée que le reste de l'organe, et peut être regardée comme un segment d'une petite sphère ajouté à un segment d'une sphère plus grande.

Nous étudierons, dans le globe de l'œil, d'abord les membranes qui le forment, puis les humeurs ou *milieux* que ces membranes renferment.

MEMBRANES.

Les membranes de l'œil sont au nombre de cinq :
la sclérotique *a*, la cornée transparente *b*, la cho-

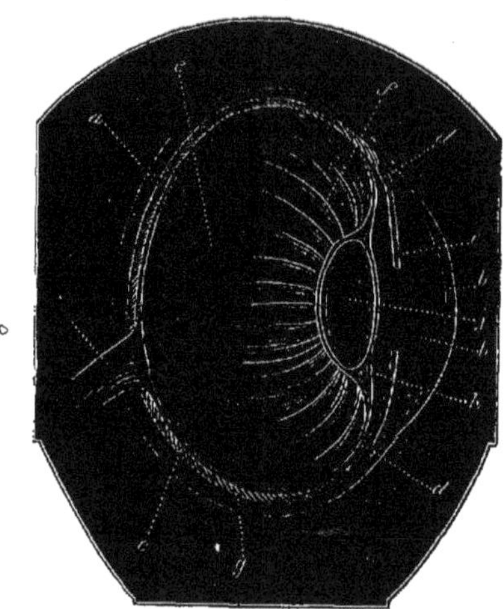

Fig. 66.

roïde *c*, l'iris *e* et la rétine *g*. Nous y joindrons la
description de quelques parties solides que l'on ne
peut considérer comme de véritables membranes.

SCLÉROTIQUE (1) *a*.

La sclérotique forme environ les quatre cin-
quièmes de la coque extérieure du bulbe de l'œil.
C'est une membrane blanche, fibreuse, très-solide,
dont la face externe est en rapport, en avant, avec
les quatre muscles droits et les deux obliques, et, en

(1) De σκληρὸς, dur.

arrière, avec le muscle droit postérieur, qui y adhère directement par ses fibres charnues.

Sa face interne, en rapport dans toute son étendue avec la choroïde, lui est unie par des ramifications vasculaires déliées et par un tissu lamineux assez lâche, permettant une facile séparation. Elle donne attache, en outre, antérieurement au cercle ciliaire, dont nous parlerons plus loin.

La sclérotique présente à sa partie antérieure une ouverture ellipsoïde, dont le grand diamètre est à peu près horizontal, et dont le bord, taillé en biseau aux dépens de la lame interne, adhère d'une manière intime avec la cornée transparente.

Cette membrane est percée sur toute sa surface de trous nombreux, qui donnent passage à des ramifications artérielles, veineuses et nerveuses. Son épaisseur n'est pas la même dans tous les points de son étendue : très-épaisse dans le fond de l'œil, autour du point d'attache du nerf optique l, elle devient de plus en plus mince à mesure qu'elle s'approche du point où l'œil présente son plus grand diamètre. Elle reprend ensuite de l'épaisseur jusqu'à son ouverture ellipsoïde, sans cependant être jamais aussi forte vers ce point qu'à la partie postérieure. On trouve souvent dans l'âne, surtout lorsqu'il est vieux, le fond de la sclérotique incrusté d'une couche osseuse bien marquée. Ce fait a échappé à Carus, qui avance que nulle part dans les mammifères cette membrane ne présente d'ossifications (1).

(1) *Traité élémentaire d'Anatomie comparée*, traduction de Jourdan, t. I, p. 505.

La sclérotique est formée d'un tissu fibreux, blanc, inextensible, qui semble se continuer avec le névrilemme du nerf optique. Ce tissu y est disposé par faisceaux entre-croisés en différentssens, et c'est à tort qu'on a voulu y distinguer deux couches, et surtout les rapporter aux différentes enveloppes du centre nerveux.

Elle forme avec la cornée l'enveloppe protectrice de l'œil.

 La sclérotique ne présente pas de différences notables dans les mammifères domestiques. Dans les oiseaux, elle porte à sa partie antérieure un cercle composé d'écailles osseuses, imbriquées, pouvant glisser les unes sur les autres et modifier la forme du globe de l'œil.

CORNÉE TRANSPARENTE *b*.

La cornée transparente forme la partie antérieure, ou vulgairement la *vitre* de l'œil, dont elle occupe à peu près la cinquième partie. Elle complète la coque extérieure du bulbe, en fermant l'ouverture que laisse en avant la sclérotique. Sa forme est par conséquent ellipsoïde, comme celle de l'ouverture qu'elle sert à fermer.

Des deux faces de la cornée, l'externe, convexe, est tapissée par un feuillet fin et pellucide de la conjonctive, et continuellement humectée par les larmes. L'interne, concave, revêtue par la membrane de l'humeur aqueuse, forme la paroi externe de la chambre antérieure de l'œil.

Son union avec la sclérotique a lieu par un biseau,

taillé aux dépens de la lame externe de la cornée et de la lame interne de la sclérotique. L'adhérence entre ces deux membranes est très-intime.

La cornée présente une grande épaisseur, et, lorsqu'on la presse entre les doigts, on peut facilement faire glisser ses deux faces l'une sur l'autre. Cette mobilité semble indiquer que la membrane est formée de plusieurs lames, et l'on peut en effet la séparer en un certain nombre de couches, par les procédés de dissection les plus simples; mais on peut multiplier ces couches d'autant plus qu'on emploie des moyens plus parfaits et qu'on apporte plus de soin à cette dissection; et ce qui prouve bien que la division n'est qu'artificielle, c'est que le nombre des lames de la cornée varie selon les anatomistes.

Dans l'épaisseur de la cornée se trouve répandue une sérosité transparente comme elle, qui entretient sa souplesse, et qui, comme elle aussi, perd sa transparence sous l'influence de différentes causes. Il suffit, sur un œil encore frais, de comprimer le globe pour amener dans la cornée un trouble en rapport avec le degré de compression, et cependant la membrane reprend sa transparence aussitôt que la compression a cessé. Serait-ce à un semblable effet, déterminé par le gonflement de l'œil, que serait dû le trouble de la cornée dans l'ophthalmie?

La cornée, en raison de sa transparence, livre passage aux rayons lumineux, en même temps que, par sa densité et sa forme convexe, elle les rapproche et les fait converger vers un point commun.

CHOROIDE c.

La choroïde tapisse la sclérotique à sa face interne. C'est une membrane vasculaire assez mince, de couleur noire ou brun foncé, qui fait de l'intérieur de l'œil, avec l'iris, une véritable chámbre noire.

Sa face externe est en rapport avec la face interne de la sclérotique, à laquelle elle adhère par des nerfs, des vaisseaux et du tissu cellulaire. Cette adhérence est assez lâche dans toute son étendue, quoique un peu plus serrée, vers l'ouverture de la cornée et vers le nerf optique que dans les autres points.

Sa face interne, tapissée par la rétine, avec laquelle elle ne contracte aucune espèce d'adhérence, est de couleur noire dans presque toute son étendue. Au fond de l'œil seulement elle présente une tache colorée d'un beau bleu, quelquefois verdâtre, avec reflet métallique, et qui constitue le tapis ou *tapetum*, sur lequel viennent se peindre les images placées dans la direction de l'organe. Ce tapis est toujours d'une couleur d'autant plus vive que l'animal était plus vigoureux, qu'il est mort plus promptement, et qu'on examine l'œil plus tôt après la mort.

Lá choroïde présente antérieurement un bord circulaire, correspondant à la forme ellipsoïde de la cornée et adhérant au cercle ou ligament ciliaire.

On regarde cette membrane comme formée de deux lames, distinctes surtout postérieurement, ayant pour base principale des vaisseaux, et enduites d'un pigmentum, qui, selon sa couleur, forme la chambre noire ou le tapis.

. On peut, par le frottement et le lavage, enlever le pigmentum de la choroïde. Elle est alors grisâtre et d'autant plus blanche qu'on l'examine plus près du cercle ciliaire. Cet enduit colorant manque naturellement chez les sujets albinos, comme les lapins blancs, dont les yeux paraissent rouges, parce qu'ils laissent apercevoir la trame vasculaire de la choroïde.

Cette membrane sert à recevoir sur son fond l'image formée par les rayons lumineux, et à absorber par ses côtés les rayons diffus, qui ne pourraient que troubler la vision.

CERCLE CILIAIRE *d.*

On nomme cercle ou ligament ciliaire un petit cordon, espèce de ligament grisâtre, étroit et circulaire, qui entoure comme un anneau toute la face interne du bord antérieur ou de l'ouverture de la sclérotique, et sert à réunir cette membrane avec la choroïde, l'iris et les procès ciliaires.

Le cercle ciliaire est peu consistant ; il doit son nom aux nerfs ciliaires qui le traversent. Plusieurs anatomistes, à cause de cette circonstance, le regardent comme un ganglion nerveux. Son adhérence à la sclérotique est moins intime que son union avec la choroïde. Celle-ci s'attache à son bord postérieur, tandis que l'iris adhère à son bord antérieur.

Rien dans sa texture ne justifie l'opinion des anatomistes qui le regardent comme un muscle destiné à modifier la forme de l'œil.

Le canal de Fontana, qui dans les oiseaux existe

entre le cercle ciliaire et la choroïde, ne se trouve
qu'à l'état de rudiment dans les mammifères.

IRIS *e.*

L'iris forme dans l'œil un véritable diaphragme,
percé d'une ouverture dont le diamètre et la forme
varient à chaque instant, suivant l'abondance ou la
rareté des rayons lumineux, et qui constitue la
pupille.

L'iris sépare l'œil en deux parties très-inégales,
et nous offre à étudier deux faces et deux circon-
férences.

La face antérieure, diversement colorée, non-
seulement suivant les espèces, mais encore suivant
les individus, forme la paroi postérieure de la pre-
mière chambre de l'œil et laisse apercevoir des
stries nombreuses, dont les unes, rayonnées, se por-
tent de la petite à la grande circonférence, tandis
que les autres sont circulaires et entourent l'ouver-
ture pupillaire.

La face postérieure concourt à former les parois
de la seconde chambre de l'œil et se trouve re-
couverte d'un enduit noir, épais, qui a reçu le
nom d'*uvée*. Très-souvent une portion de cet en-
duit, supportée par un petit pédicule, traverse la
pupille et vient se montrer à son bord dans la cham-
bre antérieure. Ce petit peloton noirâtre, que l'on
désigne sous le nom de *fongus* ou *grain de suie*, ne
rend pas l'œil meilleur, comme le pensent quelques
personnes; mais il ne nuit en rien à sa bonté.

La grande circonférence, ou circonférence externe de l'iris, adhère dans toute son étendue au ligament ciliaire, qui la met en rapport avec la choroïde et la sclérotique, ainsi qu'avec les procès ciliaires et la rétine. Cette circonférence, dans le cheval et dans le bœuf, n'est pas ronde, mais ellipsoïde.

La petite circonférence, ou circonférence interne, est ellipsoïde comme la grande, et circonscrit l'ouverture de la pupille, dont les deux diamètres diminuent par l'effet d'une vive lumière, tandis qu'ils augmentent d'autant plus que l'œil est placé dans une plus grande obscurité. Un léger rebord entoure cette ouverture, où se remarquent souvent les fongus.

On a beaucoup discuté sur la nature du tissu qui compose l'iris. Les deux opinions qui prévalent aujourd'hui font regarder cette membrane comme formée de fibres musculaires, ou comme composée d'un tissu érectile. Les partisans de la première opinion admettent que la pupille s'agrandit par la contraction des fibres rayonnées et se rétrécit par le resserrement des fibres circulaires. Mais, suivant M. Cruveilhier, la rétraction de la pupille est seule active, tandis que sa dilatation est purement passive ; et ce fait s'accorderait beaucoup mieux avec la théorie de l'érectilité, que confirme encore la structure anatomique de cette membrane, qui est très-vasculaire.

L'usage de l'iris est de diminuer la quantité de rayons lumineux qui abordent dans l'œil, et de ne laisser pénétrer que ceux qui, arrivant sur le milieu de la lentille formée par le cristallin, peuvent peindre au fond de l'œil une image bien nette. Aussi, quand la pupille, dilatée par l'obscurité, laisse pénétrer les rayons lumineux dans un champ moins borné, la difficulté qu'éprouve l'œil à distinguer les objets dépend non-seulement de la diminution de la lumière, mais encore de la manière confuse dont les rayons les plus divergents peignent l'image au fond de l'organe.

Les mouvements de l'iris s'exécutent sous l'influence de la rétine, ou membrane nerveuse de l'œil, avec laquelle il se trouve mis en communication par sa face postérieure.

La couleur de l'iris, dans le cheval, varie peu ; cette membrane est presque toujours brune, quelquefois un peu jaunâtre. Il est quelques chevaux chez lesquels l'iris est presque blanc, ou au moins gris très-clair ; c'est ce qui constitue les yeux *vairons*, qui ne sont ni moins bons ni meilleurs que ceux dont l'iris reflète la couleur ordinaire. Il peut se faire qu'un seul œil soit vairon, ou que l'iris ne présente même cette couleur grise que partiellement. Ces circonstances ne présentent d'intérêt que pour l'apparence extérieure de l'animal et pour l'établissement du signalement.

L'iris du bœuf, comme celui du cheval, a presque toujours une couleur brune plus ou moins foncée.

Dans le chien, la couleur varie un peu plus, mais elle se trouve le plus souvent d'un jaune doré assez vif. Quelques chiens ont les yeux *vairons*.

L'iris du chat est presque toujours d'un jaune doré ou verdâtre, et quelquefois bleu clair dans les chats très-jeunes. La pupille, dans cette espèce, est elliptique de haut en bas et se resserre pendant le jour au point de ne plus consister qu'en une étroite fente verticale, qui laisse à peine pénétrer quelques rayons lumineux. Elle se dilate beaucoup dans l'obscurité.

PROCÈS CILIAIRES /.

Les procès ciliaires, dont l'ensemble constitue le *corps ciliaire*, forment autour du cristallin et à la face antérieure du corps vitré une espèce de couronne, composée de rayons concentriques et représentant parfaitement la figure d'une fleur radiée. On les aperçoit facilement en coupant la sclérotique, la choroïde et la rétine, dans toute la grande circonférence du globe de l'œil, celui-ci étant renversé et posé sur la cornée.

Ces rayons, enduits en partie d'un pigmentum noirâtre, adhèrent par leur face postérieure au corps vitré. Leur face antérieure est en partie adhérente à la choroïde et à l'iris, et en partie libre en contact avec l'humeur aqueuse située entre elle et cette membrane dans la chambre postérieure de l'œil. Leur extrémité interne adhère à la circonférence du cristallin, qui forme le centre de la fleur radiée représentée par le corps ciliaire.

Lorsqu'on sépare le corps vitré de la choroïde, les procès ciliaires se montrent sur chacune de ces parties ; ce qui les a fait distinguer en procès ci-

liaires de la choroïde et en procès-ciliaires du corps
vitré.

La structure des procès-ciliaires est essentielle-
ment vasculaire. Il existe beaucoup d'obscurité sur
leurs usages.

RÉTINE *g*.

La rétine forme la couche la plus interne de la
coque de l'œil. C'est une membrane molle, pul-
peuse, de couleur blanche, opaline, que l'on ne
peut voir entière que très-difficilement, mais dont
on distingue bien la plus grande partie en ouvrant
l'œil sous l'eau : les lambeaux de cette membrane
flottent sous forme de nuage dans le liquide.

On voit la rétine commencer, au fond de l'œil,
vers le point d'insertion du nerf optique dans le
globe, et se propager, de ce point, entre la choroïde
et le corps vitré, auxquels elle n'adhère en aucune
façon, jusque vers la partie antérieure de l'œil, au
point de réunion de l'iris et de la choroïde. Arrivée
à ce point, suivant les uns, elle se renfle, se con-
tinue ensuite par une lame amincie qui se porte
jusqu'au cristallin, et concourt à la formation des
procès ciliaires ; suivant d'autres, elle se termine-
rait à l'origine de ces productions radiées.

Quant à la nature de cette membrane, on l'a tour
à tour regardée comme l'épanouissement de la
pulpe du nerf optique, ou comme une membrane
dans laquelle cette pulpe se continue. On la croit
formée de deux lames très-difficiles à séparer, et

dont l'une, l'interne, serait pulpeuse, et l'externe,
'fibro-vasculaire, lui servirait de soutien.

Que la rétine soit entièrement ou en partie ner-
veuse, c'est à elle qu'est due la sensibilité de l'œil à
la lumière; c'est elle qui perçoit et transmet au
centre nerveux, et par le nerf optique, l'impression
produite sur le tapis par l'image qu'y ont formée les
rayons lumineux.

MILIEUX DE L'OEIL.

Les différentes parties que nous venons d'exami-
ner forment par leur réunion une boîte arrondie,
à parois flexibles, séparée par l'iris en deux com-
partiments très-inégaux. Le plus petit forme la
chambre antérieure et se trouve rempli par l'*hu-
meur aqueuse* (*h*). Le plus grand est occupé en grande
partie par le *corps vitré* (*i*), dans lequel est enclavé,
en avant, le *cristallin* (*j*). L'espace très-étroit qui
reste entre ces deux corps et l'iris forme la chambre
postérieure, et contient, comme l'autre chambre,
une partie de l'humeur aqueuse.

HUMEUR AQUEUSE *h*.

Ainsi nommée à cause de sa ressemblance avec
l'eau, l'humeur aqueuse est un liquide limpide,
transparent, très-peu dense, remplissant les cham-
bres antérieure et postérieure de l'œil, déterminant
par sa quantité la forme convexe de la cornée trans-
parente, et imprimant aux rayons lumineux un pre-
mier degré de réfraction.

L'humeur aqueuse se reproduit promptement lorsqu'une blessure de la cornée en permet l'écoulement au dehors. Elle est sécrétée par une membrane mince, transparente, très-difficile à séparer, qui tapisse toute la chambre antérieure de l'œil, et dont on ne peut démontrer l'existence dans la chambre postérieure. Cependant l'occlusion de la pupille dans le fœtus, par une membrane composée de deux lames, peut faire supposer que chaque chambre est tapissée en entier, à cette époque, par une membrane dont l'adossement avec sa congénère, vers l'ouverture pupillaire, forme le diaphragme à double lame qui sépare les deux chambres.

L'humeur aqueuse n'éprouve aucun changement par l'action de l'alcool et des acides. Quelques sels et des traces de gélatine et d'albumine lui donnent une densité supérieure seulement de 0,0003 à celle de l'eau.

CORPS VITRÉ ¹.

Le corps vitré ou hyaloïde ¹ occupe la plus grande partie de la cavité formée par les membranes de l'œil. Il constitue une masse arrondie, transparente comme le verre, en rapport par toute sa partie postérieure avec la rétine, qui se moule sur lui sans y adhérer, et antérieurement avec le cristallin et les procès ciliaires.

Le corps hyaloïde résulte de l'accumulation d'un liquide désigné sous le nom d'humeur vitrée dans une membrane qui porte également le nom de mem-

(1) De ὕαλος, verre.

brane hyaloïde. Cette dernière se compose d'un feuillet extérieur ou d'enveloppe, et de lames internes qui forment une série de cellules communiquant toutes entre elles, comme celles du tissu cellulaire, et renfermant l'humeur vitrée. On démontre facilement cette structure, en faisant au corps vitré une légère ouverture, par laquelle tout le liquide s'écoule, mais d'une manière assez lente pour prouver que chaque goutte a dû franchir beaucoup d'obstacles pour arriver vers l'orifice pratiqué. Il ne reste après cet écoulement qu'un léger résidu membraneux, ressemblant à un peu de tissu cellulaire desséché.

Si l'on comprime le corps vitré entre les doigts, on reconnaît également sa disposition celluleuse à la sensation particulière que l'on éprouve par le passage lent du fluide d'un point à l'autre de la masse.

Quoiqu'il y ait à cet égard des opinions différentes, on admet le plus généralement que la membrane hyaloïde, en arrivant antérieurement au point où se trouve le cristallin, se sépare en deux lames, dont l'une passe en arrière et l'autre en avant de cette lentille, laissant entre le cristallin et leur point de séparation un petit canal irrégulier qui entoure ce corps et que l'on appelle, à cause de ses renflements et de ses étranglements successifs, *canal godronné*.

L'humeur vitrée est un peu plus dense que l'humeur aqueuse (1,0009) et paraît, du reste, contenir les mêmes principes, en plus grande quantité seulement.

CRISTALLIN *j*.

Le cristallin est le plus dense des milieux de l'œil. Il a la forme d'une lentille convexe, dont la face antérieure offre moins de convexité que la postérieure, et se trouve placé dans l'espèce de chaton que lui offre antérieurement le corps vitré. Non-seulement il est enveloppé par les deux lames antérieure et postérieure de la membrane hyaloïde, mais il possède une capsule propre, transparente comme lui, et qui l'enveloppe en totalité. Sa circonférence est entourée et en quelque sorte fixée par les procès ciliaires et par le canal godronné.

Le cristallin est formé de couches concentriques, dont la consistance augmente à mesure qu'elles sont plus intérieures. Il est facile de reconnaître cette disposition en le pressant entre les doigts ou en le faisant bouillir. Ce corps se rapproche d'autant plus de la forme sphérique qu'on le dépouille d'un plus grand nombre de couches. Sa densité est toujours en rapport direct avec l'âge de l'animal.

La matière qui forme le cristallin est plus dense que les deux humeurs précédentes (1,079). Elle devient opaque par la chaleur et par la dessiccation. Brûlée, elle donne une odeur analogue à celle de la corne. L'analyse chimique y démontre principalement la présence de l'albumine et de la gélatine.

La capsule cristalline est transparente comme la lentille qu'elle renferme, et beaucoup plus épaisse que la lame de l'hyaloïde qui l'enveloppe. Elle forme un sac complet, qui ne contracte d'adhérence avec

la membrane qui l'entoure que vers le canal go-
dronné *k*, et qui n'en contracte aucune avec le cris-
tallin, dont elle paraît sécréter la substance. La con-
gélation détermine l'opacité du cristallin sans rendre
opaque sa capsule.

Le cristallin, comme les autres humeurs de l'œil,
peut perdre sa transparence par suite d'un état ma-
ladif ; mais il est à remarquer que dans le cheval
l'âge n'amène que rarement le trouble des milieux
de l'œil, que l'on aperçoit d'une manière si mar-
quée dans le chien ainsi que dans l'homme.

PARTIES ACCESSOIRES DU GLOBE DE L'ŒIL.

Nous devons dans cet article étudier les sourcils,
la gaîne fibreuse de l'œil, ses muscles, les paupières,
le corps clignotant, la conjonctive et l'appareil la-
crymal.

SOURCILS.

Quoique les sourcils ne soient pas apparents dans
le cheval et dans le bœuf, ils n'en existent pas moins,
et l'on en trouve la preuve dans l'examen du fœtus
de ces animaux, avant l'époque où le corps se couvre
de poils. On voit alors, outre les traces des crins,
celles des sourcils formant un arc bien apparent au-
dessus de l'orbite.

Dans l'espèce du chien, le sourcil est marqué par
un développement plus considérable des poils, qui se
fait surtout remarquer au-dessus de l'angle nasal de
l'œil, où il forme une petite éminence arrondie.

GAINE FIBREUSE.

La cavité orbitaire, confondue dans les mammifères inférieurs avec la fosse temporale, n'aurait pu maintenir l'œil dans une situation fixe si la cloison osseuse n'avait été remplacée par un feuillet fibreux, en forme de cornet, qui porte le nom de *gaîne fibreuse de l'œil.*

Cette gaîne, fixée par son fond autour de l'hiatus orbitaire et attachée par son extrémité évasée à tout le pourtour de l'orbite, est formée d'un feuillet fibreux dont l'épaisseur est plus grande du côté externe, dans les points où elle ne se trouve pas protégée par les parois osseuses. Elle est percée de diverses ouvertures qui donnent passage à des vaisseaux.

Au côté interne de la gaîne, et un peu en dessous de l'apophyse orbitaire, se trouve fixé par deux brides ligamenteuses un petit fibro-cartilage formant une poulie de renvoi pour le muscle grand oblique de l'œil.

La gaîne fibreuse contient, outre le globe de l'œil, les muscles qui le font mouvoir, et avec eux le releveur de la paupière supérieure, la glande lacrymale et le corps clignotant, qui se continue entre les muscles par le peloton ou coussinet graisseux qui le termine. Elle offre à ce coussin adipeux un point d'appui, qui le force à se déplacer lorsque l'œil est tiré par les muscles dans le fond de l'orbite, et à pousser en avant du globe la paupière clignotante.

MUSCLES.

Les muscles de l'œil sont au nombre de sept pour le globe et de trois pour les paupières.

Muscles du globe. Ces muscles sont tous renfermés dans la gaîne fibreuse de l'œil, et se distinguent en cinq droits et deux obliques.

Des cinq droits, quatre ont à peu près la même disposition et peuvent être compris dans une même description. Ce sont quatre bandelettes charnues, qui prennent leur origine au fond de l'orbite, au pourtour de l'hiatus orbitaire. De ce point, ces muscles s'écartent pour se porter en avant, sur les côtés du globe de l'œil, l'un en dessus (droit supérieur), l'autre en dessous (droit inférieur), un troisième en dedans (droit interne), et le quatrième en dehors (droit externe). Tous les quatre viennent se terminer à la partie antérieure de la sclérotique par une aponévrose mince et blanche comme cette membrane avec laquelle elle se confond.

Chacun de ces muscles, d'après sa position, fait tourner l'œil, soit en haut, soit en bas, soit en dedans, soit en dehors, suivant un axe transversal, soit horizontal, soit vertical.

En arrière des quatre muscles droits, et dans l'espace qu'ils circonscrivent, se trouve un cinquième muscle, appelé d'après sa position *droit postérieur.* Celui-ci, plus court et plus épais que les précédénts, se trouve partagé en quatre faisceaux qui correspondent à chacun d'eux et qui entourent le cordon arrondi du nerf optique.

Ce muscle peut, par la contraction isolée de ses faisceaux, participer aux mouvements déterminés par les quatre autres droits, quoique dans des limites plus bornées. Mais son usage principal consiste à tirer le globe au fond de l'orbite, soit pour le soustraire plus complétement à l'action des corps extérieurs, soit pour déterminer par la compression du coussinet graisseux le mouvement du corps clignotant.

Les deux derniers muscles du globe de l'œil sont le *grand oblique* et le *petit oblique*.

Le grand oblique prend son origine au fond de l'orbite, à côté des muscles doits, se dirige sous forme de bandelette charnue vers la petite poulie fibro-cartilagineuse située sous l'apophyse orbitaire, passe dans cet anneau et se replie presque à angle droit pour aller se terminer à la sclérotique, entre le droit supérieur et le droit externe, par une aponévrose qui l'unit à cette membrane.

Par sa contraction, ce muscle fait mouvoir l'œil sur son axe antéro-postérieur, en le tournant de dehors en dedans.

Le petit oblique, beaucoup plus court que le précédent, prend son origine dans la petite fosse placée près de l'orifice du conduit lacrymal. De ce point il se porte obliquement en dehors, pour venir se terminer de la même manière que le grand oblique, entre le droit inférieur et le droit externe. Il fait tourner aussi l'œil sur son axe antéro-postérieur, mais de dedans en dehors.

Muscles des paupières. Ces muscles sont au nombre de trois, dont un commun aux deux paupières, et les deux autres particuliers à la paupière supérieure.

Le premier, l'*orbiculaire des paupières*, forme une large membrane musculaire arrondie, qui entoure l'orbite et se prolonge jusqu'au bord libre de chaque paupière. Ce muscle prend son origine par un petit tendon au petit tubercule que porte l'os lacrymal vers l'angle nasal de l'orbite. De là il se divise en deux portions, dont une passe en dessus, l'autre en dessous de l'œil, et qui viennent se réunir en s'entre-croisant vers l'angle temporal. Par toute sa face externe il est en rapport avec la peau, et par sa face interne il adhère, d'une part au pourtour de l'orbite, et, de l'autre, à la face externe du feuillet fibreux des paupières, qu'il rapproche l'une de l'autre par sa contraction.

Le *fronto-sourcilier* est une petite bandelette située vers le sourcil, partant de l'extrémité supérieure du frontal et venant confondre ses fibres avec la partie supérieure de l'orbiculaire, placée vers l'angle nasal, qu'elle élève par sa contraction.

L'*orbito-palpébral*, ou le releveur de la paupière supérieure, est une bandelette charnue, mince, étroite, qui prend son origine au fond de l'orbite, se dirige au-dessus du droit supérieur, puis descend en avant du globe de l'œil pour aller s'unir par son aponévrose terminale au feuillet fibreux de la paupière supérieure, qu'il relève par sa contraction, le globe de l'œil lui-même lui servant de poulie de renvoi.

PAUPIÈRES.

Les paupières forment des voiles membraneux composés de plusieurs couches, placés au devant du globe de l'œil, qu'ils recouvrent en grande partie dans l'état ordinaire et qu'ils cachent complétement pendant le sommeil, ou lorsqu'un corps étranger menace de toucher l'œil, ou encore lorsque cet organe est frappé subitement par une lumière trop vive.

Les paupières, au nombre de deux, l'une supérieure, l'autre inférieure, sont réunies par deux commissures constituant les angles de l'œil, dont l'un, externe, porte le nom de *petit angle* ou *angle temporal*, et l'autre, interne, est appelé *grand angle* ou *angle nasal*.

Les deux paupières sont recouvertes à l'extérieur par la peau amincie, garnie de poils très-fins et formant de petites rides. La supérieure, la plus grande, la plus mobile, est presque la seule qui se déplace pour recouvrir l'œil. Elle porte à son bord libre plusieurs rangées de petits poils raides et courts, désignés sous le nom de *cils*. L'inférieure, plus petite, peu mobile, porte aussi des cils, mais bien moins nombreux que ceux de la paupière supérieure.

Les bords libres des deux paupières s'appliquent réciproquement l'un contre l'autre pendant l'occlusion de l'œil. On aperçoit à leur partie tranchante une série de petites ouvertures, sur lesquelles nous reviendrons plus loin.

Les paupières sont formées par plusieurs couches
de tissus différents ; elles portent vers leur bord li-
bre un petit arc cartilagineux destiné à maintenir ce
bord dans un état de tension et de courbure conve-
nables pour entourer le globe de l'œil, et prévenir le
plissement vertical du voile protecteur.

La couche la plus extérieure est formée par la
peau, qui adhère, au moyen d'un tissu cellulaire fila-
menteux, à une seconde couche contractile, qui n'est
autre que le muscle orbiculaire des paupières.

En dessous de cette couche musculeuse on ren-
contre un feuillet fibreux assez mince, qui adhère à
tout le pourtour de l'orbite et forme la base des
paupières.

Jusqu'ici la structure est la même pour les deux
paupières ; mais nous trouvons ensuite en plus, pour
la paupière supérieure, l'expansion tendineuse qui
termine son muscle releveur.

Enfin les deux paupières sont tapissées à leur
face la plus interne par une dernière couche appar-
tenant à la muqueuse conjonctive.

Le petit arc cartilagineux qui tend le bord des
paupières porte le nom de *Cartilage. tarse*. C'est un
petit corps allongé, incurvé, qui adhère par sa face
externe au muscle orbiculaire, par sa face interne
à la conjonctive palpébrale, et qui va en diminuant
insensiblement vers chacun des deux angles de l'œil.
Ce cartilage est creusé dans toute sa longueur et à
sa face interne d'une série de petits sillons transver-
saux à sa direction, qui renferment et protégent
chacun un petit follicule désigné sous le nom de

glande de Meibomius ou de *follicule ciliaire*. Ces petits corps sécrètent et versent au bord libre de la paupière, par une petite ouverture, une humeur sébacée, destinée à lubrifier cette partie. On peut provoquer la sortie de cette humeur en comprimant le bord libre de la paupière. Sécrétée en trop grande abondance, elle constitue la *chassie*.

Les cils sont de petits poils courts et assez forts, implantés sur plusieurs rangs au bord libre de chaque paupière et abondants surtout à la supérieure, où ils occupent principalement le voisinage de l'angle temporal. Ils préservent l'œil de l'abord d'une trop vive lumière et des corpuscules voltigeant dans l'atmosphère.

Dans les oiseaux, la paupière inférieure jouit de mouvements aussi étendus, et même plus que ceux de la paupière supérieure. Cette disposition, inverse à ce qui existe chez les mamifères, ne souffre que très-peu d'exceptions.

CORPS CLIGNOTANT.

Cet organe, que l'on appelle aussi *troisième paupière, paupière clignotante*, est placé dans le grand angle de l'œil, d'où il s'étend sur le globe pour le débarrasser des corps étrangers qui pourraient s'y attacher.

Le corps clignotant a pour base un fibro-cartilage de forme assez irrégulière, épais et presque prismatique à sa base, s'amincissant à sa partie antérieure, qui est recouverte par un repli de la conjonctive, et

se continuant en arrière par un fort coussinet grais-
seux, qui s'insinue entre tous les muscles de l'œil et
contracte avec eux des adhérences peu intimes.

Aucun muscle ne concourt d'une manière di-
recte à l'exécution des mouvements du corps cligno-
tant, qui sont entièrement mécaniques. Lorsque l'œil
est dans sa position habituelle, on n'aperçoit de ce
corps que le repli de la conjonctive qui le termine
en avant ; le reste est caché dans la gaîne fibreuse
de l'œil. Mais si ce dernier vient à être retiré en ar-
rière par la contraction de ses muscles droits, le
globe comprimant le peloton graisseux qui fait
suite au cartilage, ce coussinet tend à s'échapper au
dehors et pousse devant lui le corps clignotant, qui
cache entièrement la vitre de l'œil et l'essuie dans
toute son étendue (1). Ce mouvement est instantané ;
mais on peut fixer momentanément cet organe en
appuyant légèrement sur l'œil, que l'animal retire
alors vers le fond de l'orbite.

L'usage du corps clignotant est, comme nous l'a-
vons déjà vu, d'entretenir la netteté de la surface de
l'œil en enlevant les corpuscules que les paupières
ont pu laisser arriver jusqu'à lui ; et ce qui démon-
tre parfaitement cet usage, c'est le rapport inverse
qui existe constamment entre le développement de
ce corps et la facilité qu'ont les animaux de se frotter

(1) « D'après les anatomistes....., l'œil, étant tiré vers le fond
de l'orbite, exerce une compression sur le coussinet graisseux,
qui à son tour, *et pour reprendre sa position normale*, pousse le
corps clignotant sur la surface de la cornée lucide (Merche,
P. 110). » M. Merche a mal copié les *anatomistes*, auxquels il a
emprunté cette explication.

l'œil avec le membre antérieur. C'est ainsi que dans le cheval et le bœuf, dont le membre thoracique ne peut servir à cet usage, le corps clignotant est très-développé ; qu'il devient plus petit dans le chien, qui peut déjà un peu se servir de sa patte pour le remplacer ; plus petit encore dans le chat et rudimentaire dans le singe et dans l'homme, dont la main est parfaite.

Dans le tétanos, le corps clignotant reste souvent en permanence devant le globe de l'œil, par suite de la contraction constante des muscles droits.

La membrane clignotante des oiseaux correspond à l'organe qui nous occupe, et sert en outre chez ces animaux à modérer l'action des rayons lumineux.

CONJONCTIVE.

Cette membrane, ainsi que l'indique son nom (1), joint les paupières au globe de l'œil en se portant de la moitié antérieure de celui-ci, qu'elle tapisse, sur la face interne de celles-là. C'est une membrane muqueuse, destinée à entretenir la souplesse et les mouvements réciproques des parties qu'elle recouvre.

En prenant la conjonctive au pourtour de l'orifice circonscrit par le bord libre des paupières, nous la voyons tapisser ces organes protecteurs dans toute leur face interne, recouvrir par un repli particulier toute la portion protractile du corps clignotant, et se replier ensuite pour recouvrir en même temps que'

_____
(1) De *conjungere*, joindre.

la sclérotique les expansions albuginées des muscles qui viennent s'y attacher.

Jusque-là on peut très-bien suivre cette membrane par les moyens ordinaires de la dissection ; mais lorsqu'on arrive au point de réunion de la cornée avec la sclérotique, il devient impossible de continuer à détacher la conjonctive, et plusieurs anatomistes se sont appuyés sur ce fait pour nier son existence sur la cornée transparente. Cependant, si l'on considère que, dans les cas d'inflammation intense de cette membrane, on voit les vaisseaux sanguins qu'elle renferme se prolonger à la surperficie de la vitre de l'œil ; que dans certains cas il se développe sur cette même surface des plaques dermoïdes surmontées de poils plus ou moins longs et nombreux, on sera amené à admettre que la conjonctive tapisse la face antérieure de la cornée transparente, à laquelle elle adhère d'une manière intime, et dont elle partage dans cette partie la diaphanéité. On sait en effet que les muqueuses peuvent seules éprouver dans certains cas la métamorphose dermoïde.

Outre les différentes portions qui tapissent l'œil et les paupières, la conjonctive se prolonge, d'un côté, dans les canaux hygrophthalmiques, et, de l'autre, par les points lacrymaux, dans toute l'étendue des voies lacrymales, à l'extrémité desquelles elle se réunit à la peau très-fine de l'entrée du naseau, près du point où commence la pituitaire.

Elle sécrète dans l'état de santé une petite quantité d'un mucus incolore, que l'on trouve souvent à l'angle nasal de l'œil en petits flocons, unis aux corpuscules étrangers qui ont sali la surface de l'organe.

APPAREIL LACRYMAL.

Cet appareil comprend : 1° une glande sécrétant les larmes ; 2° une série de canaux qui transmettent le superflu de ce liquide à l'orifice externe des cavités nasales.

Glande lacrymale. Cette glande, située entre l'apophyse orbitaire et la partie supérieure du globe de l'œil, dont elle est séparée par les muscles droit supérieur et orbito-palpébral, présente une face supérieure, convexe, et une face inférieure, concave, pour s'accommoder à la disposition de ces parties. Elle est peu développée et formée de granulations très-ténues, réunies par un tissu cellulaire très-fin et donnant naissance à des radicules déliées, dont la réunion forme un certain nombre de canaux très-étroits qui viennent s'ouvrir à la face interne de l'angle temporal des paupières, et que l'on désigne sous le nom de *canaux hygrophthalmiques*.

La glande lacrymale sécrète les larmes destinées à lubrifier la surface antérieure de l'œil. Ce liquide aborde à l'organe par l'angle temporal et se porte entre les paupières et le globe, vers l'angle nasal. Sa sécrétion, qui a lieu continuellement, est activée par toutes les causes qui peuvent irriter la conjonctive, et sa nature peut changer sous les mêmes influences.

Caroncule lacrymale. On appelle ainsi un petit corps arrondi, légèrement rugueux, que l'on remarque dans l'angle nasal de l'œil, et qui n'est autre chose qu'un léger repli de la conjonctive, recouvrant quelques follicules agglomérés et les bulbes de quelques poils fins, que l'on voit facilement à sa surface.

La caroncule lacrymale est assez souvent noirâtre ou marbrée de cette couleur. On la regarde soit comme destinée à diriger les larmes vers les points lacrymaux, soit comme servant à séparer de ce liquide les corpuscules qu'il pourrait entraîner.

Points lacrymaux. Ce sont deux petites ouvertures rondes, situées, une à chaque paupière, à peu de distance de la commissure nasale, et par lesquelles les larmes passent de la surface oculo-palpébrale dans les conduits lacrymaux.

Conduits lacrymaux. Ces deux petits canaux font suite aux points du même nom ; ils sont comme eux très-étroits et conduisent les larmes dans le sac lacrymal.

Le conduit supérieur est plus long que l'inférieur, et gagne le sac lacrymal en arrière de celui-ci.

Ces conduits sont formés par un prolongement fin de la conjonctive, qui s'introduit par les points lacrymaux et tapisse la surface interne de tout l'appareil excréteur des larmes.

Sac lacrymal. Ce petit réservoir, logé dans l'infundibulum qui précèdele trou lacrymal de l'os de ce nom, reçoit les larmes des deux conduits lacrymaux, et les réunit pour les faire passer ensuite dans le canal lacrymal. La muqueuse qui le forme fait suite à celle des canaux précédents.

Canal lacrymal. Les larmes que recueille le sac

lacrymal passent dans le canal du même nom, long conduit qui s'étend jusqu'à l'orifice inférieur de la narine. La moitié environ de son trajet a lieu dans le conduit osseux de l'os lacrymal, qui le protége, et se termine entre les deux cornets. Le reste du canal est placé sous la muqueuse nasale, vient passer à la face interne de l'aile externe de la narine et se termine par un orifice quelquefois double, qui semble percé à l'emporte-pièce, vers la commissure inférieure, près du point où s'établit la ligne de démarcation entre la couleur foncée de la peau et la teinte rosée de la muqueuse. Cet orifice constitue ce que l'on appelle l'*égout nasal*.

Dans toute son étendue, le canal lacrymal est tapissé par la continuation de la muqueuse du sac lacrymal. Dans les solipèdes, ce canal s'ouvre sur la surface cutanée de l'entrée de la narine. Il en résulte que, chez ces animaux, la conjonctive, avec ses dépendances, forme une muqueuse particulière, réellement séparée de la grande muqueuse gastropulmonaire.

Dans l'âne et dans le mulet, l'orifice du canal lacrymal se trouve situé à la face interne de l'aile externe de la narine, et non vers la commissure inférieure, comme dans le cheval.

§ 2. — Résumé des principales lois de la lumière applicables à la vision.

Les rayons de lumière qui s'échappent d'un corps lumineux par lui-même ou éclairé se dirigent dans tous les sens en ligne droite, s'entre-croisant sans se confondre, et formant une série de cônes, dont le sommet est au corps lumineux, et la base sur les objets que rencontrent les rayons.

Les corps, relativement aux rayons lumineux, sont de deux espèces : les uns opaques, interceptant le passage de ces rayons, les autres transparents ou diaphanes, se laissant traverser par eux, en leur imprimant toutefois certaines modifications. –

Lorsqu'un rayon lumineux, que nous supposerons isolé, vient à rencontrer un corps opaque, il se comporte différemment suivant la nature de la surface. Si elle est noire et non polie, le rayon est presque entièrement absorbé. Si, au contraire, elle est blanche et bien unie, le rayon est renvoyé dans une direction qui varie selon celle de son arrivée, et ce phénomène constitue ce qu'on appelle la *réflexion*.

LOIS DE LA RÉFLEXION.

Si un rayon lumineux vient à tomber sur un miroir plan, perpendiculairement à sa surface, il sera renvoyé dans la même direction, et par conséquent la réflexion ne pourra être aperçue ; mais s'il tombe sur cette surface sous un angle aigu ou obtus, il sera renvoyé sous le même angle.

Ainsi, en admettant qu'un rayon AB (*fig.* 67) tombe sur le miroir plan CD sous un angle de 45 degrés, le rayon réfléchi BE qu'il formera s'éloignera du miroir sous le même angle de 45 degrés. On exprime ce fait en disant que *l'angle de réflexion est égal à l'angle d'incidence.*

Il nous suffit d'établir ici cette loi, sans nous

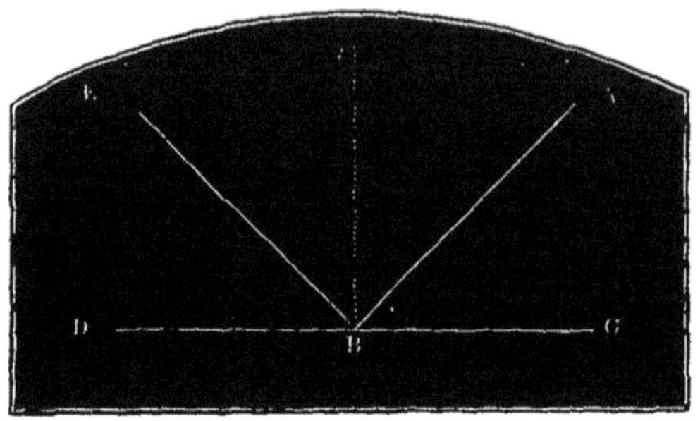

Fig. 67.

occuper des propriétés des miroirs convexes et des miroirs concaves.

LOIS DE LA RÉFRACTION.

Les lois de la réfraction doivent principalement nous occuper, puisque c'est par elles que l'on explique les principaux phénomènes de la vision.

La lumière, lorsqu'elle traverse sous certains angles des *milieux* ou corps transparents de densités différentes, éprouve dans sa marche des déviations que l'on désigne sous le nom de *réfraction*.

Si le rayon lumineux tombe perpendiculairement sur la surface du corps qu'il doit traverser, il n'éprouve aucun changement dans sa marche. Mais s'il forme avec cette surface un angle autre qu'un angle droit, il se dévie en se rapprochant de la perpendiculaire, s'il passe d'un milieu moins dense dans un milieu plus dense, et en s'en écartant, au contraire, si le milieu qu'il vient à traverser offre moins de densité que celui dans lequel il se trouvait plongé.

Soit un rayon lumineux AB (*fig*. 68) tombant per-
pendiculairement d'un milieu quelconque, l'air, par
exemple, sur un corps transparent CDEF, plus dense
que ce fluide : il le traversera sans éprouver aucun

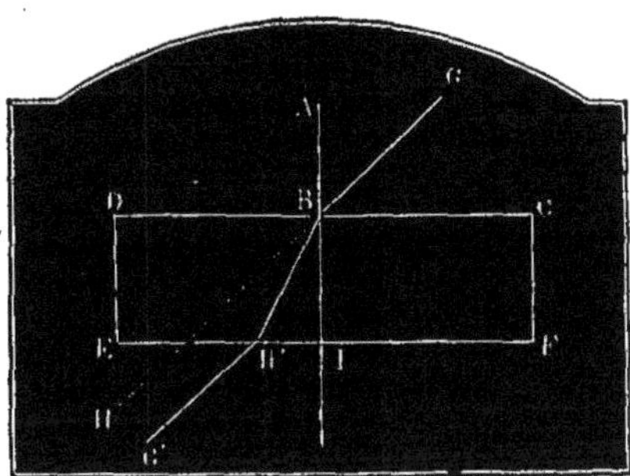

Fig. 68.

changement de direction, et sortira en ɪ. Supposons
maintenant un autre rayon tombant obliquement du
point G au point B : au lieu de suivre la direction BH,
comme il le ferait si le milieu ne changeait pas de
densité, il suivra celle de BH′, qui le rapprochera
de la perpendiculaire Bɪ, et ce n'est qu'en quittant
le corps dense au point H′ qu'il reprendra une nou-
velle direction H′G′, parallèle à celle que suivait ce
rayon avant son immersion dans le corps dense.

Ce phénomène de réfraction nous est démontré
journellement par la brisure apparente que présente
à l'œil un bâton plongé obliquement dans l'eau. Il
est facile de le rendre plus évident encore par une
expérience très-simple et toujours facile à exécuter.
Placez dans un vase à parois opaques un corps quel-
conque, soit une pièce dé monnaie ; éloignez-vous
ensuite du vase jusqu'au moment où le bord vous

cachera complétement ce corps : il suffira, pour que
vous l'aperceviez de nouveau, sans changer de po-
sition, qu'on verse de l'eau dans le vase. Il .est évi-
dent que dans cette expérience le rayon lumineux
provenant du corps plongé dans l'eau s'est réfracté
à sa sortie du liquide en s'écartant de la perpendi-
culaire pour rendre de nouveau le corps aper-
cevable.

Les choses se passent ainsi lorsque le milieu que
traverse le rayon lumineux présente des surfaces
planes et parallèles. Mais si les surfaces du corps
dense sont dans des directions différentes, nous trou-
verons aussi une différence dans la direction du
rayon, qui ne reprendra pas une marche parallèle à
celle qu'il suivait auparavant.

Prenons pour exemple un prisme triangulaire

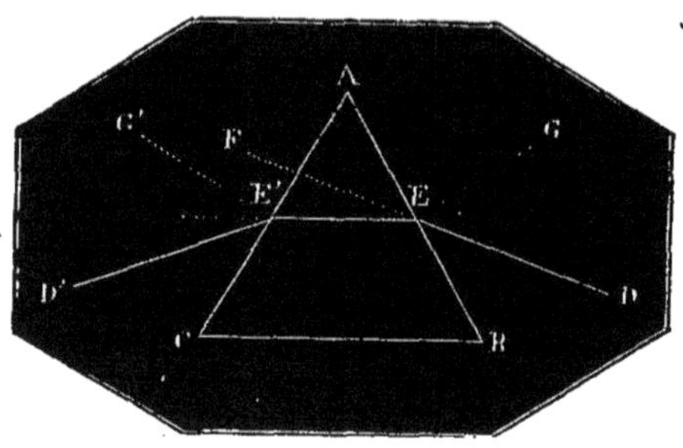

Fig. 69.

dont la coupe sera représentée par le triangle ABC
(*fig.* 69).

Si un rayon lumineux DE tombe obliquement
sur le plan AB de ce corps transparent, au lieu de se
continuer selon EF, il se rapprochera de la ligne GE,
perpendiculaire au plan, et viendra aboutir en E' sur

la surface AC. Mais là, au lieu de reprendre une di-
rection parallèle à la ligne DE, comme cela aurait lieu
si les plans AB et AC étaient parallèles, il s'écartera de la
ligne G'E', perpendiculaire au plan AC, et se portera
dans la direction E'D', éprouvant ainsi par l'action
du prisme deux brisures successives, mais dans le
même sens, tandis que si le milieu traversé eût été
à plans parallèles, les deux brisures eussent été en
sens inverse et se seraient compensées l'une par
l'autre.

LENTILLE CONVEXE.

Les lignes courbes que présentent les lentilles
convexes ou concaves peuvent être regardées comme
une succession de petites surfaces planes, inclinées
à la suite les unes des autres depuis le centre ou l'axe
de la lentille jusqu'à son bord. Chaque rayon lumi-
neux tombant sur une de ces surfaces subit les
mêmes réfractions qu'en traversant le prisme ; et si
deux rayons viennent tomber à une certaine dis-
tance l'un de l'autre sur deux points opposés égale-
ment éloignés de l'axe, la double brisure qu'ils
éprouveront les rapprochera l'un de l'autre en ar-
rière de la lentille, et ils viendront s'entre-croiser
sur l'axe à une distance variable suivant le degré de
réfraction qu'ils auront éprouvé.

Nous pouvons donc, pour rendre l'explication
plus facile, remplacer la lentille convexe par deux
prismes opposés par leur base.

Si deux rayons AB et A'B' (*fig.* 70), parallèles entre
eux, viennent tomber sur cette lentille en B et en B',

chacun d'eux se comportera comme celui que nous
avons suivi déjà dans son passage à travers un prisme
isolé ; c'est-à-dire qu'arrivés à la surface de la len-
tille, aux points B et B', ils se rapprocheront des

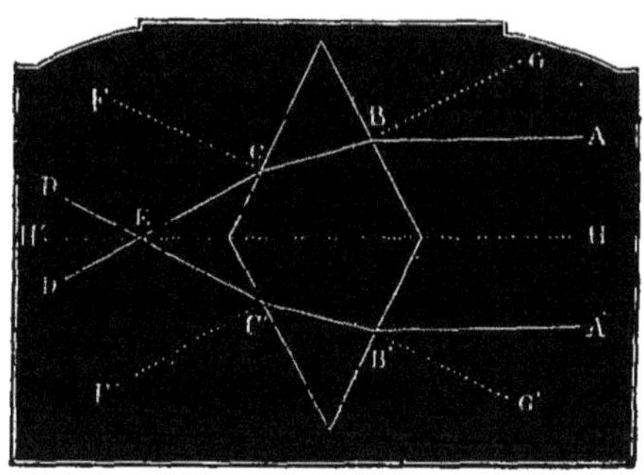

Fig. 70.

perpendiculaires GB et G'B' et se porteront en c et c'
à travers le corps dense. En sortant de celui-ci, ils
s'écarteront des perpendiculaires CF et C'F' et se
dirigeront en CD' et C'D en s'entre-croisant en E sur
la ligne HH', qui forme l'axe de la lentille.

L'effet inverse sera produit par la lentille bicon-
cave dont nous n'avons pas besoin de nous occuper
ici, puisqu'elle n'entre pas dans la formation de
l'organe de la vision.

APPLICATION DES LOIS PRÉCÉDENTES AU GLOBE DE L'OEIL.

L'œil, sous le rapport de la vision, peut être con-
sidéré comme une lentille biconvexe, formée par la
cornée, l'humeur aqueuse, le cristallin et le corps
vitré, et par conséquent composée de milieux de
densités différentes, parmi lesquels le cristallin

jouit de la propriété de réfraction la plus grande, à cause de sa densité et de la convexité plus grande de ses surfaces. Cette lentille, formée de couches différentes, est enfermée dans une boîte qui ne se laisse pénétrer par la lumière qu'à sa partie antérieure, et qui, enduite d'une couche noire dans la plus grande partie de son étendue, présente un aspect métallique au point où l'image doit se peindre après avoir traversé la rétine.

Si un corps quelconque se trouve à une certaine distance de l'œil, chacun des points de ce corps enverra à l'organe des rayons lumineux qui tomberont sur la cornée et franchiront cette première couche transparente, ainsi que l'humeur aqueuse. Les plus externes de ces rayons, rencontrant l'iris, seront réfléchis par cette membrane, et les autres, pénétrant à travers la pupille, rencontreront le cristallin et le corps vitré, qui augmenteront la réfraction déjà produite par la cornée et l'humeur aqueuse et rapprocheront tellement les rayons que leur entre-croisement aura lieu entre la face postérieure du cristallin et le tapis, sur lequel l'image viendra se peindre renversée.

Nous ne trouvons donc ici que l'effet de la lentille convexe, compliqué seulement par la différence de densité existant dans les quatre substances qui la forment.

Mais, comme, sur la lentille la plus parfaite, les rayons les plus rapprochés de l'axe sont les seuls qui donnent une image nette, tandis que ceux qui tombent obliquement au pourtour rendent cette image diffuse, il fallait qu'un diaphragme opaque fût disposé de manière à n'admettre à traverser la lentille que les rayons les moins obliques du cône lumineux, et cet office est parfaitement rempli par l'iris, qui se trouve placé non à la surface de la lentille formée par l'œil, mais dans son épaisseur, disposition qui concentre encore plus les rayons que ne le ferait un diaphragme à même degré d'ouverture placé à la surface de l'œil. L'enduit noir de la choroïde et de l'uvée absorbe d'ailleurs les rayons divergents qui peuvent pénétrer dans l'organe.

Nous n'avons pas à rechercher ici pourquoi l'image peinte renversée au fond de l'œil est cependant vue droite par l'animal; pourquoi l'œil est achromatique; pourquoi cet organe peut à la fois distinguer des objets éloignés et des corps rapprochés, etc., etc. Tous ces points de l'optique, plus ou moins bien expliqués jusqu'à présent, ne seraient pas ici à leur place. L'explication abrégée que nous venons de donner sur les usages du globe de l'œil suffira pour faire comprendre l'effet et la gravité de la plupart de ses maladies.

§ 3. — **Beautés, défectuosités, maladies de l'Œil.**

L'œil, pour être beau, doit être grand, à fleur de tête, de couleur foncée, brillant, et modérément convexe. Ces qualités doivent être unies à la limpidité des humeurs qu'il renferme et à la parfaite mobilité de l'iris.

La vivacité du reflet de l'œil, la hardiesse du re-
gard, sont presque toujours un indice de l'énergie
de l'animal, et c'est à cette qualité de l'organe que
la tête doit la plus grande partie de son élégance et
de son expression.

L'œil peut présenter plusieurs défectuosités ou
maladies, que nous devons étudier avec un soin pro-
portionné à l'importance de l'organe.

ŒIL PETIT OU GRAS.

L'œil peut être petit par le défaut de volume du
globe ou par le peu de largeur de l'ouverture des
paupières. Ce défaut se fait remarquer surtout dans
les chevaux à tête grosse, chargée, et provenant des
pays froids et humides.

Non-seulement l'œil petit donne à l'animal un
aspect désagréable, mais il indique très-souvent
une prédisposition aux différentes affections de cet
organe, et surtout à la fluxion périodique. On dési-
gne encore cette conformation sous le nom d'*œil de
cochon.*

Il est des chevaux chez lesquels la petitesse de
l'œil est due à un relâchement de la paupière supé-
rieure, qui peut quelquefois n'exister que pour un
seul œil, ce qui rend cette difformité encore plus
choquante. L'œil conserve du reste toutes ses fa-
cultés ordinaires et la vision n'est gênée que par
ce relâchement, que l'on ne peut guère espérer de
guérir.

ŒIL GROS, OU ŒIL DE BŒUF.

L'œil gros tient cette conformation, non d'un développement extraordinaire du globe, mais d'une convexité trop considérable de la cornée transparente. Il paraît sortir de l'orbite et donne à l'animal un air hébété, en même temps qu'il le rend myope.

On l'appelle *œil de bœuf* parce que, dans cet animal, la cornée est naturellement plus convexe que dans le cheval.

ŒIL CERCLÉ.

L'œil cerclé est celui qui laisse voir autour de la cornée un cercle blanc, c'est-à-dire une portion de la sclérotique. Que cette disposition tienne à une diminution du diamètre de la cornée ou à une plus grande ouverture des paupières, elles n'influe en rien sur la bonté de l'œil et ne présente d'autre inconvénient que de donner à la tête de l'animal un air de méchanceté qui n'est pas justifié par son caractère.

YEUX INÉGAUX.

Les yeux peuvent être inégaux par suite de l'inégalité de l'ouverture des paupières, et ce défaut n'existe alors que pour le coup d'œil. Mais si l'inégalité réside dans le volume du globe oculaire, il faut examiner avec la plus grande attention les deux yeux, et surtout le plus petit, car il est très-rare que l'inégalité de volume soit naturelle; elle est due, le plus souvent, à des accès répétés de fluxion périodique.

NUAGE, TAIE, ALBUGO (1), LEUCOMA (2).

Sous ces différents noms, on désigne l'opacité plus ou moins complète et plus ou moins étendue de la cornée transparente.

Le *nuage* est cet état de la membrane dans lequel l'opacité est incomplète, superficielle, et donne à la cornée un aspect bleuâtre qui ne s'oppose pas complétement au passage des rayons lumineux.

La *taie*, ou *albugo*, présente une opacité complète, mais presque toujours partielle.

Le *leucoma* n'est autre chose qu'une cicatrice de la cornée, qui intéresse toujours la membrane plus profondément que la taie, et qui, comme elle, intercepte complétement le passage des rayons lumineux.

L'étendue et la position de la plaque opaque influent beaucoup sur le préjudice qu'elle apporte à la vision de l'animal.

Si elle recouvre entièrement la cornée, les rayons lumineux ne peuvent pénétrer dans l'œil, qui n'est alors d'aucun usage, malgré l'intégrité de ses autres parties, à moins toutefois qu'il n'y ait qu'un nuage très-léger, comme cela se remarque souvent sur les jeunes chevaux à l'époque de l'éruption des dents de remplacement.

La vision peut être interceptée par une taie beaucoup plus petite que la surface de la cornée, si cette tache est placée sur le centre de la vitre de l'œil, et par conséquent en face de la pupille. Dans ce cas,

(1) De *albus*, blanc.
(2) De λευκὸς, blanc.

ou l'œil ne voit pas les objets, ou il n'en voit que le pourtour, le centre ne présentant pour lui qu'une large tache noire.

Si la taie se trouve sur le bord de la cornée et ne s'étend pas jusqu'au niveau de la pupille, elle ne nuit en rien à la vision. Toutefois il peut arriver que, pendant la grande clarté du jour, elle confine le bord de l'ouverture pupillaire, qui est alors resser-rée, et que, lorsque celle-ci se dilatera vers le soir pour recevoir plus de rayons lumineux, la taie vienne alors échancrer l'objet par l'interception d'une partie de ces rayons.

On doit donc, pour apprécier la gravité de la taie, avoir égard à son étendue, à sa position et à son épaisseur. Son ancienneté est aussi essentielle à con-sidérer ; mais on ne peut guère avoir de données certaines à cet égard, lorsqu'il s'agit de l'achat et non du traitement de l'animal.

Le nuage peut se dissiper s'il est dû, comme nous l'avons vu, à l'éruption des dents. On ne peut comp-ter sur la disparition de la véritable taie, et l'on doit même souvent craindre de voir s'augmenter celle qui se trouve confinée sur le bord de la cornée. Enfin, le leucoma, résultat d'une lésion profonde de la membrane, ne peut laisser aucun espoir de gué-rison ; mais aussi il n'est pas susceptible de s'étendre une fois qu'il est formé.

L'opacité complète de la cornée peut exister mo-mentanément sous l'influence de diverses maladies ; mais les animaux ne sont pas exposés en vente dans cet état.

CATARACTE.

On donne le nom de cataracte à l'opacité complète ou partielle du cristallin, ou de sa capsule.

Cette maladie intercepte le passage des rayons lumineux et s'oppose à la formation de l'image sur le tapis, ou la rend confuse et incomplète, suivant que le cristallin est complétement opaque, qu'il commence à le devenir, ou que l'opacité se montre par points détachés.

La cataracte affecte principalement les solipèdes, chez lesquels elle est le plus souvent le résultat de la fluxion périodique. Elle constitue un défaut d'autant plus grave qu'on ne peut en espérer la guérison.

Lorsqu'elle existe, on trouve la pupille ou resserrée ou fortement dilatée, et l'on aperçoit dans cette ouverture une teinte blanchâtre ou complétement blanche, suivant que la maladie est plus ou moins avancée, et quelquefois aussi tirant sur le jaune. D'autres fois on n'aperçoit qu'un ou plusieurs petits points blancs, le reste du cristallin conservant à peu près sa limpidité ordinaire.

La cataracte, même commençante, déprécie toujours fortement le cheval, car elle ne peut qu'augmenter et amener la perte complète de l'œil; et l'on doit examiner avec la plus scrupuleuse attention l'œil opposé, pour s'assurer s'il n'a pas déjà une tendance à partager l'état de l'œil malade.

On a bien essayé de guérir la cataracte chez les animaux, comme on le fait chez l'homme, par le déplacement ou l'extraction du cristallin; mais l'opération réussit rarement. La contraction du muscle droit postérieur, comprimant l'œil au fond de l'orbite, détermine l'expulsion de l'humeur vitrée lors de l'enlèvement du cristallin, si l'on opère par *extraction*, et l'on obtient rarement de bons résultats de l'opération *par abaissement*. D'ailleurs, en admettant que l'opération réussît parfaitement, la vue serait toujours imparfaite, et l'animal, devenant ombrageux, serait souvent d'un service moins avantageux encore qu'avant qu'il fût opéré.

GLAUCOME (1).

On donne ce nom à une maladie de l'humeur hyaloïde, dans laquelle l'apparence cristalline et limpide qui la distingue est changée en une nuance verdâtre, que l'on aperçoit dans le fond de l'œil à travers l'humeur aqueuse et le cristallin.

Presque toujours le glaucome est une suite d'autres maladies de l'œil, et surtout de la fluxion périodique. Cette affection est incurable, et doit toujours faire présumer la perte plus ou moins prochaine de la vue dans l'œil qui en est attaqué.

AMAUROSE (2), OU GOUTTE SEREINE.

On appelle *amaurose* ou *goutte sereine* un état de paralysie de la rétine qui ôte à l'œil la faculté d'apercevoir les objets, quoiqu'il conserve toutes les

(1) De γλαυκὸς, vert de mer.
(2) De ἀμαυρόω, j'obscurcis.

apparences de l'intégrité de ses membranes et la limpidité de ses humeurs.

La paralysie de la rétine n'est dévoilée que par son effet consécutif sur l'iris, dont les mouvements se trouvent également paralysés. Ainsi, l'œil frappé d'amaurose peut présenter une grande dilatation ou un resserrement de la pupille; mais si on le place dans des conditions très-opposées de lumière, on ne verra aucun des mouvements que l'iris devrait exécuter si l'œil jouissait de l'intégrité de ses fonctions.

La goutte sereine survient quelquefois lentement; on peut alors, avant la cessation des mouvements de la pupille, observer leur ralentissement, et c'est à cet état préliminaire qu'on donne les noms de *mydriase* (1) ou *amblyopie* (2), qui peuvent s'appliquer en général à tous les affaiblissements de la vue, quelle qu'en soit la cause.

D'autres fois, l'amaurose se montre subitement; mais c'est toujours dans le cas d'affections graves, comme le vertige, les indigestions, les grandes hémorrhagies, qui empêchent toujours d'exposer l'animal en vente.

HYDROPHTHALMIE (3).

L'humeur aqueuse, tout en conservant sa limpidité, peut se trouver en excès dans l'œil et déterminer dans cet organe une compression qui fait saillir en

---

(1) De ἀμυδρὸς, faible, obscur.
(2) De ἀμϐλύς, émoussé, obtus; ὤψ, ὠπὸς, œil.
(3) De ὕδωρ, eau; ὀφθαλμὸς, œil.

avant la cornée transparente, et la rend plus con-
vexe, en même temps que postérieurement elle
comprime aussi l'iris, gêne ses mouvements et finit
par les anéantir; aussi cette maladie, que l'on désigne
sous le nom d'*hydropisie* de l'œil ou *hydrophthalmie*,
s'accompagne-t-elle presque toujours de la goutte
sereine.

L'œil affecté d'hydrophthalmie paraît sain au pre-
mier abord; il est parfaitement transparent, et l'on
ne reconnaît la maladie qu'au volume plus consi-
dérable de l'organe, à la convexité outrée de la
cornée, et à la nullité ou à la presque nullité des
mouvements de la pupille.

Cette affection est toujours grave et équivaut à la
perte de l'œil.

OPHTHALMIE.

L'ophthalmie est l'inflammation de la conjonctive,
caractérisée principalement par la rougeur de cette
membrane, le gonflement des paupières et l'*épiphora*,
ou larmoiement. Quelquefois la maladie se propage
au globe de l'œil, et peut même amener momenta-
nément l'opacité de la cornée et le trouble de l'hu-
meur aqueuse.

L'ophthalmie peut devenir chronique, et c'est seu-
lement sous cet état qu'on la rencontre chez les ani-
maux exposés en vente; elle s'accompagne alors de
lippitude, et souvent d'éraillement des paupières.

On doit toujours craindre, lorsqu'un cheval pré-
sente quelque lésion de ce genre, de confondre avec
l'ophthalmie simple l'ophthalmie périodique.

OPHTHALMIE OU FLUXION PÉRIODIQUE.

Cette maladie, que l'on appelle encore *fluxion lu-
natique*, à cause de l'influence qu'on attribuait à la
lune sur sa marche, est une inflammation de l'œil et
de ses parties accessoires, qui se renouvelle par accès
à des intervalles variables, détériore insensiblement
l'organe et finit par le rendre entièrement impropre
à la vision.

La fluxion périodique présente dans le moment
des accès des caractères que l'on peut facilement
confondre avec ceux d'une violente ophthalmie or-
dinaire. L'œil malade offre une rougeur prononcée
de la conjonctive, un engorgement marqué des pau-
pières; la cornée est devenue opaque , ainsi que
l'humeur aqueuse, et probablement les humeurs
placées plus profondément; l'œil est constamment
fermé, et laisse échapper, vers l'angle nasal, des lar-
mes qui s'écoulent constamment sur le chanfrein. A
ces symptômes se joignent souvent ceux d'une fièvre
inflammatoire assez intense.

Cet état d'inflammation persiste pendant un temps
plus ou moins long (en moyenne, cinq à six jours),
après lequel les symptômes diminuent graduelle-
ment. L'œil commence à s'ouvrir, les paupières se
détuméfient, la conjonctive perd sa rougeur, tandis
que la cornée et l'humeur aqueuse reprennent leur
transparence. Mais on voit d'abord dans cette der-
nière une espèce de nuage floconneux, qui se con-
dense et vient former dans le bas de la chambre an-
térieure un petit flocon d'apparence albumineuse,

que l'on désigne sous le nom d'*hypopyon* (1), et que l'on distingue plus complétement en abaissant la paupière inférieure. Peu à peu ce dépôt est résorbé, et si l'accès est le premier, ou l'un des premiers, l'œil reprend sa transparence, sans conserver aucun signe qui puisse faire soupçonner l'existence de la maladie.

Mais si l'affection s'est déjà montrée à plusieurs reprises, elle a pu laisser quelques traces qui serviront à la faire reconnaître.

Le volume de l'œil est déjà un indice qui peut mettre sur la voie, l'organe malade éprouvant, à mesure que les accès se répètent, une diminution de grosseur, qui finit souvent par en amener l'atrophie.

L'écoulement continuel des larmes pendant les accès et la nature âcre de ce liquide amènent à la longue la dépilation du chanfrein et même l'éraillement de la paupière inférieure vers l'angle nasal. La paupière supérieure présente des rides plus nombreuses et conserve un peu plus d'épaisseur, ce qui, joint au moindre volume de l'œil, fait paraître ce dernier plus enfoncé dans l'orbite.

Les humeurs de l'œil finissent aussi par ne plus recouvrer leur transparence complète ; l'organe reflète alors une nuance quelquefois verdâtre (glaucome), quelquefois, et plus souvent de couleur feuille morte ; enfin, lorsque les accès se sont renouvelés souvent, le cristallin devient de plus en plus apercevable, et par conséquent plus opaque, jusqu'à

____

(1) De ὑπὸ, sous ; πύον, pus.

ce qu'il arrive à l'opacité complète. D'autres fois, on aperçoit dans cette lentille un ou plusieurs points blancs, vulgairement appelés *dragons*, très-petits d'abord, mais qui s'élargissent à la suite de nouveaux accès.

La pupille est presque toujours plus rétrécie qu'à l'ordinaire, et ses mouvements perdent de leur étendue à mesure que l'opacité du cristallin fait des progrès.

C'est surtout dans les premières années de la vie de l'animal, et principalement à l'époque de l'éruption des dents de remplacement, que l'œil est exposé à la fluxion périodique. Aussi doit-on, à cet âge, redoubler d'attention dans l'examen de cet organe.

La difficulté qu'on éprouve, surtout après les premiers accès, à reconnaître les traces de la fluxion périodique, a fait ranger cette maladie dans la classe des vices rédhibitoires, avec un délai de garantie de trente jours (1), terme quelquefois trop court, mais suffisant dans le plus grand nombre de cas pour que l'accès se renouvelle et permette de demander une prolongation de garantie.

PLAIES DES PAUPIÈRES.

Le bord des paupières peut être le siége de plaies avec ou sans perte de substance. Ces dernières amènent l'*éraillement*, que l'on remarque souvent dans la fluxion périodique. Celles avec perte de substance proviennent fréquemment de violences extérieures,

(1) Loi du 20 mai 1838, art. 1 et 3.

assez souvent de morsures. Pour peu qu'elles soient
étendues, elles mettent à découvert une portion de
la conjonctive, qui n'est pas habituée au contact de
l'air, et déterminent ainsi une ophthalmie rebelle.

D'un autre côté, ces plaies donnent toujours à l'animal un aspect étrange et désagréable.

LIPPITUDE.

On appelle ainsi une maladie des follicules ciliaires,
ou glandes de Meibomius, consistant dans une
sécrétion abondante et morbide de l'humeur qu'ils
fournissent, et que l'on nomme *chassie*. Cette maladie
donne à l'œil un aspect désagréable et repoussant,
et presque toujours elle est sous la dépendance d'une
inflammation chronique de la conjonctive.

TRICHIASIS (1).

Le mot *trichiasis* est employé pour désigner le renversement des cils en dedans de la paupière, où ils
irritent la conjonctive et entretiennent une ophthalmie permanente. Presque toujours le bord de la paupière a suivi les cils renversés, ou plutôt c'est à cette
déviation du voile palpébral qu'est due celle des cils,
et la maladie n'en est que plus grave.

Le trichiasis affecte principalement le chien. Si les
cils sont seuls renversés en dedans, on peut espérer
que leur arrachement suffira pour guérir l'œil. On ne
peut avoir le même espoir lorsque le bord de la
paupière participe au renversement, et l'opération

(1) De τρίξ, cheveu, poil.

conseillée dans ce cas est rarement suivie de suc-
cès.

ONGLET.

L'*onglet* est l'engorgement du corps clignotant. On
le reconnaît à la saillie que forme cette paupière ac-
cessoire dans le grand angle de l'œil, d'où elle se
prolonge plus ou moins sur l'organe, suivant le degré
auquel est parvenue la maladie.

L'œil affecté d'onglet est enflammé, larmoyant,
presque constamment fermé ; et si la maladie se pro-
longe, si surtout, comme cela arrive quelquefois,
il y a carie du fibro-cartilage qui sert de base au
corps clignotant, l'inflammation peut gagner la cor-
née et amener l'opacité, au moins instantanée, de
cette membrane.

Au reste, l'onglet ne pouvant exister sans qu'il y
ait en même temps inflammation apparente de l'œil,
on sera amené par cette circonstance à redoubler
d'attention pour reconnaître la nature et le degré de
gravité de la maladie.

ENCANTHIS (1).

L'*encanthis* est le développement anormal de la
caroncule lacrymale, ou sa dégénérescence squir-
rheuse ou carcinomateuse.

Cette maladie, très-rare chez les solipèdes, se fait
quelquefois remarquer chez les gros ruminants. Elle
est peu importante lorsqu'elle se borne à un sim-

____

(1) De ἐν, dans κανθός, angle de l'œil.

ple gonflement peu considérable de la caroncule ; mais quelquefois elle prend le caractère carcinomateux, et la tumeur peut arriver au volume d'un petit œuf. Dans cet état, elle gêne beaucoup l'animal, en comprimant le globe de l'œil, entretenant l'inflammation de la conjonctive, et interceptant la vision. L'excision remédie, il est vrai, à cette maladie ; mais, lorsqu'elle est arrivée à ce degré, il est rare qu'elle ne se renouvelle pas quelque temps après, malgré les moyens employés pour empêcher son nouveau développement.

On conçoit facilement, d'ailleurs, que cette maladie est chez les ruminants d'une importance bien moindre que chez les solipèdes.

§ 4. — Manière de procéder à l'examen de l'ŒIL.

Pour reconnaître l'état des membranes et des humeurs du globe de l'œil, il faut placer le cheval dans des conditions particulières de lumière.

Toutes les fois qu'on le peut, il faut l'examiner dans l'écurie ou sous un hangar, à une certaine distance du grand jour. L'œil, dans un endroit un peu sombre, est beaucoup plus facile à examiner ; on aperçoit mieux le fond de l'organe, dont la pupille est alors dilatée. On doit, pour cet examen, se placer en face de l'animal, de manière à porter son regard obliquement sur le globe, et à reconnaître ainsi s'il existe quelque trouble dans les parties qui le composent, et à laquelle de ces parties il appartient ; ce qui n'est pas aussi facile lorsqu'on regarde l'œil en face.

Ce premier examen étant terminé, on fait avancer un peu l'animal, pour que l'œil, frappé d'une lumière plus vive, laisse apercevoir le mouvement de rétrécissement de la pupille, qui doit être bien marqué.

Si l'on ne peut placer le cheval dans des circonstances aussi favorables pour l'examen de la vue, il faut, pour reconnaître les mouvements de l'iris, placer la main sur l'un des yeux, de manière à le tenir fermé pendant quelques secondes. Aussitôt la pupille de l'œil opposé doit se dilater un peu ; et, lorsqu'on examine l'œil qu'on avait tenu fermé, on voit sa pupille, fortement dilatée pendant l'occlusion, revenir à ses dimensions premières dès que la lumière pénètre de nouveau dans l'organe.

Dans tous les cas, il faut éviter d'examiner l'œil en plein soleil, au voisinage de murailles blanchies ou d'autres corps blancs volumineux, qui réfléchissent beaucoup de lumière et font presque fermer la pupille, au delà de laquelle on ne peut plus rien apercevoir. Il faut aussi avoir soin d'enlever la bride, si elle est garnie de garde-vue, car la surface de cette partie du harnais envoie à l'œil des rayons qui nuisent à l'examen.

Pour reconnaître l'état de la conjonctive, il suffit de placer l'index sur la paupière supérieure, que l'on relève un peu, en même temps qu'on appuie le pouce sur l'inférieure. On renverse ainsi légèrement ces deux voiles, et, la pression exercée engageant le cheval à retirer le globe au fond de l'orbite, le corps clignotant est chassé en avant et met à découvert toute la portion de conjonctive qui le recouvre.

La couleur rose de cette membrane est considérée comme un indice de santé. Sa pâleur indique la faiblesse ; sa rougeur, outre l'inflammation locale, indique aussi, dans quelques cas, un échauffement général.

Dans l'espèce ovine, la conjonctive pâle indique une tendance à la *pourriture* ou *cachexie aqueuse* ; mais il faut avoir soin de constater cet état lorsque les moutons sont dehors depuis quelque temps, car, à la bergerie, les gaz irritants qui s'échappent du fumier rendent à cette membrane une couleur rouge, qui disparaît bientôt à l'air libre ; c'est même une fraude employée quelquefois par les marchands.

CHAPITRE IV

AGE.

L'âge des animaux influant beaucoup sur leur valeur, on s'est attaché depuis longtemps à découvrir des moyens de le reconnaître. Les dents fournissent à cet égard les indices les plus sûrs, auxquels viennent se joindre, pour les animaux pourvus de cornes, ceux que l'on tire de ces organes. Tous les anciens ouvrages d'hippiatrique traitent de la connaissance de l'âge du cheval par les dents ; mais les principes qu'on y trouve, fondés seulement sur la chute et le remplacement des incisives caduques, ne nous conduisent avec certitude que jusque vers l'âge de huit ans ; car les signes tirés des incisives supérieures jusque vers l'âge de douze ans sont si peu certains, qu'on a toujours regardé comme *hors d'âge*, et qu'on désigne encore aujourd'hui par cette qualification, les chevaux qui ont passé huit ans.

Pessina a reculé de beaucoup les limites de la connaissance de l'âge, en établissant, d'après la forme des dents incisives, des périodes annuelles et même plus courtes à compter de huit ans jusqu'à vingt ans, et même plus. Mais, quoiqu'on lui doive l'idée première de ces nouvelles connaissances, on trouve dans ses indications une précision qui n'existe pas dans la nature, et qui rend par conséquent impossible l'application exacte de ses principes. Aussi n'est-ce réellement que depuis la publication du mémoire de Girard fils que nous possédons des connaissances certaines, autant du moins qu'elles peuvent l'être, sur l'âge du cheval au-dessus de huit ans. Girard père, en donnant deux nouvelles éditions de ce mémoire, dont une partie des matériaux lui appartenait, l'a complété par la description de l'âge du bœuf, du mouton, du chien et du porc; c'est du travail commun à ces deux savants professeurs que nous extrairons la plupart des principes qui vont suivre.

§ 1. — Age du Cheval.

Il est impossible de bien comprendre les bases sur lesquelles est établie la connaissance de l'âge par les dents, si l'on ne connaît parfaitement la forme de ces organes, leur structure et les changements qu'ils éprouvent depuis l'époque de leur formation jusqu'à l'âge le plus avancé de l'animal. Nous commencerons donc par étudier les dents, et nous ferons ensuite l'application des connaissances que nous aura fournies cette étude.

ANATOMIE DES DENTS.

Les dents sont des corps solides, très-durs, ayant beaucoup d'analogie avec les os pour leur aspect et leur composition, mais en différant complétement

(1) *Traité de l'Age du Cheval*, par feu N.-F. Girard. 3e édition.

sous le rapport de leur formation et de leur accroissement, qui les rapprochent des poils.

Ces organes, dont le nombre varie de trente-six à quarante-quatre dans les solipèdes, se trouvent fixés dans les cavités ou alvéoles que leur fournissent les mâchoires, de manière à former pour chacune de celles-ci une espèce d'arcade parabolique, dont les deux parties latérales sont interrompues par un espace appelé *interdentaire*, de chaque côté de l'ouverture de la bouche.

On divise les dents en *incisives*, *canines* et *molaires*.

Les dents des solipèdes sont, pendant toute la vie de l'animal, chassées des alvéoles à mesure qu'elles s'usent au dehors. Il en résulte qu'elles conservent toujours à peu près la même longueur. Lorsque la dent a cessé de croître, sa racine diminue, parce qu'elle est toujours poussée au dehors et que des portions auparavant renfermées dans l'alvéole viennent former la partie libre, d'abord, et ensuite la *table* de la dent.

Deux substances bien distinctes concourent à former les dents ; l'une, tapissant toute la face extérieure de l'organe et s'enfonçant dans diverses cavités, constitue l'*émail* ; l'autre, entièrement renfermée dans la première lorsque la dent n'est pas encore usée, constitue l'*ivoire*, ou *substance osseuse*. Leur disposition réciproque variant dans chaque espèce de dent, nous ne nous occuperons ici que des caractères propres de ces deux substances.

L'émail, substance blanche, très-dure, faisant feu

avec le briquet, présente dans sa composition très-peu de matière animale et une grande quantité de phosphate de chaux. Il ne se rencontre jamais en masse, mais bien en couches plus ou moins épaisses. Son aspect extérieur varie suivant le degré de frottement qu'il a éprouvé. Lorsque la dent vient de sortir de l'alvéole, la surface de l'émail, finement striée, lui donne un aspect grisâtre tellement différent de ce qu'il sera plus tard, que Ténon a pris la couche externe émailleuse pour une troisième substance, qu'il a désignée sous le nom de *corticale*. Mais lorsque le frottement a détruit cette première surface rugueuse, l'émail prend un beau poli, qui est toujours plus parfait sur les parties saillantes que dans les enfoncements. Si par sa disposition la surface se trouve soustraite au frottement, comme nous le verrons dans le cornet ou le cul-de-sac extérieur des incisives, l'émail, conservant sa surface rugueuse, s'imprègne de matières étrangères et prend une couleur noirâtre.

L'ivoire se rapproche de la matière osseuse beaucoup plus que l'émail, par sa couleur jaunâtre, sa dureté moins grande, et par sa composition, qui admet une quantité plus considérable de matière animale, unie, comme dans l'émail, à du phosphate de chaux. Il forme la partie centrale des dents et se trouve recouvert par l'émail, qui lui est intimement uni, mais qui s'en détache par plaques sous l'influence prolongée des vicissitudes atmosphériques.

La quantité d'ivoire augmente dans les dents à mesure que la cavité de la pulpe diminue; mais cette substance de nouvelle formation prend une teinte plus foncée, plus jaune que l'ivoire primitif.

L'ivoire est formé par la papille renfermée dans l'intérieur de la dent, tandis que l'émail est sécrété par la membrane qui tapisse l'alvéole. Ces deux substances offrent dans leur organisation un assemblage de fibres, parallèles à la longueur de la dent dans l'ivoire, et disposées perpendiculairement à cette direction dans l'émail, comme les filaments du velours le sont à la trame de cette étoffe.

On trouve encore dans les dents une troisième substance, qui n'est qu'accessoire, et qui peut s'enlever par couches sans grands efforts. C'est ce dépôt qui se forme vers leur base, à leur point d'union avec la gencive, et que l'on appelle le *tartre de la dent*. Cette substance, abondante surtout sur les molaires des ruminants, présente quelquefois un reflet doré très-remarquable chez les bêtes bovines. Elle est noire chez le mouton et d'un jaune sale dans le cheval. Elle paraît être sécrétée par la gencive.

DENTS INCISIVES.

Les incisives (*fig.* 73), ainsi appelées à cause de leur usage [1], sont placées à l'extrémité de chaque mâchoire, de manière à former par leur réunion, dans l'âge adulte, un demi-cercle assez régulier. Elles ont reçu de leur position des noms particuliers. On appelle *pinces*, A, les deux qui se trouvent en avant au centre de l'arcade ; *mitoyennes*, BB, celles qui les

(1) De *incidere*, couper.

touchent en dehors ; *coins*, cc, celles qui terminent
le demi-cercle. Elles ne diffèrent à chaque mâchoire
que par la longueur plus grande des incisives supé-

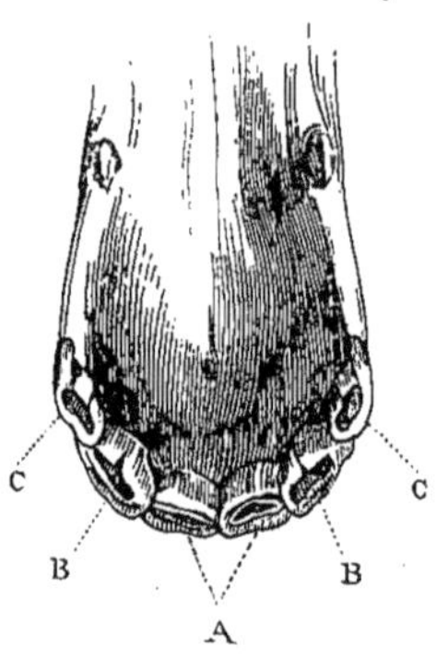

Fig. 73.

· rieures, dont la largeur dépasse aussi un peu celle
dés inférieures. Elles sont toujours d'autant plus ré-
gulières dans leur forme qu'elles se rapprochent
davantage du centre de l'arcade.

On distingue à chaque dent incisive deux parties :
l'une libre, l'autre enchâssée dans l'alvéole et for-
mant la racine.

La partie libre nous offre à étudier une face
antérieure, une face postérieure ; deux bords, dont
un interne et l'autre externe ; enfin une surface de
frottement, qui se trouve inférieure ou supérieure,
suivant qu'on l'examine à l'une ou à l'autre mâ-
choire.

La face antérieure A (*fig.* 74) offre un sillon longi-
tudinal bien prononcé, remplacé dans certains che-
vaux par quelques stries moins profondes.

La face postérieure B, arrondie d'un côté à l'autre,

présente quelquefois, surtout dans le *coin*, un sillon
qui se prolonge jusqu'au bord de la surface de frot-
tement.

Le bord interne c, arrondi, est toujours plus large
que l'externe D, qui est un peu anguleux.

La surface de frottement, qui doit surtout servir
à la connaissance de l'âge, présente de grandes diffé-
rences, suivant l'époque à laquelle on l'examine.

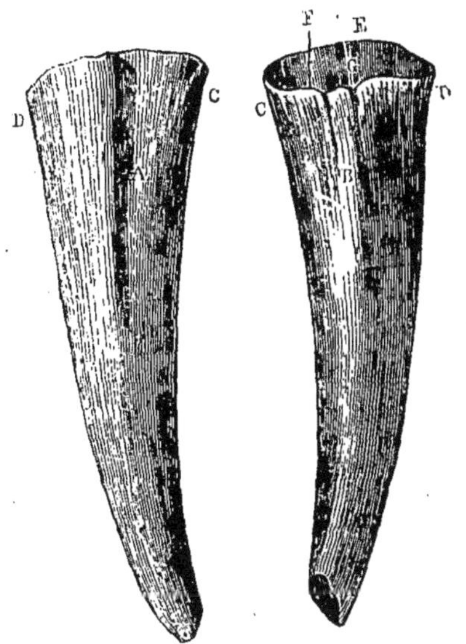

Fig. 74.

Dans la dent *vierge*, c'est-à-dire dans celle qui n'a
pas encore usé, cette surface n'existe pas, et se trouve
remplacée par deux bords tranchants, un antérieur E,
et l'autre postérieur F, ce dernier moins élevé que
l'autre, séparés par une cavité profonde G, véritable
cul-de-sac conique, dans lequel on remarque bien-
tôt une substance de couleur noirâtre, qui constitue

ce que l'on nomme le *germe de fève*. Ce n'est que lorsque la dent a commencé à user qu'il existe une véritable surface de frottement, à laquelle on donne le nom de *table* (voyez *fig.* 76), et qui conserve encore, jusqu'à un certain âge, le cul-de-sac ou cornet dentaire, dont la largeur et la profondeur ont d'autant plus diminué que la dent a usé davantage. Nous reviendrons plus loin sur les formes que présente cette surface.

La partie enchâssée, ou la racine, va toujours en diminuant de largeur sur ses côtés, quoiqu'elle conserve la même épaisseur d'avant en arrière, presque jusqu'au fond de l'alvéole, où elle est solidement retenue, et, de plus, affermie par la gencive. Dans les dents encore jeunes, elle offre à son extrémité une ouverture communiquant avec une cavité intérieure, dans laquelle se trouve la pulpe ou le bulbe de la dent. A mesure que l'animal vieillit, cette cavité diminue et finit par disparaître complétement.

La disposition respective des deux substances qui forment la dent incisive mérite une attention particulière. Si l'on scie en deux, dans sa longueur et d'arrière en avant, une incisive qui n'ait pas encore usé (*fig.* 75), on verra l'émail *a*, *a'* formant une couche qui entoure toute la dent, même la plus grande partie de sa racine, surtout en avant, et qui, à l'extrémité libre, se replie et pénètre dans le cul-de-sac externe, dont elle forme les parois, se prolongeant en cône ou cheville émailleuse bien au delà de la cavité proprement dite. Cette espèce de cornet émailleux se rapproche d'autant plus de la partie posté-

rieure de la dent qu'on · l'examine plus près de sa
terminaison.

Dans toute la partie enveloppée par cette lame
continue d'émail, on trouve la substance éburnée b, b',
remplissant tout l'intérieur de la dent, sauf toute-

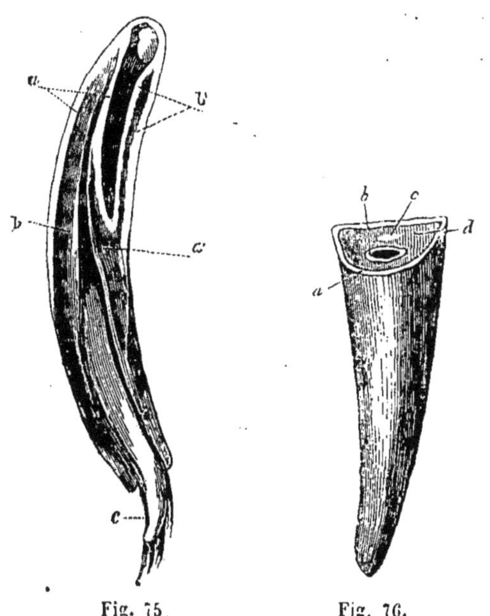

Fig. 75.   Fig. 76.

fois la cavité de la pulpe c, qui communique avec
l'ouverture de l'extrémité de la racine et qui se
prolonge dans la partie libre, entre la face anté-
rieure de la dent et le cul-de-sac externe, avec le-
quel elle se chevauche. Lorsque l'âge a amené la
disparition de la cavité interne, la substance qui la
remplit est d'une couleur plus jaune que le reste de
l'ivoire. Cette disposition, sur laquelle Girard a le
premier appelé l'attention dans sa lettre à Teissier,

nous fournira un caractère de plus pour l'apprécia-
tion de l'âge.

Si la dent que nous examinons a déjà usé (*fig*. 76),
il n'y a plus de continuité entre l'émail qui l'entoure
et celui qui se replie pour former le cul-de-sac ex-
terne. C'est alors seulement que la dent présente une
véritable surface de frottement, dans laquelle on
distingue un cercle d'émail qui l'entoure, et que l'on
nomme *émail d'encadrement a* ; au centre, une por-
tion d'émail qui entoure le cul-de-sac, et qui cons-
titue l'*émail central b* ; et, entre ces deux portions
distinctes de l'émail, la substance éburnée *d*, tou-
jours un peu plus enfoncée que la première, parce
que le frottement l'use plus facilement. Sur cette
surface d'ivoire apparaît, à une certaine époque,
entre la partie antérieure de la dent et le cul-de-sac,
une bande jaune *c*, allongée transversalement, se
rapprochant plus tard de la forme carrée, puis ar-
rondie, et qui n'est autre chose que la substance
éburnée de nouvelle formation qui a rempli la cavité
où se trouvait la pulpe de la dent. C'est à cette mar-
que que Girard donne le nom d'*étoile dentaire*.

La forme de la dent incisive varie beaucoup, sui-
vant le point de sa longueur auquel on l'examine.
Elle est aplatie d'avant en arrière à son extrémité
libre ; plus loin elle devient ovale, puis ronde, puis
triangulaire, et, en dernier lieu, aplatie d'un côté à
l'autre ; de telle sorte que, si l'on divise la longueur
d'une incisive en une série de tranches de quelques
millimètres d'épaisseur (*fig*. 77), on obtient succes-
sivement une table présentant ces différentes for-

mes. Nous verrons plus loin que la connaissance de
cette disposition forme la base principale de celle de
l'âge dans la seconde moitié de la vie de l'animal.

Les dents incisives qui se montrent immédiate-
ment après la naissance, dans les solipèdes, ne durent
qu'un certain temps, après lequel elles tombent, pour .

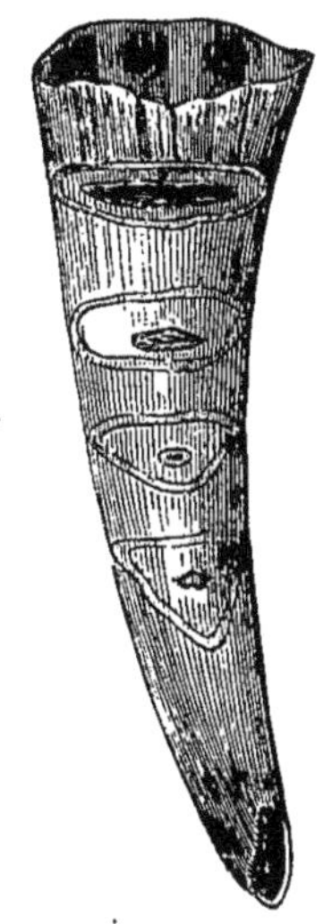

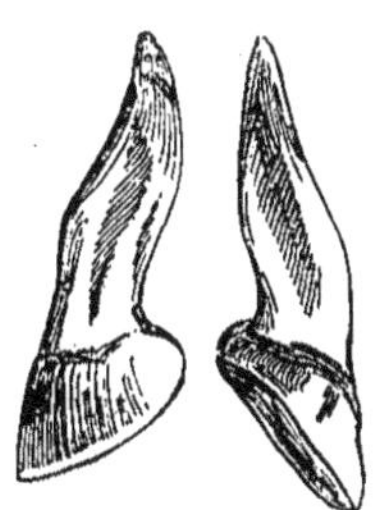

Fig. 77.   Fig. 78.

faire place aux *remplaçantes* ou *dents de cheval*. On
distingue facilement celles-ci des *caduques* ou *dents*
de lait (*fig.* 78), en ce que ces dernières sont beau-
coup plus petites, portent des stries fines au lieu d'un
sillon sur leur face antérieure, et présentent au point
de réunion de la partie libre et de la partie enchâs-
sée une dépression, véritable *collet* qu'on ne re-
marque pas dans les dents d'adulte. La profondeur
du cul-de-sac des incisives caduques est proportion-
née à leur moindre volume.

Les remplaçantes ne sont pas placées immédiatement au-dessous, mais bien un peu en arrière des caduques ; elles en déterminent la chute en détruisant peu à peu leur racine, dont une portion reste en avant, et forme une espèce de queue dans la partie soustraite au contact de la dent qui pousse.

Que l'incisive soit caduque ou remplaçante, elle ne fait jamais son éruption par ses deux bords tranchants à la fois. L'antérieur sort toujours le premier, agissant sur l'alvéole et la gencive comme une espèce de coin, qui facilite la sortie du bord postérieur, toujours plus bas dans la dent qui n'a pas usé. Les incisives, avant d'être arrivées au dehors, sont toujours placées de travers. C'est encore à Girard père que nous devons cette observation, que nous utiliserons en son lieu.

A mesure que ces dents sont chassées des alvéoles pour remplacer la portion usée, elles se rapprochent les unes des autres, et l'arcade dentaire se rétrécit, par conséquent, à un tel point que celle d'un même cheval, examinée à six ans et à dix-huit ou vingt, a perdu, à cette dernière époque, un tiers à peu près de sa largeur. En même temps, aussi, le rond régulier que formait l'arcade pendant la jeunesse se déprime par le milieu, se rapproche de plus en plus de la ligne droite, et le bout de la mâchoire, bien recourbé en pince dans le jeune âge, s'abaisse en avant et s'allonge à mesure que l'animal vieillit.

CANINES OU CROCHETS *(fig.* 79).

Les crochets des solipèdes n'existent que dans le mâle. Ce n'est que par exception qu'on les rencontre quelquefois chez la jument, et même ceux qu'elle

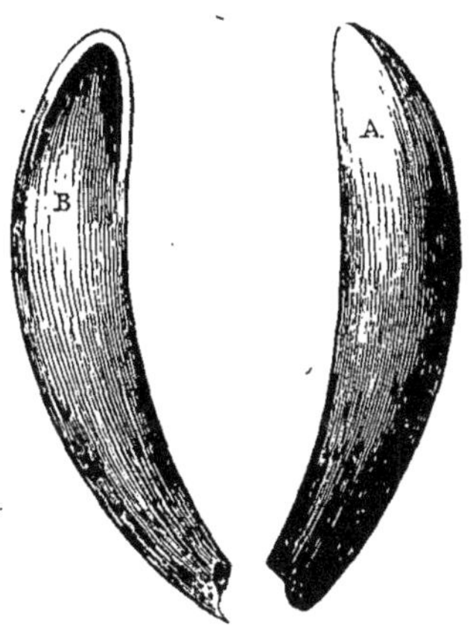

Fig. 79.

porte dans ce cas sont rarement aussi forts que ceux du cheval.

Ces dents, au nombre de quatre, sont placées une à chaque côté de chaque mâchoire, un peu en arrière de l'arcade incisive, dont les canines inférieures sont beaucoup plus rapprochées que les supérieures. Elles laissent, en outre, entre elles et la première molaire un espace considérable, qui constitue la barre à la mâchoire inférieure.

La portion libre du crochet, légèrement courbée et déjetée en dehors, surtout à la mâchoire inférieure, nous offre à considérer deux faces, l'une externe et l'autre interne, séparées l'une de l'autre par deux bords tranchants, inclinés du côté interne et se rencontrant en pointe à l'extrémité de la dent.

. La face externe a, légèrement arrondie, présente une série de stries fines, longitudinales et parallèles.

. L'interne b porte sur son milieu une éminence conique, dont la pointe est dirigée vers celle de la dent, et qui se trouve séparée de chaque bord par un sillon profond.

La racine du crochet, plus courbée que la partie libre, porte intérieurement une cavité analogue à celle de la racine des incisives, diminuant et disparaissant comme elle avec l'âge, mais toujours relativement plus grande, à cause de l'absence du cornet extérieur dans les dents canines.

La forme que nous venons d'assigner aux canines est celle qu'elles présentent étant encore fraîches. A mesure que le cheval vieillit, elles perdent leur blancheur et s'usent d'une manière irrégulière, le plus souvent par l'action du mors ou du billot qui fait partie de la bride ; car la différence de position de ces dents aux deux mâchoires fait qu'elles ne frottent pas l'une contre l'autre.

Les crochets ne poussent qu'une fois, et l'époque de leur apparition varie tellement qu'ils ne peuvent donner pour l'âge que des notions approximatives. Quelques vétérinaires, et entre autres Forthomme et Rigot, ont observé des cas de remplacement de crochets ; mais ces exceptions, très-rares, ne peuvent pas faire regarder ces dents comme sujettes au remplacement. Il ne faut pas confondre avec ces faits exceptionnels la chute d'une petite cheville dentaire très-mince, espèce d'aiguille qui précède, chez la plupart des chevaux, la sortie des véritables crochets.

La disposition des deux substances constituantes est très-simple dans les crochets. L'ivoire forme la base de la dent et se trouve recouvert par l'émail, présentant son maximum d'épaisseur aux deux bords inclinés en dedans qui séparent les deux faces. L'éminence conique de la face interne est presque dépourvue d'émail, et la couche diminue fortement d'épaisseur en se portant sur la racine.

MOLAIRES.

Les molaires sont au nombre de vingt-quatre, six à chaque côté de chaque mâchoire. Quelquefois, en outre, il existe des molaires supplémentaires, que l'on rencontre en avant des vraies molaires et qui peuvent être au nombre de quatre. Ce sont de petites dents, ayant peu d'analogie avec les autres, et qui tombent le plus souvent avec la première molaire caduque, pour ne plus être remplacées.

Les arcades molaires, considérées d'une manière générale, n'ont pas la même disposition aux deux mâchoires. Plus écartées l'une de l'autre à la mâchoire supérieure, elles affectent une ligne légèrement courbe, dont la convexité est en dehors. A la mâchoire inférieure, au contraire, la ligne décrite par les molaires présente, en dedans, une légère convexité, en même temps que les deux arcades s'écartent en forme de V vers le fond de la bouche. Au lieu de se rencontrer par des surfaces droites, les molaires s'opposent par des plans inclinés, de telle sorte que le bord interne est plus élevé que l'externe, dans les molaires inférieures, tandis que le contraire existe pour les supérieures.

Chaque molaire nous offre à étudier, comme les incisives, une partie libre et une partie enchâssée.

La partie libre, à peu près carrée dans les molaires supérieures, un peu plus étroite que longue dans les inférieures, offre à sa face externe, dans les premières, deux sillons longitudinaux, dont l'antérieur est le plus profond, et qui se continuent sur la partie enchâssée. Cette disposition n'existe pas dans les molaires inférieures, où l'on ne trouve qu'un seul sillon étroit et souvent peu marqué.

La face interne, aux deux mâchoires, n'offre qu'un seul sillon très-peu prononcé, qui se trouve placé en arrière, aux molaires supérieures, et devient plus apparent vers la racine.

Les faces antérieure et postérieure sont en rapport avec les faces correspondantes des molaires voisines, excepté aux extrémités des arcades, où la face isolée se convertit en un bord rétréci.

Quant à la face de frottement, elle est inclinée, comme nous l'avons déjà vu, en dehors à la mâchoire inférieure et en dedans à la mâchoire opposée ; ce qui fait que les mouvements latéraux de la mâchoire ne peuvent avoir lieu sans que les incisives s'écartent

et se trouvent soustraites au frottement. Cette face,
dans la molaire vierge, est complétement recouverte
d'émail et fortement ondulée. Mais, quand elle a usé,
les rubans d'émail se trouvent séparés par des rubans
de matière éburnée, et l'usure inégale de ces deux
substances de densité différente entretient la rugosité
de la surface et en fait une véritable meule à broyer,
indice certain du genre de nourriture de l'animal.
La surface de frottement des molaires supérieures
imite assez bien, ainsi que le fait observer Bracy-
Clark[1], un ʒʒ gothique, tourné vers le dedans de la
bouche, et portant à sa boucle la plus rapprochée
de l'ouverture buccale un petit appendice.

La partie enchâssée, examinée peu de temps après
l'éruption de la partie libre, ne présente qu'un fût
de la forme de cette dernière, sans apparence de
racines, et portant dans son intérieur une grande
cavité. Ce n'est qu'à mesure que la dent est chassée
de l'alvéole et qu'elle s'use à sa couronne, que les
racines se forment, creuses d'abord, pour se remplir
plus tard, ainsi que la cavité de la dent, par la for-
mation d'une nouvelle quantité d'ivoire. A partir de
ce moment, les racines ne croissent plus ; mais la
dent, constamment poussée hors des alvéoles, laisse
se rapprocher les parois de ces cavités, et, dans l'ex-
trême vieillesse, il arrive que le fût, complétement
usé, laisse à la place de la dent plusieurs chicots for-
més par les racines.

Les molaires des deux mâchoires offrent un nom-

(1) *On the knowledge of the age of the horse by his teeth, etc.*
London, 1826, in-4°, p. 9.

bre de racines diffèrent. On en compte trois dans les molaires qui terminent les arcades, soit en avant, soit en arrière, à l'une et à l'autre mâchoires. Quant aux molaires intermédiaires, elles offrent quatre racines à la mâchoire supérieure et deux seulement à l'inférieure.

Les molaires s'écartent les unes des autres par leur partie enchâssée, surtout aux deux extrémités de l'arcade : disposition qui les renforce, en faisant converger vers le milieu de la ligne l'effort éprouvé par celles de ces dents qui la terminent.

On a cru longtemps que les molaires des solipèdes étaient toutes des dents persistantes. Cette erreur, appuyée sur l'autorité d'Aristote, s'était tellement enracinée que, bien que Ruini (1) eût découvert, à la fin du seizième siècle, l'existence de deux molaires caduques, Bourgelat n'y croyait pas encore lorsqu'il fonda les écoles, et n'y crut que lorsque Ténon eut prouvé, en 1770, par les pièces mêmes, que les trois premières molaires de chaque arcade sont caduques.

Le remplacement de ces douze molaires ne se fait pas tout à fait comme celui des incisives. La molaire d'adulte pousse immédiatement sous la caduque et divise en quatre ses deux racines, jusqu'à ce que le corps de la dent, réduit à une simple plaque, tombe, pour laisser paraître le sommet rétréci de la remplaçante, qui le pousse et se trouve bientôt de niveau avec le reste de l'arcade.

La première molaire de remplacement, toujours

____

(1) *Exquisita anatomia del cavallo.* In-folio, Venet., 1599.

un peu plus allongée que celle qu'elle chasse, fait le plus souvent tomber avec elle la molaire supplémentaire; ce qui fait que, si quarante-quatre dents peuvent se développer dans le cheval mâle, il est très-rare qu'elles existent à la fois.

SIGNES FOURNIS PAR LES DENTS POUR LA CONNAISSANCE DE L'AGE.

Les bases principales sur lesquelles on s'appuie pour l'appréciation de l'âge des solipèdes sont les suivantes :

1° L'éruption et le rasement des incisives caduques ;

2° L'éruption et le rasement des incisives de remplacement ;

3° L'apparition au dehors de l'ivoire de nouvelle formation, qui remplit la cavité interne de la dent ;

4° La disparition de la cheville émailleuse qui persiste après le rasement, faisant suite au cul-de-sac externe ;

5° Les différentes formes que prend successivement la table des incisives.

D'autres indices, auxquels on a recours moins souvent, peuvent encore servir comme moyens de contrôle ou de rectification ; ce sont :

1° L'éruption et l'usure des crochets ;

2° Le remplacement des avant-molaires ;

3° L'éruption des arrière-molaires ;

4° Le plus ou moins de perfection du cercle formé par l'arcade incisive ;

5° Le plus ou moins d'horizontalité de la mâchoire inférieure ;

6° On peut y ajouter, mais comme indice très-vague, le plus ou moins d'épaisseur de la partie droite du bord postérieur du maxillaire.

Ces bases étant posées, examinons les changements successifs qui surviennent dans la mâchoire, depuis la naissance jusqu'à l'âge le plus avancé.

Le poulain naît presque toujours sans aucune incisive apparente ; mais ces organes ne tardent pas à

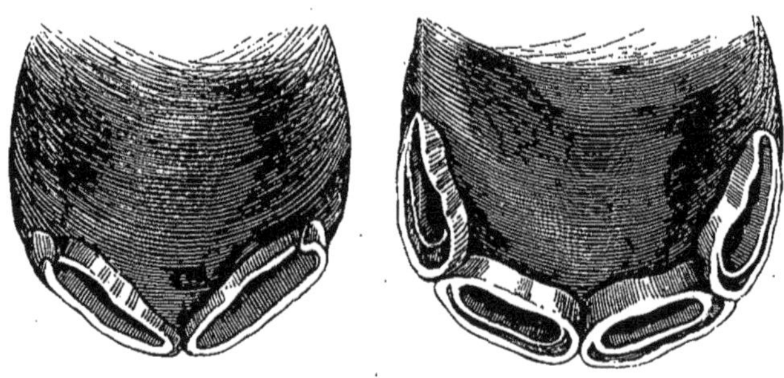

Fig. 80.   Fig. 81.

se montrer, et du sixième au douzième jour (*fig.* 80), les pinces sont sorties, par leur bord antérieur séulement, le bord postérieur n'arrivant au niveau qu'environ à un mois.

A la même époque, c'est-à-dire du trentième au quarantième jour, les mitoyennes commencent à se montrer, et le poulain reste assez longtemps avec huit incisives seulement (*fig.*81).

Les coins varient beaucoup plus dans leur érup-
tion, qui a lieu généralement du sixième au dixième
mois (*fig*. 82), d'après Girard. Bracy-Clark admet

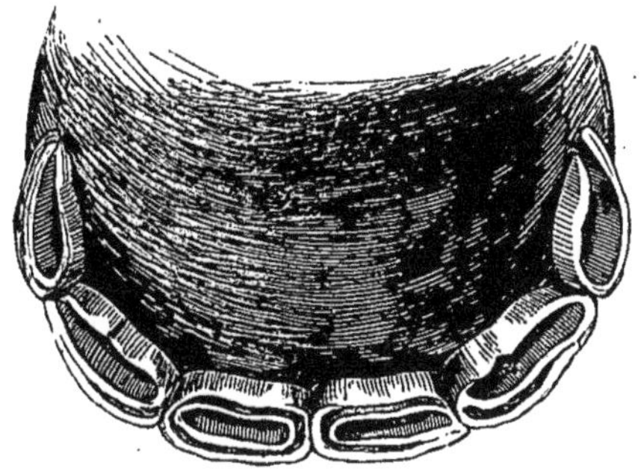

Fig. 82.

leur première apparition à trois mois, et leur ni-
vellement à six.

Du reste, pendant cette période, le poulain, par
ses formes et sa taille, ainsi que par l'époque connue
de la naissance de presque tous les chevaux au mois
d'avril ou de mai, ne peut devenir le sujet d'une
erreur grave dans l'appréciation de son âge.

Le cul-de-sac externe des dents caduques, peu
profond en raison du volume moins grand de ces
organes, disparaît promptement. Les pinces et les
mitoyennes sont ordinairement rasées de dix mois
à un an, tandis que les coins, arrivés plus tard, ne
rasent que vers dix-huit mois, et toujours avec une
irrégularité proportionnée à celle de leur éruption.

Il reste alors un intervalle d'un an, pendant le-
quel on ne peut plus se baser que sur le plus ou
moins d'usure des incisives, sur le déchaussement

. progressif des pinces et sur l'époque présumée de la naissance.

Les molaires pourraient cependant encore servir de point de repère, si leur examen était plus facile ; car l'éruption de la première arrière-molaire a lieu à un an, et celle de la seconde à deux ans, en même temps qu'à cette dernière époque a lieu ordinairement le remplacement de la première avant-molaire.

Bientôt commence une nouvelle période, marquée par la chute et le remplacement des incisives de lait.

Les pinces tombent à deux ans et demi environ

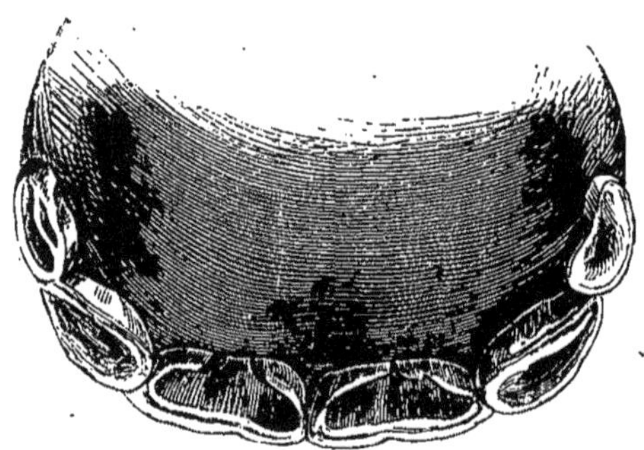

Fig. 83.

(*fig*. 83), et leurs remplaçantes, apparentes au moment de leur chute, sont en grande partie sorties à trois ans.

A trois ans et demi (*fig*. 84)., les mitoyennes disparaissent, et sont remplacées, comme les pinces, à quatre ans.

Enfin les coins, tombés à quatre ans et demi, se trouvent remplacés à cinq (*fig*. 85).

Pendant ce temps, il s'est opéré aussi des changements dans l'arcade molaire. La seconde caduque a

été remplacée vers trois ans ou trois ans et demi ;
la troisième a suivi de près. Enfin, la dernière ar-

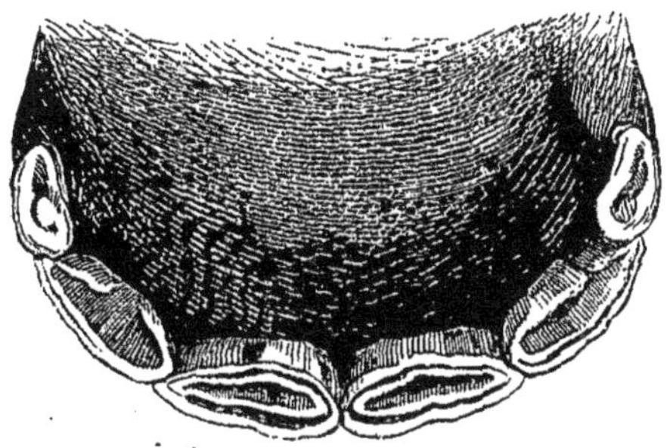

Fig. 84.

rière-molaire a commencé son éruption à quatre ans,
et présente à cinq ans sa table au niveau de l'arcade.

Les crochets, qui ne peuvent servir d'indice exact

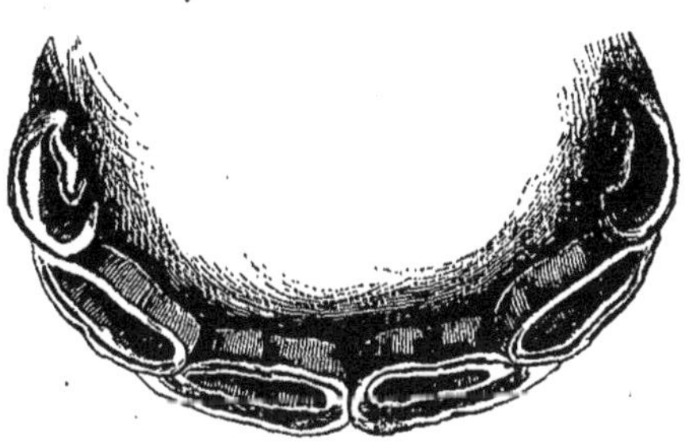

Fig. 85.

à cause de l'irrégularité de leur éruption, commen-
cent le plus souvent à pointer vers trois ans et demi,
et se trouvent bien sortis à quatre ans, quoique
moins longs qu'ils ne le seront à cinq et surtout à six
ou sept, époque à laquelle ils ont acquis leur plus
grand développement.

De cinq à huit ans, le point de repère principal

consiste dans la diminution et la disparition de la cavité extérieure, ou dans le rasement des incisives inférieures.

Les pinces, qui ont dû commencer à user depuis

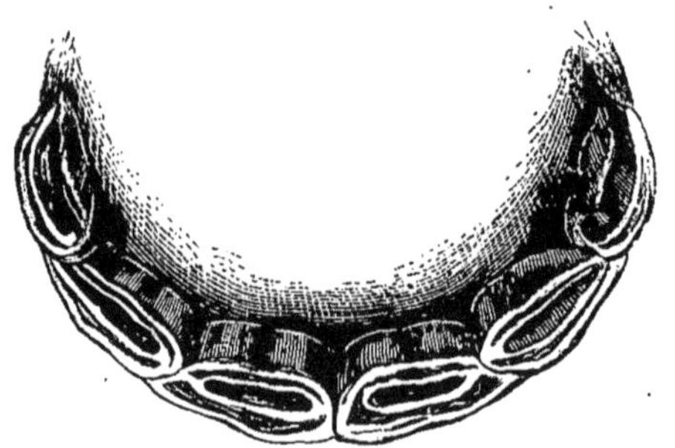

Fig. 86.

qu'elles se sont trouvées en contact avec celles de la mâchoire supérieure, à trois ans, sont presque toujours rasées avant l'âge de six ans, quelquefois à

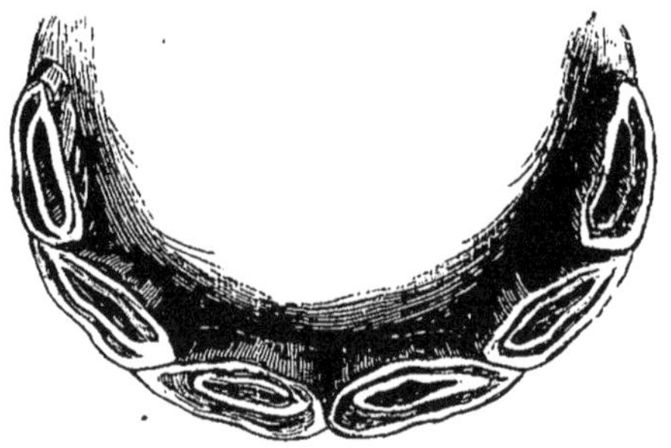

Fig. 87.

cinq ; on ne peut donc s'en rapporter à leur rasement seul, et c'est surtout le coin qui sert d'indice pour l'âge de six ans (*fig.* 86), époque à laquelle son

bord antérieur a déjà usé assez largement, tandis
que son bord postérieur, à peine arrivé au niveau à
cinq ans faits, n'a encore usé que très-peu.

A sept ans (*fig.* 87), les mitoyennes ont aussi rasé,
et souvent, à cet âge, une échancrure se fait remar-
quer aux coins de la mâchoire supérieure, dont le
demi-cercle est un peu plus large que celui de l'infé-
rieure. Cette échancrure persiste au delà de cet âge,
mais n'apparaît presque jamais avant.

A huit ans (*fig.* 88), la cavité a disparu aussi dans
les coins ; mais, dans ces dents, le rasement est bien

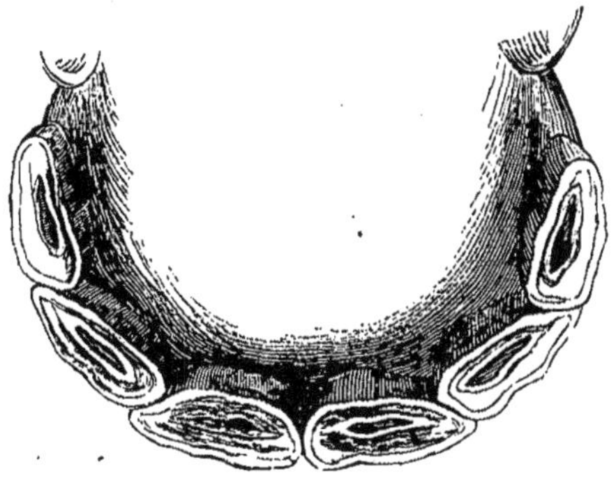

Fig. 88.

moins régulier que dans les autres. On voit aussi ap-
paraître à cet âge, entre le bord antérieur et l'émail
central des pinces et des mitoyennes, une bande
jaune, allongée, qui n'est autre chose que le fond du
cul-de-sac interne de la dent, oblitéré par l'ivoire lors
de la diminution de la pulpe qui le remplissait dans
le principe.

Pendant cette période de cinq à huit ans, la forme
des dents a déjà changé. Applaties d'arrière en avant

à l'époque de leur éruption, elles ont pris une forme ovale, plus prononcée dans les pinces que dans les mitoyennes, et plus dans celles-ci que dans les coins.

A partir de huit ans, jusqu'à onze ou douze, on n'avait, il y a peu d'années encore, d'autres indices que le rasement des incisives supérieures, qui a lieu, pour les pinces, à neuf ans, pour les mitoyennes, à dix, et pour les coins, à onze ou douze ans. L'examen des incisives inférieures donne des caractères beaucoup plus certains, et l'on n'a plus recours au rasement des incisives supérieures que pour se procurer un moyen de rectification, souvent très-utile, et que l'on néglige à tort.

A neuf ans (*fig.* 89), les pinces passent de la forme ovale à la forme arrondie ; l'émail central, reste du

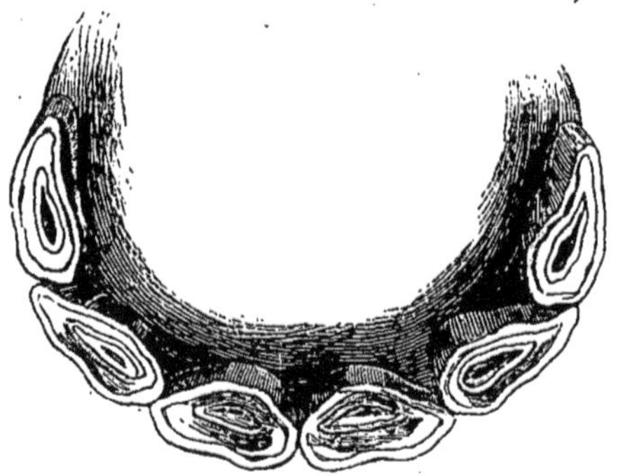

Fig. 89.

cornet dentaire, se rétrécit et se porte en arrière. La marque jaunâtre, ou *étoile dentaire* de Girard, devient beaucoup plus apparente.

A dix ans, les mêmes changements se manifestent dans les mitoyennes.

A onze ans, on les trouve dans les coins, où ils sont toujours moins marqués.

A douze ans (*fig.* 90), les coins achèvent de s'arrondir, l'émail central est réduit à très-peu de chose

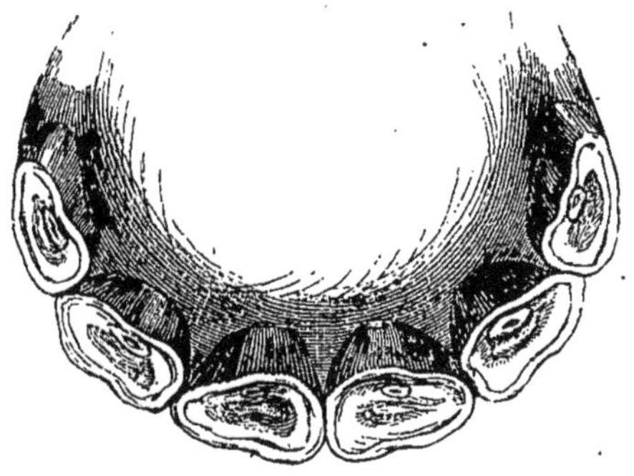

Fig. 90.

dans toutes les incisives ; souvent il a disparu dans les pinces, et l'étoile dentaire s'est portée en arrière,

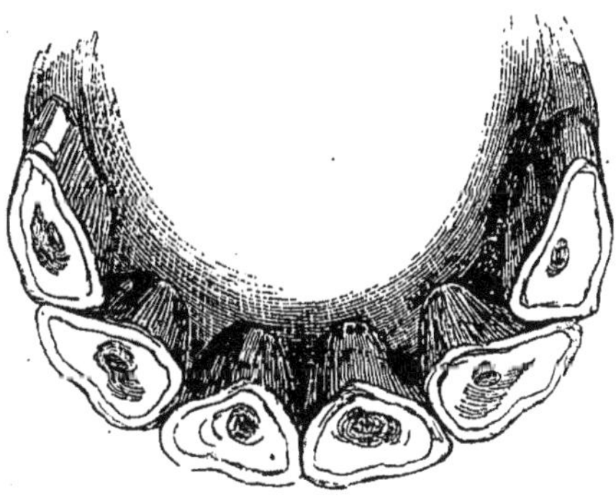

Fig. 91.

de manière à occuper à peu près le milieu de la table de la dent.

A treize ans, toutes les incisives inférieures sont
bien arrondies, et les pinces commencent à prendre
légèrement la forme triangulaire ; l'émail central a
disparu et se trouve remplacé par l'étoile dentaire
que nous rencontrerons désormais seule sur la sur-
face de frottement. L'émail central des coins supé-
rieurs a ordinairement disparu.

De quatorze (*fig.* 91) à dix-sept ans (*fig.* 92), appa-

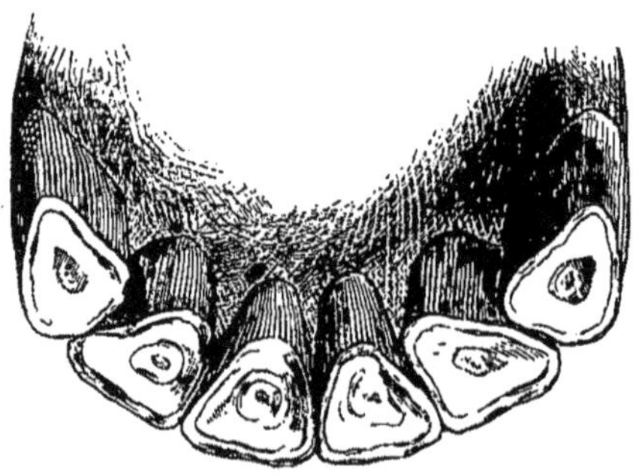

Fig. 92.

rait dans les dents une nouvelle forme, qui donne à
la table une surface triangulaire. Ce changement a
lieu, pour les pinces, à quatorze ans ; pour les mi-
toyennes, à quinze, et pour les coins, de seize à dix-
sept.

Les mitoyennes supérieures perdent leur émail
central vers seize ans ; il disparaît dans les pinces un
an plus tard ; mais il y a cependant peu de régu-
larité dans cette disparition.

A partir de dix-huit ans (*fig.* 93), et à peu près
d'année en année, les triangles formés par la surface

des pinces, des mitoyennes et dès coins s'allongent
d'avant en arrière, à mesure qu'ils se rétrécissent la-

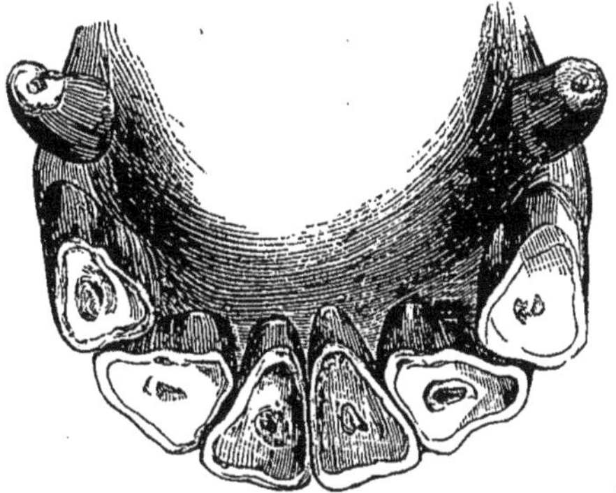

Fig. 93.

téralement, de telle sorte qu'à vingt ou vingt et un
ans (*fig*. 94) toutes les incisives ont la même forme
triangulaire.

Pendant que tous ces changements se manifestent

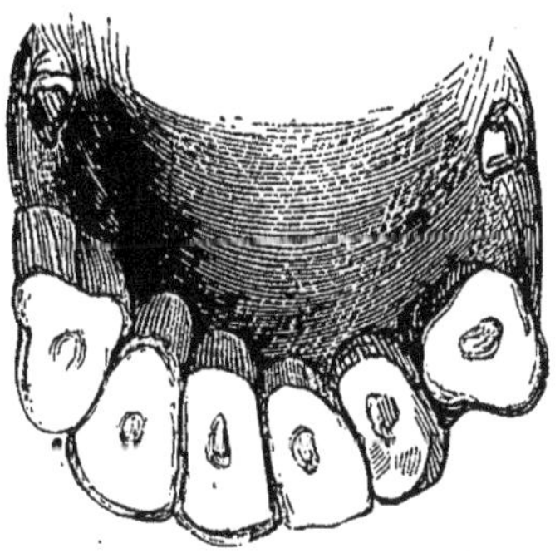

Fig. 94.

dans les dents, considérées isolément, il en survient
aussi de très-remarquables dans l'arcade dentaire,
étudiée dans son ensemble.

Les dents, chassées des alvéoles en proportion de l'usure de leur extrémité libre, diminuent de largeur à mesure que l'animal avance en âge, et leur ensemble, par conséquent, doit suivre cette diminution, bien plus saisissable sur six dents réunies que sur un seul de ces organes. C'est surtout à partir de l'âge de douze à treize ans que ce rétrécissement devient sensible, ainsi que le redressement de l'arc régulier que forment les incisives dans la jeunesse de l'animal.

A mesure aussi que les dents diminuent de longueur par l'usure, après qu'elles ont terminé leur accroissement, l'arc que forme leur corps devient moindre, et la mâchoire, auparavant relevée pour former la pince avec son opposée, devient de plus en plus horizontale.

Les molaires, chassées aussi de leurs alvéoles après la formation complète de leurs racines, déterminent un changement dans la forme des branches maxillaires, qui, rondes et épaisses postérieurement dans la jeunesse, s'amincissent à mesure que l'animal avance en âge et finissent par devenir tranchantes. En même temps, le chanfrein s'est affaissé pour la même cause, et les lèvres, moins soutenues par les arcades incisives, dont la largeur a diminué, ont pris une forme allongée et pointue, qui suffit souvent pour indiquer la vieillesse avant même qu'on ait ouvert la bouche du cheval.

Au-dessus de vingt ans, on n'a plus aucun signe certain pour la connaissance de l'âge. Très-peu de chevaux, d'ailleurs, dépassent cette époque, à partir de laquelle les dents se raccourcissent, se déchaussent, l'arcade se rétrécit de plus en plus à sa surface de frottement, tandis qu'elle paraît plus large vers la racine, etc.

Tels sont les indices les plus certains pour l'appréciation de l'âge du cheval. Il ne faut pas croire cependant qu'ils présentent la même exactitude pour toutes les périodes de la vie de l'animal. Plus on s'éloigne de l'âge de huit ans, plus on est exposé à l'erreur, qui devient heureusement d'autant moins préjudiciable qu'on se rapproche d'avantage d'un âge avancé. On doit surtout s'attacher aux trois périodes de *rotondité*, de *triangularité* et de *biangularité*. La distinction des degrés intermédiaires de chacune devient ensuite d'autant plus facile que l'on pratique davantage.

Plusieurs circonstances, d'ailleurs, peuvent rendre la connaissance de l'âge difficile, ou même impossible. Nous les examinerons dans l'article suivant.

CHEVAUX MAL DENTÉS.

Par cette expression de chevaux *mal dentés*, ou encore *mal bouchés*, on désigne ceux chez lesquels une mauvaise conformation des dents, une usure trop ou trop peu considérable, une disposition vicieuse de ces organes ou des mâchoires, etc., s'opposent à ce que l'on puisse reconnaître leur âge, ou en rendent au moins l'appréciation plus difficile. Nous allons examiner successivement la plupart de ces dispositions anormales.

× À partir de 8 ans, sur le face externe des coins supér[ieurs] on voit un point noir qui apparaît près de la gencive ce point descend, en mettant 12 ans pour arriver au bord libre de la dent — Le cheval a alors 20 ans = 14 ans ce point est au milieu — la dent — (Signe de Galvayne)

Les recherches de Pessina ont démontré que les
dents des solipèdes présentent au dehors des genci-
ves une longueur moyenne d'environ seize milli-
mètres, et usent chaque année de trois millimètres
à peu près dans les chevaux fins, et de quatre dans
les chevaux communs. Il est des chevaux chez
lesquels l'usure est plus prompte ou plus lente, et
comme la forme de la table est toujours en raison
de la portion de dent usée, il s'ensuit qu'ils ne peu-
vent marquer l'âge qu'ils ont réellement, et parais-
sent plus jeunes, si la dent use peu, plus vieux, si
l'usure est trop prompte.

Pour apprécier plus exactement l'âge de ces che-
vaux, on doit, pour ceux chez lesquels la dent est
trop courte, retrancher de l'âge accusé par la mâ-
choire autant d'années que la dent présente de fois
trois ou quatre millimètres de moins que la longueur
ordinaire. Ainsi, lorsqu'un cheval marquera douze
ans, et que ses dents n'auront que treize millimè-
tres environ de longueur, on devra lui donner
onze ans seulement, car l'usure aura dépassé de
trois millimètres sa limite ordinaire.

Si, au contraire, le cheval marque le même âge
de douze ans, les dents ayant une longueur de
vingt-deux millimètres, il faudra ajouter deux ans
et lui donner l'âge de quatorze ans, qu'il a réelle-
ment, puisque, la dent étant en retard de six milli-
mètres dans son usure, la table doit être en retard

de deux ans pour son changement de forme. On
conçoit facilement qu'il ne faut pas attendre de ce
moyen une grande précision.

CHEVAUX BÉGUS (*fig.* 95).

On appelle ainsi les chevaux chez lesquels, à l'é-
poque où la mâchoire devrait avoir rasé, la cavité
persiste dans les dents incisives et indique ainsi un

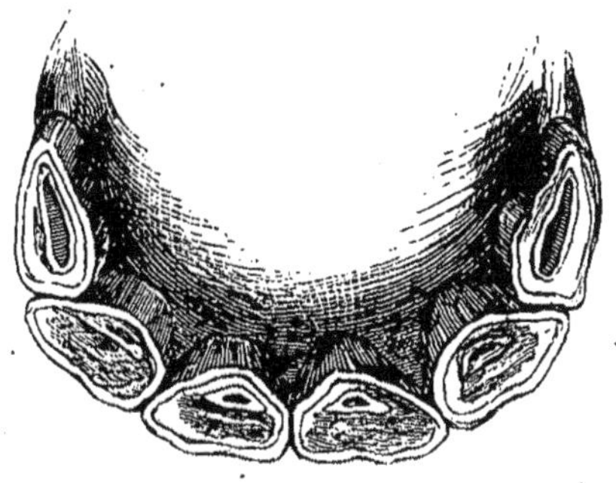

Fig. 95.

âge inférieur à celui qu'a réellement l'animal. Ce
n'est pas toujours à un défaut d'usure qu'il faut
attribuer cette anomalie, mais à une plus grande
profondeur du cornet dentaire.

Cette disposition peut exister dans toutes les dents
incisives ; mais on la remarque surtout dans les
coins, plus rarement dans les mitoyennes, plus ra-
rement encore dans les pinces.

Pour reconnaître l'âge réel de l'animal, il faut
donc avoir recours à des signes autres que le rase-
ment, et c'est dans la forme de la dent que l'on

trouve le moyen de rectification nécessaire. Suppo-
sons, par exemple, qu'un cheval ait encore la cavité
bien marquée dans le coin. Si nous ne faisons at-
tention qu'à cet indice, nous lui donnerons sept ans ;
mais si nous observons en même temps, dans les
pinces et les mitoyennes, la forme arrondie et l'é-
largissement de l'étoile dentaire, nous reconnaîtrons
que l'animal est bégu, et nous lui donnerons l'âge
de dix ans, qu'il a réellement.

Cependant, presque toujours on est porté à ra-
jeunir le cheval bégu, parce que la longueur plus
grande du cornet est souvent accompagnée d'une
largeur proportionnée de la dent, qui retarde son
changement de forme.

CHEVAUX FAUX BÉGUS.

On dit que le cheval est faux bégu, lorsque la
cheville émailleuse qui fait suite au cornet dentaire
n'a pas disparu à l'époque ordinaire, c'est-à-dire
vers douze à treize ans.

La persistance de cette cheville est très-commune,
et l'on doit encore ici, comme pour les chevaux
bégus, s'en rapporter principalement à la forme de
la dent.

CHEVAUX TIQUEURS.

L'usure irrégulière (*fig.* 96) produite par le frot-
tement des corps exterieurs sur la mâchoire des
chevaux tiqueurs, en détruisant le bord antérieur
de la dent, qu'elle transforme en plan incliné, et en

ouvrant même quelquefois le cornet dentaire dans
sa longueur, déforme complétement la table et

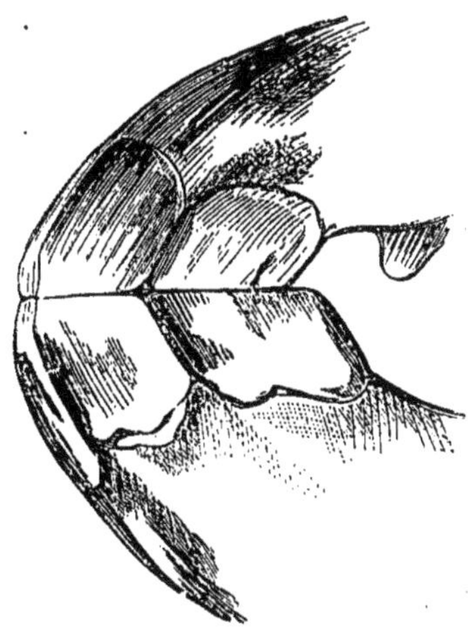

Fig. 96.

rend la connaissance de l'âge difficile ou impos-
sible.

SURDENTS.

Les surdents sont le plus souvent des dents de
lait qui n'ont pas été chassées par les dents de rem-
placement, entre lesquelles elles sont restées en-
châssées, et qu'elles font dévier de leur position.

D'autres fois, ce sont de véritables dents d'adulte,
venues en sus du nombre ordinaire et détruisant la
régularité de l'arcade dentaire.

Dans l'un comme dans l'autre cas, elles nuisent
à la connaissance de l'âge, en rendant le frottement
réciproque des dents imparfait ou irrégulier.

ANOMALIES DES DENTS ET DES MACHOIRES.

Enfin il est des chevaux chez lesquels la disposition réciproque des mâchoires, ou le mode d'implantation des incisives à chacune d'elles, sont tellement irréguliers, qu'il est de toute impossibilité de tirer de ces parties aucun signe indiquant l'âge réel de ces animaux.

Dans ce cas, comme dans les deux précédents, on ne peut se procurer que des données approximatives par des moyens tout à fait secondaires, tels que la fraîcheur des gencives et du palais, la forme plus ou moins renflée du chanfrein, et surtout celle plus ou moins arrondie du bord postérieur de la partie droite du maxillaire.

MOYENS EMPLOYÉS POUR TROMPER SUR L'AGE DU CHEVAL.

La valeur du cheval étant toujours d'autant plus grande que son âge se rapproche davantage de cinq ou six ans, époque où il jouit de toute la plénitude de sa force, il n'est pas étonnant qu'on ait imaginé un certain nombre de moyens pour rapprocher autant que possible la mâchoire de cet animal de l'état qu'elle présente à cet âge, soit en le vieillissant, soit en le rajeunissant. Il est important, dans ces deux cas, de reconnaître l'âge véritable du cheval, même lorsqu'il est plus jeune que ne l'indique la dent; car il est facile de concevoir que, si l'on soumet un poulain de quatre ans au service qu'on exigerait d'un cheval de cinq ans, on déterminera chez lui une ruine prématurée, et l'on s'exposera même quelquefois à le perdre.

MOYENS EMPLOYÉS POUR VIEILLIR LE CHEVAL.

Dans la plupart des pays d'élèves, on est dans l'habitude, aussitôt que les poulains ont fait leurs dents de trois ans, de leur arracher les mitoyennes caduques, pour leur donner un an de plus. Si le poulain n'a pas été vendu dans cet état, aussitôt que les mitoyennes de remplacement ont opéré leur éruption, que 'arrachement des caduques a rendue plus précoce, on enlève les coins de lait, et l'animal, ayant à peine quatre ans en réalité, est vendu comme âgé de cinq ans.

Il est plusieurs indices qui peuvent faire reconnaître que les dents de lait ont été arrachées.

Si l'arrachement est récent, les gencives sont contuses, gonflées, douloureuses, et souvent la queue que forme à la dent la racine rongée par la remplaçante qui la pousse est restée engagée dans l'alvéole, ayant été brisée lors de l'arrachement.

Si ces premiers indices ont eu le temps de disparaître, il reste d'autres moyens de découvrir la ruse.

Lorsque la dent caduque tombe naturellement, on voit, aussitôt après sa chute, le bord de celle qui la remplace apparaître au niveau de l'alvéole ; tandis que, si la dent a été arrachée longtemps avant l'époque où elle devait tomber naturellement, la dent de remplacement étant encore enfoncée dans l'os, non-seulement on ne voit pas son bord, mais on ne peut même le toucher en enfonçant le doigt dans l'alvéole.

Lorsque la mitoyenne de lait a été arrachée, on peut encore le reconnaître à l'état de la pince de remplacement, qui doit avoir déjà usé et formé sa table lorsque la mitoyenne sort naturellement, et qui se trouve encore presque vierge, si sa voisine a été arrachée.

Enfin, comme l'a fait observer Girard, l'arrachement des dents de lait, hâtant la sortie des remplaçantes, ne leur laisse pas le temps de quitter la position oblique qu'elles occupaient dans l'alvéole; et l'arcade dentaire, au lieu de présenter un demi-cercle bien dessiné, se trouve irrégulière et formée par étages.

L'examen de la dernière molaire, quoique difficile, peut encore donner la preuve de l'âge véritable de l'animal; car, s'il a réellement cinq ans, cette dent doit être au niveau des autres et avoir formé sa table, tandis qu'à quatre ans, elle porte encore les lobes arrondis que présente sa face de frottement avant d'avoir usé.

MOYENS EMPLOYÉS POUR RAJEUNIR LE CHEVAL.

Lorsque le cheval a rasé, lorsqu'il est *hors d'âge*, il a perdu une grande partie de sa valeur, et des marchands de mauvaise foi cherchent souvent à le rajeunir.

On regarde généralement les dents longues comme
un indice de vieillesse, et l'on cherche par consé-
quent à les raccourcir en les sciant, pour rajeunir
l'animal. Cette ruse, qui peut en imposer aux per-
sonnes qui n'ont pas l'habitude d'examiner la dent,
ne fait, au contraire, que donner à l'animal l'âge
qu'il a réellement et qu'il ne marquait pas aupara-
vant. Nous avons vu, en effet, que, lorsqu'un cheval
avait les dents trop longues, on devait ajouter à l'âge
accusé par elles autant d'années qu'il y avait de fois
trois millimètres environ en sus de la longueur nor-
male. Ici la scie a retranché en réalité la portion en
excès que l'on ne retranchait que par le raisonne-
ment, et si le cheval marquait, par exemple, douze
ans avant la résection de ses dents, il en marquera
quatorze, son âge réel, si on lui en a retranché cinq
ou six millimètres.

La scie n'opère pas une section assez nette pour
qu'il ne soit pas nécessaire d'avoir recours à l'action
de la lime, dont on voit souvent les traces sur la
dent, en même temps que de petits éclats occasionnés
sur ses bords par l'opération.

En raccourcissant les incisives, on a détruit le rap-
port qui existait entre les deux arcades formées par
ces dents, car la longueur des molaires est restée la
même ; il suffit donc d'écarter les lèvres de l'animal
pour reconnaître la ruse avant même de lui ouvrir
les mâchoires.

Le plus souvent, on ne se borne pas au raccourcis-
sement des incisives ; mais sur ces dents raccourcies,
ou courtes naturellement, on cherche à rétablir la

cavité qui existait pendant la jeunesse, et la couleur
noire qui la rend plus apparente. Les marchands *bu-
rinent* ou *contre-marquent* (*fig.* 97) les dents plus

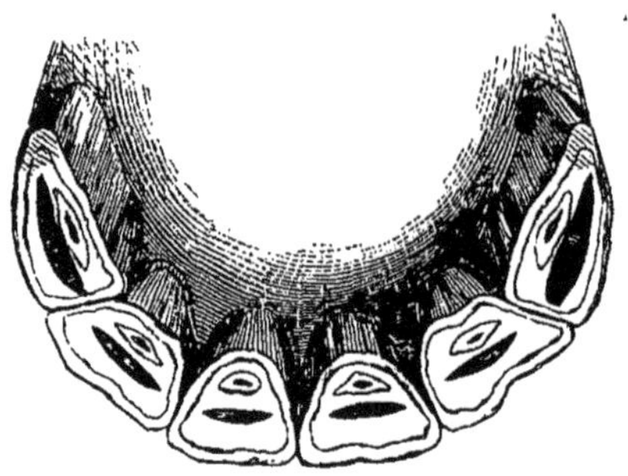

Fig. 97.

ou moins adroitement ; nous devons donc chercher
les moyens de reconnaître cette ruse.

Si la dent, quoique rasée, conserve encore la che-
ville émailleuse, on ne peut faire la fausse marque
vers le milieu de la table ; elle se trouve alors entre
le cornet et le bord antérieur, et l'on voit de suite
qu'il ne peut y avoir deux culs-de-sac dentaires, et
que, par conséquent, la marque n'est pas naturelle.

En outre, dans ce premier cas, et dans ceux où la'
cheville d'émail n'existerait plus ou aurait été en-
levée par le burin, ce qui se voit rarement, il suffit
d'examiner la marque avec attention pour recon-
naître qu'elle manque du rebord émailleux qui en-
toure la marque naturelle, et que, par conséquent,
elle a été creusée artificiellement dans l'ivoire.

Tels sont les caractères relatifs à la fausse marque
considérée en elle-même.

Maintenant, si l'on a égard à la forme de la dent,

on verra qu'elle ne s'accorde en rien avec l'âge accusé par la mâchoire burinée, et que la marque elle-même manque de la largeur qu'on ne pouvait lui donner sur une dent arrondie ou triangulaire, et dont le diamètre transversal est, par conséquent, fortement diminué.

Enfin, si l'âge de l'animal est déjà très-avancé, la forme générale de l'arcade dentaire, le redressement de la ligne courbe qu'elle offrait dans le jeune âge, l'horizontalité du bout de la mâchoire, viennent encore appuyer les indices beaucoup plus sûrs que nous avons exposés précédemment.

Ainsi donc, si l'âge réel de l'animal n'a pas dépassé douze à treize ans, on retrouve le cornet dentaire en arrière du cul-de-sac artificiel. Si le cheval a dépassé cet âge, cet indice manque, mais la forme de la dent et de la mâchoire ne permet pas l'erreur. Celle-ci devient plus facile lorsque, au lieu de former une cavité nouvelle, le marchand s'est borné à creuser celle qui n'a disparu que depuis peu, et dont le bord émailleux a conservé encore une certaine étendue ; mais, dans ce cas, on ne peut être trompé que d'un an ou deux, et encore un examen très-attentif de la forme de la dent marquée, de l'étendue de la marque, ainsi que de la mâchoire supérieure, peut faire reconnaître la fraude.

Lorsqu'un cheval a été contre-marqué, on lui a presque toujours donné l'âge de six à sept ans, et la petite marque ajoutée aux pinces pour simuler un rasement effectué depuis peu est souvent plus facile à reconnaître que les autres.

Pour rendre la fraude moins apercevable, on a soin d'introduire dans la bouche de l'animal des substances excitantes, qui le font fortement écumer et rendent difficile l'examen de la mâchoire : cette circonstance doit toujours faire redoubler d'attention. Il en est de même de l'indocilité de l'animal, qui peut avoir été maltraité exprès, ou se souvenir encore de la gêne ou de la souffrance que lui a fait éprouver l'opération.

PARTICULARITÉS RELATIVES A L'AGE DE L'ANE ET DU MULET.

L'âne et le mulet sont loin de présenter, dans les divers changements de forme de leurs incisives, la même régularité que le cheval. Passé l'époque de six à sept ans, l'âge devient difficile à reconnaître d'une manière exacte dans ces animaux. Chez les uns, le cornet dentaire persiste très-longtemps ; chez d'autres, les pinces et les mitoyennes ont rasé complétement au moment où les coins viennent d'arriver au niveau ; enfin, chez quelques-uns, on trouve à toutes les dents ce sillon postérieur que l'on voit quelquefois aux coins du cheval, et qui résulte de l'absence de la paroi postérieure du cornet dentaire.

On doit donc, dans l'appréciation de l'âge de ces animaux, apporter la plus grande attention et la plus grande réserve, surtout dans les périodes établies sur la disparition du cornet dentaire et sur la forme ronde ou triangulaire des incisives. Plus

tard, la biangularité se manifeste bien régulière-
ment, mais toujours à une époque de la vie plus
avancée que pour le cheval. Cette circonstance tient
sans doute à une dureté plus grande des substan-
ces qui forment la dent chez ces solipèdes.

§ 2. — Age du Bœuf.

Les connaissances que nous possédons sur l'âge du
bœuf sont loin d'être aussi exactes et aussi complètes
que celles acquises sur l'âge du cheval. On peut,
dans l'espèce bovine, avoir recours pour l'apprécia-
tion de l'âge à deux moyens différents : l'examen
des dents et celui des cornes ; ces deux ordres d'in-
dices, contrôlés l'un par l'autre, nous amènent à
des résultats assez satisfaisants.

CONNAISSANCE DE L'AGE PAR LES DENTS.

Nous suivrons ici le même ordre que pour l'étude
de l'âge du cheval. Nous diviserons donc cet article
en deux parties, l'une relative à l'anatomie des dents,
l'autre aux indices que fournissent ces organes pour
l'appréciation de l'âge.

DENTS.

Les dents du bœuf sont au nombre de trente-
deux, dont vingt-quatre molaires, disposées comme
celles du cheval, et huit incisives, appartenant
toutes à la mâchoire inférieure. Ces dents sont
remplacées à la mâchoire supérieure par un bourre-
let cartilagineux, épais, recouvert par la muqueuse

de la bouche, formant gencive et fournissant un
point d'appui aux incisives de la mâchoire inférieure.

Quelquefois, en outre, on trouve, comme dans
le cheval, des molaires supplémentaires, qui peu-
vent être au nombre de quatre, et porter ainsi à
trente-six le nombre total des dents du bœuf; mais
il ne les possède pas à la fois, les supplémentaires
tombant avant que l'arcade molaire soit complétée.

Les substances qui composent les dents du bœuf
sont les mêmes que celles qui composent les dents
du cheval, et ne diffèrent que par leur disposition
particulière.

INCISIVES.

Les incisives (*fig.* 98), au nombre de huit, sont

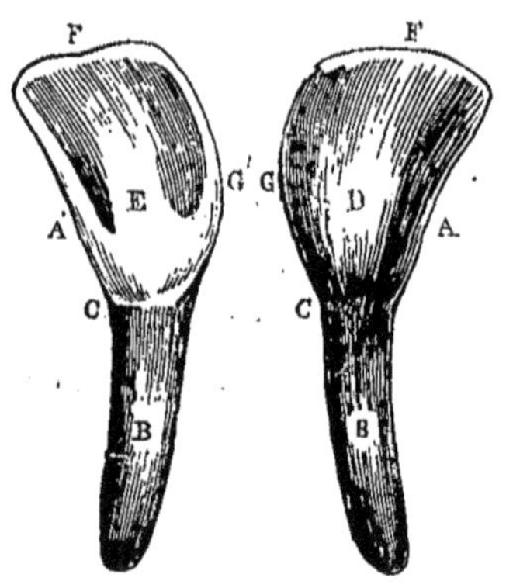

Fig. 98.

placées en *clavier* à l'extrémité de l'espèce de *pale-
ron* arrondi par lequel se termine l'os maxillaire,
formant vers ce point un rond assez parfait, lors-
qu'elles ont acquis leur complet développement.

Au lieu d'être fixées dans les alvéoles, comme chez les solipèdes, elles présentent une certaine mobilité, prise quelquefois pour un état maladif, et qui était nécessaire pour empêcher le bourrelet cartilagineux de la mâchoire supérieure d'être entamé par les dents qui font sur lui leur appui. On les distingue, suivant leur position, en deux *pinces*, deux *premières mitoyennes*, deux *secondes mitoyennes* et deux *coins*.

Chaque incisive offre à considérer deux parties, l'une libre ED, l'autre enchâssée B, constituant la racine, séparées l'une de l'autre par une dépression très-marquée C, désignée sous le nom de *collet*. Cette disposition donne à l'ensemble de la dent la forme d'une pelle, dont la racine représente le manche.

La partie libre, aplatie de dessus en dessous, d'autant plus mince et plus large qu'on l'examine plus près de son extrémité antérieure, présente deux faces, l'une inférieure ou externe D, l'autre supérieure ou interne E ; trois bords, l'un antérieur, F, et deux latéraux, AG.

La face externe D, légèrement convexe, d'un blanc laiteux, est parsemée de stries fines onduleuses, longitudinales, qui disparaissent avec l'âge, pour laisser à la surface le plus beau poli.

La face interne E, plus plane que la précédente, présente sur son milieu une légère éminence conique, dont la base s'élargit et se termine vers l'extrémité libre de la dent, et qui se trouve circonscrite vers chaque bord par un sillon assez prononcé.

Des deux bords latéraux, l'interne GG′, légèrement convexe suivant sa longueur, l'externe AA′ légèrement concave dans le même sens, donnent à toute la partie libre une apparence déjetée en dehors. Le bord antérieur tranchant et légèrement convexe d'un côté à l'autre est la première partie de la dent qui se détruise par l'usure.

Quant à la racine D, elle est arrondie, légèrement conique, implantée dans un alvéole de même forme, et présente dans la jeunesse, à son extrémité, une ouverture communiquant avec une cavité intérieure analogue à celle des dents des solipèdes, et se prolongeant dans l'intérieur de la partie libre.

Dans la dent vierge, l'émail forme autour de la partie libre une couche continue, beaucoup plus mince à la surface interne de la dent, et se propageant avec très-peu d'épaisseur, il est vrai, sur une partie de la racine.

L'ivoire forme tout le reste de l'organe, et la cavité, qui, dès l'origine, occupe dans la dent un large espace de même forme qu'elle, se remplit, à mesure que l'animal vieillit, d'un ivoire de nouvelle formation, qui présente, comme dans le cheval, une teinte plus jaune que l'ivoire primitif.

Une fois que la cavité est complétement remplie, la dent a cessé de s'accroître, et n'est pas poussée, comme dans les solipèdes, au dehors de l'alvéole à proportion de son usure. Nous trouverons donc dans le rasement et dans les différentes formes successives que prennent les incisives des différences notables dans l'espèce bovine.

La dent incisive est à peine arrivée à son parfait développement que déjà pour elle commence l'usure. Sa position horizontale et son appui sur le bourrelet de la mâchoire supérieure exposent au frottement le bord antérieur et la face supérieure de la dent, qui s'use ainsi d'avant en arrière. Le rasement consiste donc, pour le bœuf, dans l'usure de cette face supérieure, qui forme la vraie table de la dent, et que Girard désigne sous le nom d'*avale*. Lorsque l'usure a fait disparaître l'éminence conique et les sillons qui la bordent, la dent est *nivelée*.

A mesure qu'a lieu le rasement, on voit apparaître dès le principe, à l'extrémité de la dent, une bande jaunâtre, qui est l'ivoire dépouillé de l'émail ; et, plus tard, dans cet ivoire, une bande transversale plus jaune ; celle-ci, à mesure que le rasement avance, se raccourcit, s'élargit, et finit par former une marque à peu près carrée, puis arrondie, qui n'est autre chose que l'ivoire de nouvelle formation remplissant la cavité de la pulpe de la dent. C'est une véritable étoile dentaire analogue à celle de la dent du cheval, et variant de forme avec l'incisive sur laquelle elle apparaît.

A mesure aussi que les incisives s'usent, elles semblent s'écarter les unes des autres, quoiqu'elles restent toujours à la même place. Cela tient à ce que ces dents, dans la jeunesse, se touchent seulement par leur extrémité, et que, cette partie une fois usée, comme il n'y a pas, chez le bœuf, ce resserrement constant des alvéoles que nous avons vu exister chez le cheval, les dents, moins larges, doivent nécessairement se trouver écartées les unes des autres, et l'être d'autant plus qu'elles ont usé davantage.

Enfin, lorsque la dent est arrivée au dernier degré d'usure, il ne reste plus que la racine, dont la partie supérieure, devenue apparente par le retrait de la gencive, forme un chicot jaunâtre, très-éloigné de ceux qui forment avec lui les restes de l'arcade incisive.

Les premières incisives du bœuf, comme celles du cheval, sont toutes caduques, et leur remplacement est un des signes les plus certains de l'âge de l'animal. Les dents de lait diffèrent de celles de remplacement par leur volume beaucoup moindre, leur moins de largeur, la transparence de leur émail et leur forme plus courbée en dehors. Leur racine, beaucoup plus courte, est détruite par la dent de remplacement. Les deux pinces de lait sont toujours séparées par un intervalle marqué, dépendant de l'épaisseur du fibro-cartilage de la symphyse maxillaire dans le jeune âge.

MOLAIRES.

Les molaires du bœuf sont encore moins souvent consultées que celles du cheval pour l'appréciation de l'âge, en raison de l'indocilité de l'animal et du moins d'ouverture de la bouche.

Elles sont, comme chez les solipèdes, au nombre de six à chaque côté de chaque mâchoire, mais beaucoup moins larges, et formant une arcade moins longue. Leur volume réciproque est loin d'être aussi uniforme que chez le cheval ; il va en augmentant de la première à la sixième, dans une proportion telle que l'espace occupé par les trois avant-molaires n'est qu'environ la moitié de celui occupé par les trois molaires postérieures, la dernière molaire occupant près de quatre fois autant de place en longueur que la première.

Leur surface de frottement, construite d'après le même système que celles des molaires du cheval, présente des éminences un peu plus aiguës.

La disposition de l'émail et de l'ivoire est la même ; mais la troisième substance, ou le *tartre*, est beaucoup plus abondante, et présente souvent à la face externe des molaires un reflet doré, dont nous avons parlé plus haut.

Comme dans les solipèdes, les trois avant-molaires sont caduques.

Malgré le peu de ressources que présente l'examen des molaires, pour la connaissance de l'âge, pendant la vie, nous croyons cependant devoir indiquer l'époque de l'éruption et du remplacement de ces dents.

D'après Girard, la première molaire caduque sort du sixième au douzième jour; les deux autres la précèdent dans leur éruption, qui a lieu assez souvent avant la naissance. Leur remplacement a lieu dans l'ordre suivant : d'un an à dix-huit mois, pour la seconde molaire ; de deux ans à trente mois, pour la première; vers trois ans, pour la troisième.

Quant aux molaires permanentes, la première fait son éruption à un an et demi ; la seconde, de deux ans à deux ans et demi, et la dernière, à trois ans, et quelquefois plus tard.

La molaire supplémentaire, ordinairement sortie à dix mois, est chassée par la première molaire de remplacement.

D'après M. Simonds, professeur au collége vétérinaire de Londres (1), aucune molaire caduque ne perce la gencive avant la naissance ; à l'âge d'un mois seulement ces dents sont bien développées.

Comme Girard, cet auteur admet que la première fait son éruption le plus souvent après les deux qui la suivent. Mais il est en dissidence avec l'auteur du *Traité de l'âge* pour l'époque du remplacement des molaires caduques, et surtout pour celle de l'éruption des permanentes.

Ces dernières sortent, suivant M. Simonds : la première (quatrième molaire), vers six mois ; la seconde (cinquième molaire), à quinze mois ; toutes deux arrivent au niveau des molaires caduques trois mois après leur éruption ; la troisième (sixième molaire) sort à deux ans.

Le remplacement des deux premières molaires caduques a lieu vers deux ans et demi, le plus souvent un peu plus tôt pour la seconde que pour la première ; la troisième apparaît de deux ans et demi à trois ans.

---

(1) *The Age of the ox, sheep and pig, etc.,* by *James Beart Simonds,* etc. London, 1854. Pages 61 et suivantes.

SIGNES FOURNIS PAR LES DENTS POUR LA CONNAISSANCE DE L'AGE.

Quoique la connaissance de l'âge n'ait qu'une médiocre importance dans les premiers temps de la vie du veau, nous prendrons cependant à son principe la série des changements que subit la mâchoire, depuis la naissance jusqu'à l'âge le plus avancé où l'on puisse tirer des dents des indices à peu près certains.

Le veau naît souvent avec les pinces et les premières mitoyennes. Lorsqu'il n'a aucune dent en venant au monde, on voit apparaître les pinces trois ou quatre jours après la naissance; les premières mitoyennes, vers huit ou dix jours ; les secondes, vers vingt jours, et les coins viennent achever l'arcade quatre ou cinq jours après. La mâchoire n'est cependant *au rond* que vers cinq à six mois, les coins mettant ce temps à compléter leur éruption.

L'usure des incisives caduques est très-variable, suivant le genre de nourriture de l'animal. Dans les veaux engraissés au lait pour la boucherie, l'absence du frottement retarde l'usure. Mais dans ceux que l'on conserve comme élèves, et qui se nourrissent d'aliments fibreux, les pinces commencent à s'user par leur bord libre à six mois, et complètent leur rasement vers dix mois. Le rond formé par les incisives commence alors à s'affaisser par le centre, et cet affaissement devient de plus en plus sensible par le rasement des autres paires de dents, qui a lieu :

Pour les premières mitoyennes, à un an ;

Pour les secondes, vers quinze mois ;

Et, pour les coins, de dix-huit à vingt mois (*fig.* 99).

Vers cette dernière époque, les pinces sont chassées par leurs remplaçantes, qui se montrent immédiatement, placées de travers, et se redressent bientôt en achevant leur éruption, qui se fait promptement et se trouve toujours terminée à deux ans (*fig.* 100).

De deux ans et demi à trois ans, le même remplacement a eu lieu pour les premières mitoyennes (*fig.* 101).

Les secondes sont remplacées de trois ans et demi à quatre ans (*fig.* 102).

Enfin de quatre ans et demi à cinq ans a lieu le remplacement des coins (*fig.* 103).

De cinq à six ans, les coins achèvent leur éruption, et ce n'est réellement qu'à cet âge que la mâchoire de l'adulte est *au rond*, quoique déjà le bord des pinces ait commencé à user, ainsi que la table de ces dents, et même celle des mitoyennes, où l'usure est moins avancée.

De six à sept ans, le rasement des pinces s'est fortement avancé, ainsi que celui des premières mitoyennes ; les secondes commencent à s'user.

De sept à huit ans, l'avale des pinces est nivelée, le rasement des premières mitoyennes est près de s'achever, celui des secondes fort avancé, et les coins commencent à perdre leur bord tranchant.

De huit à neuf ans, les coins ont achevé leur ra-

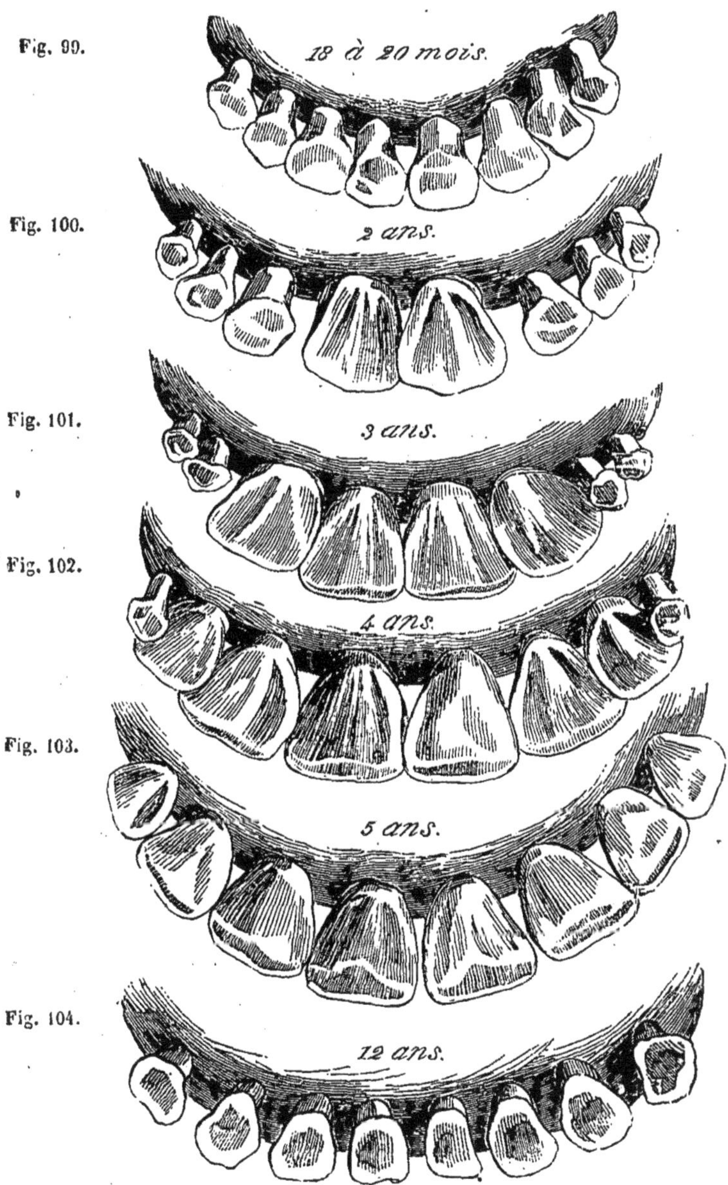

Fig. 99.
18 à 20 mois.
Fig. 100.
2 ans.
Fig. 101.
3 ans.
Fig. 102.
4 ans.
Fig. 103.
5 ans.
Fig. 104.
12 ans.

sement, ou à peu près, les mitoyennes sont nivelées, et les pinces commencent à présenter une concavité en rapport avec la convexité du bourrelet de la mâchoire supérieure.

A dix ans, le nivellement se propage aux coins, les premières mitoyennes deviennent concaves comme les pinces, qui prennent une forme carrée ; l'étoile dentaire devient très-apparente sur ces deux paires d'incisives.

Pendant cette période de six à dix ans, la ligne arrondie et régulière que formaient les incisives se redresse de plus en plus, et se trouve à peu près droite à dix ans. La mâchoire est alors *au ras*, et les dents, beaucoup plus courtes, paraissent commencer à s'écarter.

A onze ans, les dents continuent à se raccourcir et à s'écarter en apparence les unes des autres, l'étoile dentaire des pinces et des premières mitoyennes prend une forme carrée et présente une bordure blanche.

A douze ans (*fig.* 104), l'écartement des dents augmente, l'étoile dentaire présente la bordure blanche et la forme carrée sur toutes les dents.

A partir de cette époque, les incisives deviennent de plus en plus écartées, l'étoile dentaire prend une forme ronde, et la partie évasée de la dent étant complétement détruite, la mâchoire finit par ne plus présenter que des chicots jaunes, arrondis, formés par le commencement de la racine. On ne peut donc plus alors évaluer que d'une manière approximative l'âge de l'animal.

Il existe, d'ailleurs, bien moins d'exactitude dans les signes fournis par les dents du bœuf que dans ceux tirés des dents du cheval.

La précocité de développement qui distingue certaines races, et que favorise l'abondance de l'alimentation, surtout pendant la première période de la vie, amène aussi des modifications très-marquées dans les diverses phases que parcourt la dentition des bêtes bovines. Renault a publié à ce sujet, dans le *Recueil de Médecine vétérinaire* (1), des documents pleins d'intérêt pour la physiologie et de la plus haute importance pour les éleveurs.

Il résulte de ces renseignements, recueillis près de MM. les directeurs des vacheries du Pin et de Poussery, et de plusieurs éleveurs distingués, qu'un assez grand nombre de taureaux et vaches de la race de Durham ont achevé l'éruption de leurs dents incisives de remplacement avant quatre ans ; que plusieurs ont eu une dentition plus précoce encore ; que, notamment, les taureaux EARL OF BUCHAN et SUETONIUS, de la vacherie de Poussery (Nièvre), ont pris toutes leurs dents d'adulte avant trois ans ; et qu'enfin une vache du même établissement, MISS SCOTT, a mis dehors ses coins de remplacement à l'âge de deux ans et neuf mois.

Les produits obtenus du croisement de nos races indigènes par la race de Durham participent de cette précocité d'éruption des dents. M. Massé, du Cher, cite à M. Renault l'exemple d'un bœuf charolais,

____

(1) Année 1846, page 987.

ayant un quart de Durham, qui avait mis toutes ses dents d'adulte à l'âge de deux ans et dix mois. Le même éleveur signale aussi un bœuf charolais pur, abondamment nourri dès sa naissance, qui a eu toute sa bouche faite à trois ans et demi.

La précocité dans l'éruption des dents s'observe surtout dans la plupart des races de l'Angleterre, et se généralisera chez nous à mesure que les bestiaux seront améliorés par le croisement et l'abondance de la nourriture. On trouve, en comparant les traités de l'âge de Girard et de M. Simonds, la preuve évidente de cette précocité plus grande des races anglaises. Nous extrayons de l'ouvrage de M. Simonds (page 79) le tableau suivant, donnant le maximum et le minimum de précocité en Angleterre; il sera facile de comparer ces données à celles ci-dessus, extraites de l'ouvrage de M. Girard.

Dentition du bœuf, d'après M. Simonds.

LA RACE ET D'AUTRES CAUSES favorisant le développement.		LA RACE ET D'AUTRES CAUSES retardant le développement.	
ans. mois.		ans. mois.	
1 9 Deux		2 3 Deux	
2 3 Quatre	incisives	2 9 Quatre	incisives
2 9 Six	permanentes.	3 3 Six	permanentes.
3 3 Huit		4 9 Huit	

Le genre de nourriture influe beaucoup sur l'u-

sure des incisives dans l'espèce bovine. M. Cruzel (1),
à qui nous empruntons une partie des notions précé-
dentes, dit avoir vu des bœufs de six ans ayant les
dents aussi usées que s'ils avaient eu douze ou quinze
années.

La disposition plus ou moins élevée de l'extré-
mité des dents influe aussi sur le mode d'usure et
peut induire en erreur. Il faut donc chercher un
moyen de contrôler le résultat donné par l'examen
des incisives, et nous le trouvons dans les signes que
fournissent les cornes.

CONNAISSANCE DE L'AGE DU BŒUF PAR LES CORNES.

Les cornes, comme le sabot, la châtaigne, etc.,
sont formées d'un assemblage de poils agglutinés
fournis par la peau, qui semble se terminer à la
base de l'apophyse osseuse qui les supporte ; elles
sont maintenues, fixées sur cette apophyse par un
prolongement du derme, qui vient y former un
tissu feuilleté, analogue à celui qui recouvre l'os du
pied.

Les cornes du bœuf fournissent, pour la con-
naissance de l'âge, des indices d'autant plus pré-
cieux que ceux donnés par les dents présentent
moins de certitude ; elles sont surtout d'un grand
secours après que l'éruption des remplaçantes est
terminée.

(1) *Journal de médecine vétérinaire théorique et pratique*, t. III,
p. 105. 1832.

Le veau est à peine né de quelques jours qu'on sent sur les côtés du chignon le principe de ses cornes, qui, dans un espace d'une année, forment deux petits prolongements à surface terne et rugueuse, légèrement contournés, que l'on appelle *cornillons*.

Pendant la seconde année, une nouvelle pousse de la corne a lieu, et se trouve séparée de la première par un sillon peu prononcé.

Un semblable sillon sépare la pousse de la troisième année de celle de la seconde; mais ces deux dépressions sont peu marquées et paraissent ignorées de la plupart des éleveurs, qui ne comptent le premier sillon qu'à partir de l'âge de trois ans. Celui qui se développe à cette époque est, en effet, beaucoup plus marqué, et d'autant plus que les autres commencent déjà à diminuer, pour disparaître plus tard.

On peut donc compter pour trois ans la portion qui se trouve au delà du premier sillon profond de la corne.

A partir de ce moment, il se forme chaque année un nouveau sillon, séparé du précédent par un cercle, de telle sorte qu'en comptant pour trois ans tout ce qui dépasse le premier sillon, et pour un an chaque sillon ou cercle que l'on rencontre en se dirigeant vers la base de la corne, on trouve ainsi l'âge réel de l'animal, aussi sûrement que par les dents dans les premières années, et plus sûrement lorsqu'on n'a plus pour indice que le rasement des remplaçantes.

Malheureusement les cornes ne sont pas toujours bien régulières dans leur développement, et dans les pays où les bêtes bovines sont soumises à l'usage du joug, les cercles sont bientôt effacés par le frottement. En outre, lorsque la bête devient vieille, la corne se déprime vers la base, et les cercles et les sillons, beaucoup moins nets et plus rapprochés, peuvent induire en erreur. Cet inconvénient a lieu surtout pour la vache.

Il faut donc toujours s'en rapporter principalement aux dents dans les premières années, jusqu'à cinq ans, par exemple; s'attacher surtout aux indices fournis par les cornes de cinq à dix ans, et, plus tard, tâcher de rectifier l'un par l'autre ces deux moyens d'investigation.

§ 3. — Age du Mouton et de la Chèvre.

Les dents sont encore les organes auxquels on a recours pour la connaissance de l'âge de ces animaux. Nous rapporterons cependant, en terminant, les observations de Girard relatives à la connaissance de l'âge du mouton par les cornes.

DENTS.

Les dents du mouton et de la chèvre sont, comme celles du bœuf, au nombre de trente-deux, distinguées en huit incisives et vingt-quatre molaires, auxquelles s'ajoutent aussi quelquefois les molaires supplémentaires.

Les incisives des petits ruminants ne sont pas disposées en clavier comme celles de l'espèce bovine, mais relevées de manière à former la pince, et à s'appuyer sur le bourrelet de la mâchoire supérieure, beaucoup plus par leur extrémité et moins par leur face interne. Elles sont, en outre, étroites, à peine *colletées*, et fixées plus solidement dans les alvéoles.

Leur face externe blanche, polie, est encadrée vers la gencive par une matière cémenteuse noire.

La face interne porte deux larges sillons longitudinaux séparés, vers le milieu de la table, par une simple arête, qui remplace l'éminence conique de l'incisive du bœuf. Ces sillons sont presque toujours enduits d'une substance cémenteuse noire.

Les incisives du mouton sont, comme celles du bœuf, distinguées en caduques et en remplaçantes, les premières distinguées des autres par leur petitesse et surtout par leur peu de largeur.

L'usure des incisives du mouton doit, d'après leur position, s'effectuer plus vers le bord antérieur que chez le bœuf ; aussi l'étoile dentaire se montre-t-elle plus promptement, et toujours en formant une ligne plus étroite d'avant en arrière. On n'a pas encore cherché à tirer parti de sa forme pour l'étude de l'âge.

L'absence du collet, dans ces dents, fait que l'usure n'amène jamais, à la mâchoire du mouton, l'écartement des incisives que l'on remarque à celle du bœuf.

Les molaires ont la plus grande ressemblance avec celles du bœuf, pour la forme générale et les proportions relatives. Le tartre qui les recouvre est plus abondant et plus noir.

Leur éruption et leur remplacement ont lieu dans le même ordre que pour le bœuf, mais à des époques plus rapprochées de la naissance. La cinquième molaire est complétement sortie à un an, et la sixième, à deux ans, achève de produire son lobe postérieur.

SIGNES FOURNIS PAR LES DENTS POUR LA CONNAISSANCE DE L'AGE.

Les dents de l'agneau sont rarement sorties au moment de la naissance, quoique l'on sente déjà les pinces et les premières mitoyennes prêtes à percer la gencive. En vingt-cinq jours environ, le jeune animal complète son arcade incisive, qui arrive *au rond* vers trois mois (*fig.* 105), par l'achèvement de l'évolution toujours plus tardive des coins.

Le rasement des dents de lait est trop irrégulier pour que l'on puisse en tirer des indices exacts. D'ailleurs, à cette époque, l'agneau est presque toujours avec sa mère ; et l'examen de ses formes, joint à la connaissance de l'époque ordinaire de l'agnelage, rend toute recherche inutile.

Vers quinze à dix-huit mois (*fig.* 106), les pinces de lait tombent et sont remplacées par deux autres, tellement larges qu'il est impossible de les confondre avec le reste des caduques. L'animal quitte alors le nom d'agneau pour prendre celui d'*antenais* (1).

Vers deux ans (*fig.* 107), les premières mitoyennes sont remplacées, comme les pinces, et l'antenais

(1) De *antè annum*, avant l'année.

prend, selon son sexe, le nom de *bélier*, *mouton* ou *brebis*.

Entre trois ans et trois ans et demi (*fig.* 108), a lieu le remplacement des secondes mitoyennes ; les

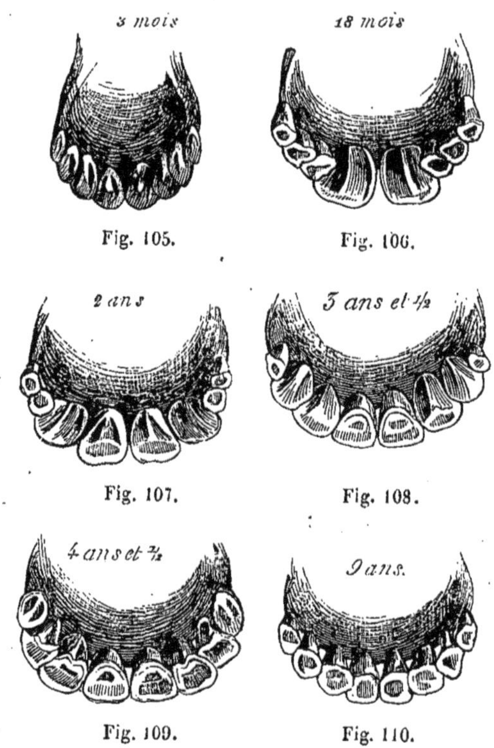

Fig. 105.

Fig. 106.

Fig. 107.

Fig. 108.

Fig. 109.

Fig. 110.

coins sont alors très-petits, et souvent même ils ont disparu.

De quatre ans à quatre ans et demi (*fig.* 109), l'arcade incisive se complète par l'éruption dès coins de remplacement.

A cinq ans, l'arcade incisive est *au rond;* mais les pinces ont déjà effectué en partie leur rasement.

Souvent même les premières mitoyennes ne sont pas encore arrivées au frottement, que l'étoile dentaire est déjà apercevable dans les pinces.

L'âge du mouton est très-difficile à reconnaître au delà de la cinquième année, quoiqu'on ait admis, pour cet animal, une série de rasements des quatre paires d'incisives, de cinq à neuf ans (*fig.* 110), comme pour le bœuf. On doit donc, après cinq ans, sans prétendre trouver au juste l'âge de l'animal, se régler sur le degré d'usure des dents, et, surtout, sur le plus ou moins de fraîcheur des coins, dont la table est toujours nivelée à neuf ans, et souvent avant cette époque. Les pinces et les premières mitoyennes se déchaussent et commencent à branler à six ans.

On désigne sous le nom de *queue d'hirondelle* une entaille que portent fréquemment, à l'arcade incisive, entre les deux pinces, les moutons qui pâturent sur des terrains où l'herbe est sèche et dure. Cette marque ne se fait guère remarquer avant l'âge de quatre à six ans.

On appelle *brèches* les moutons chez lesquels une ou plusieurs incisives ont été cassées ou arrachées par accident.

Dans certains moutons, et surtout dans la chèvre, l'arcade incisive prend un allongement insolite, qui est toujours un indice de vieillesse.

L'influence de la race et de l'abondance de la nourriture se fait sentir dans l'espèce ovine aussi bien que dans l'espèce bovine, à l'égard de la précocité de l'éruption des dents. Les observations faites en Angleterre en fournissent la preuve, que l'on trouvera dans le tableau ci-dessous, emprunté, comme le précédent, à l'excellent ouvrage de M..le professeur Simonds (p. 97).

Dentition du Mouton.

DENTITION PRÉCOCE.			DENTITION TARDIVE.		
ans. mois			ans. mois.		
1 0 Paire centrale	⎫		1 4 Deux	⎫	
1 6 Seconde paire	⎬ des incisives temporaires remplacées par les permanentes.		2 0 Quatre	⎬ incisives	
2 3 Troisième paire			2 .9 Six		permanentes.
3 0 Quatrième paire	⎭		3 6 Huit	⎭	

CONNAISSANCE DE L'AGE DU MOUTON PAR LES CORNES.

D'après les observations de Girard faites sur des béliers de race mérine, les cornes, qui ne poussent que jusqu'à cinq ans, peuvent, pendant cet intervalle, donner des indices certains pour la connaissance de l'âge de ces animaux.

Il suffit, en effet, de mesurer la longueur des cornes, qui s'accroissent dans les proportions suivantes :

Dans la première année, de 51 à 54 centimèt.
Dans la seconde,   de 13 à 16   »
Dans la troisième,   de 8 à 11   » .
Dans la quatrième,   de 5 à 8   »

Ces observations présentent beaucoup plus d'intérêt sous le rapport de l'histoire naturelle que pour l'objet qui nous occupe; car elles ne se rapportent

qu'aux mâles d'une seule race et ne peuvent servir
que pendant une période d'années, dont les divi-
sions sont suffisamment indiquées, dans toutes les
races, par les changements qui se manifestent dans
l'arcade des incisives.

§ 4. — Age du Chien.

Les dents du chien fournissent, pendant un cer-
tain temps, des indices qui permettent de recon-
naître l'âge de cet animal, avec moins d'exactitude
cependant que celui des espèces précédentes ; parce
que, chez le chien, les dents étant remplacées de
très-bonne heure, c'est à l'usure que l'on doit s'en
rapporter, et non à l'éruption, qui ne peut fournir
d'indices après l'âge de six à huit mois.

DENTS.

Les dents du chien sont au nombre de quarante-
deux, qui se divisent en douze incisives, quatre ca-
nines ou crochets, et vingt-six molaires.

Les incisives, au nombre de six à chaque mâchoire,
sont plus développées à la supérieure qu'à l'infé-
rieure, et se distinguent, comme dans les solipèdes,
en pinces, mitoyennes et coins, ces derniers étant
plus forts que les mitoyennes, et celles-ci plus fortes
que les pinces ; disposition inverse à celle que nous
avons vue jusqu'à présent.

Leur partie libre présente, dans la dent vierge,
trois tubercules, l'un médian, le plus fort, et les deux
autres latéraux, dont l'ensemble imite assez bien un

trèfle ou la partie supérieure d'une *fleur de lis*, surtout à la mâchoire supérieure. A la face interne se trouve une table ou avale, ayant quelque analogie avec celle du bœuf et du mouton, et séparée de la racine par un bord très-prononcé, dont les extrémités viennent marquer les lobes latéraux. Cette table ne sert en rien à la connaissance de l'âge.

La racine, très-développée, aplatie d'un côté à l'autre, et séparée de la partie libre par un collet très-prononcé, s'enchâsse solidement dans des alvéoles profonds. Sa cavité intérieure s'oblitère très-promptement.

Lorsque la dent est soumise à l'usure, le lobe moyen disparaît le premier, et l'organe, ne présentant plus le trèfle, a effectué son rasement.

Les incisives caduques, bien plus petites, et surtout bien plus pointues que les remplaçantes, présentent cependant comme elles des lobes latéraux. Elles laissent entre elles un assez grand écartement au moment de leur éruption.

Les crochets, ou dents canines, au nombre de deux à chaque mâchoire, sont de très-fortes dents allongées, de forme conique, recourbées en arrière et en dehors, et placées immédiatement à la suite des incisives. Les crochets supérieurs, plus gros, laissent cependant, entre eux et les coins, un petit espace où se logent les canines inférieures.

Ces dents sont caduques, comme les incisives. Les canines de lait se distinguent des remplaçantes par leur forme plus grêle et plus allongée.

Les crochets s'usent plus ou moins vite suivant

le genre de nourriture de l'animal, et quelquefois se cassent par suite de l'usage qu'en fait le chien pour attaquer ou se défendre.

Les molaires sont réparties aux deux mâchoires, au nombre de douze à la supérieure, et de quatorze à l'inférieure. Elles sont presque toutes terminées par des lobes assez aigus, propres à déchirer une nourriture animale. La plus forte est, à chaque mâchoire, la première arrière-molaire, c'est-à-dire la quatrième dent à la mâchoire supérieure, et la cinquième à l'inférieure. Toutes celles qui se trouvent placées plus en avant sont sujettes au remplacement.

La première arrière-molaire sort à six semaines, et la dernière à six mois.

SIGNES FOURNIS PAR LES DENTS POUR LA CONNAISSANCE DE L'AGE.

Le chien, lorsqu'il n'a pas en naissant ses incisives et ses crochets, ne tarde pas à en être pourvu. A cette époque, ses yeux sont fermés, et les paupières ne se séparent que du douzième au quinzième jour.

Vers deux mois, commence le remplacement des dents caduques. Les pinces et les mitoyennes tombent les premières; viennent ensuite les coins et les crochets qui sont remplacés vers cinq mois. L'éruption est complète vers huit mois. Cette époque, du reste, varie beaucoup suivant la stature de l'animal, les grands chiens faisant leurs dents plus tôt que les petits.

A un an (*fig.* 111), les dents sont parfaitement fraîches et blanches, et n'ont subi aucune usure.

A partir de cette époque, les pinces de la mâchoire inférieure commencent à user, et leur trèfle, toujours imparfait, a disparu à deux ans (*fig.* 112).

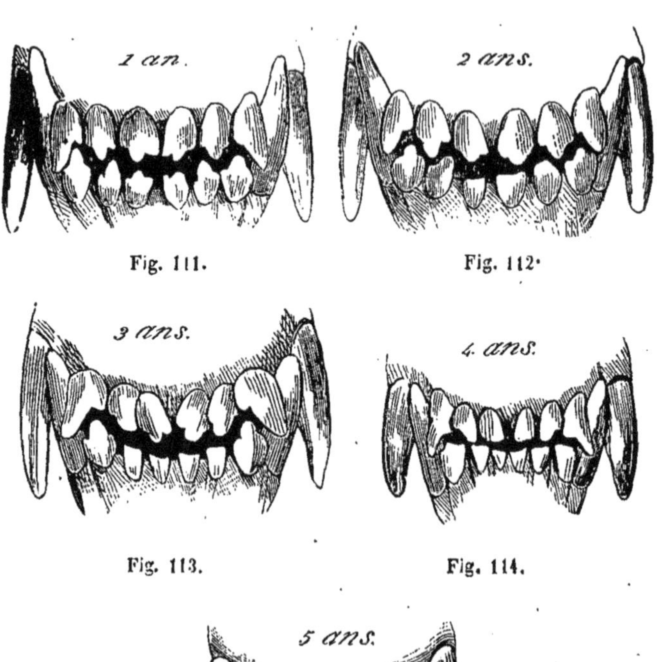

Fig. 111.

Fig. 112·

Fig. 113.

Fig. 114.

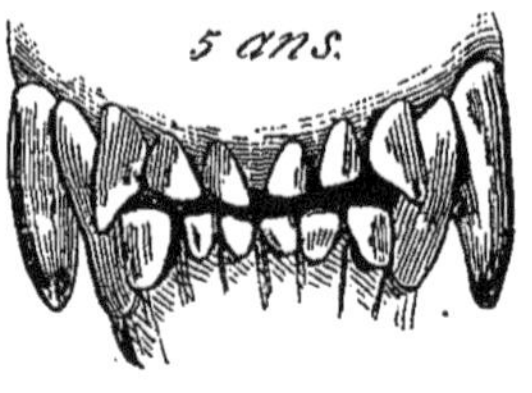

Fig. 115.

A trois ans (*fig.* 113), le trèfle a disparu aux mitoyennes inférieures, et les pinces supérieures commencent à user.

A quatre ans (*fig.* 114), les pinces de la mâchoire supérieure ont complété leur rasement ; les dents commencent à jaunir.

A cinq ans (*fig.* 115), les mitoyennes supérieures ont rasé.

A partir de cette époque, il est impossible d'établir des données exactes sur l'âge du chien. On ne peut plus l'estimer qu'approximativement, par l'état des crochets et des coins supérieurs, par la couleur jaune des dents, etc.

Les signes que nous avons indiqués pour les premiers âges trompent eux-mêmes quelquefois, l'usure des dents variant beaucoup, suivant la nature des aliments et les habitudes des chiens. Quelques-uns, les bouledogues surtout, ont les incisives usées, et quelquefois perdues à trois ou quatre ans; tandis que les petits chiens élevés dans les appartements conservent leurs dents intactes bien au delà des époques que nous avons assignées à leur rasement.

§ 5. — Age du Porc.

L'indocilité du porc, et le court espace de vie qu'on lui accorde, font que l'on cherche rarement à connaître son âge par l'examen des dents. Cependant, pour compléter l'étude de cette partie de l'extérieur, nous indiquerons brièvement les principes établis par Girard sur l'âge de cet animal.

Les dents du porc, au nombre de quarante-quatre, se divisent en douze incisives, quatre canines et vingt-huit molaires.

Les incisives, au nombre de six à chaque mâchoire, présentent entre elles des différences très-remarquables. Les pinces et les mitoyennes de la mâchoire

supérieure offrent, par leur forme et la cavité qu'elles
portent à leur table, quelque analogie avec celles du
cheval. Les mêmes dents, à la mâchoire inférieure,
sont droites, dirigées en avant, et ont quelque res-
semblance avec les incisives des rongeurs. Les coins,
aux deux mâchoires, se trouvent isolés entre les mi-
toyennes et les crochets, et sont bien moins volumi-
neux que les autres incisives.

Les crochets , encore appelés *défenses*, sont très-
développés, surtout dans le mâle, et croissent pen-
dant toute la vie de l'animal; ils sortent de la bouche
et forment une arme très-dangereuse chez le san-
glier. Les crochets de lait sont caducs, comme les
incisives.

Quant aux molaires, réparties au nombre de sept
à chaque arcade, elles augmentent de volume, de la
première à la dernière, qui est très-forte. Leur sur-
face de frottement tient le milieu, pour sa disposi-
tion, entre celle des carnassiers et celle des herbivores.

L'âge du porc ne peut être reconnu d'une ma-
nière à peu près exacte que jusqu'à trois ans; ce qui
diminue encore l'importance de son étude.

Cet animal naît directement avec les coins et les
crochets des deux mâchoires, et complète à trois ou
quatre mois sa première dentition.

De six à dix mois, il remplace ses coins de lait;
les supérieurs tombent les premiers. A la même
époque a lieu le remplacement des crochets.

Vers deux ans a lieu le remplacement des pinces
dans les deux mâchoires; un cercle noir se forme à
la base des crochets.

De deux ans et demi à trois ans, les mitoyennes supérieures et inférieures sont remplacées ; les pinces noircissent et commencent à user.

A partir de cette époque on se règle sur la longueur des défenses, qui soulèvent la lèvre supérieure à trois ou quatre ans, et la débordent vers cinq ans, tandis qu'à six ans, le crochet inférieur commence à sortir de la bouche et à se contourner au dehors.

CHAPITRE IV

PROPORTIONS.

Nous avons jusqu'à présent considéré d'une manière isolée ou absolue toutes les parties qui composent le corps de l'animal. Nous allons maintenant rechercher les rapports de dimension qui doivent exister entre elles pour que de leur action il résulte des mouvements faciles et sûrs; car, dans la machine animale comme dans celle créée par l'homme, il faut que toutes les pièces qui la composent soient en harmonie pour que l'on en obtienne le plus d'effet possible.

On trouve la première idée des proportions du cheval dans un ouvrage italien publié dans le seizième siècle (1); mais c'est à Bourgelat que nous devons, sinon l'idée mère, au moins l'établissement rationnel des proportions, qu'il a poussé même jusqu'à la minutie, aidé de Vincent et Goiffon, ses disciples.

Bourgelat, comme Grisone, a pris pour unité de mensuration la tête même de l'animal qu'on mesure, afin de n'avoir pas sans cesse à comparer des mesures différentes pour chaque grandeur d'animal. Il

______

(1) *Ordini di cavalcare e modi di conoscere le nature de cavalli,* etc., compositi dal sig. Federico Grisone, Napolitano, in Venetia, 1565.

a ensuite subdivisé la tête en trois parties, qu'il a appelées *primes ;* chaque prime, en trois *secondes*, et chaque seconde en vingt-quatre *points*. Cette dernière subdivision de la tête en deux cent seize parties permet d'apprécier les plus petites dimensions.

Sans contester l'utilité que peuvent avoir ces détails infinis pour les peintres et pour les sculpteurs, nous ne conserverons des proportions de Bourgelat que les principales, celles de la hauteur et de la longueur du cheval; et tout ce que nous dirons sur cet article important sera tiré de son excellent ouvrage sur l'extérieur, auquel nous renvoyons pour le tableau des proportions.

On a depuis, avec raison, contesté l'exactitude et l'utilité des proportions secondaires établies par le fondateur des écoles vétérinaires. En effet, Bourgelat a pris ses proportions sur le cheval de manége de son époque, type de convention tout à fait abandonné de nos jours, surtout depuis qu'on s'est attaché à déduire les principes de la beauté du cheval des véritables lois de la mécanique animale, et non des appréciations imparfaites du goût et de l'imagination.

Nous ne pouvons mieux faire comprendre les reproches adressés au système des proportions de Bourgelat, qu'en reproduisant en entier les quelques pages publiées à ce sujet par notre ami et confrère M. Richard.

Après avoir reproduit l'ensemble du système des proportions, il continue ainsi :

« Comment concevoir que la hauteur des épaules,

« du sommet du coude au sommet du garrot, doit
« être égale à la longueur de la tête? Suivant les
« lois de physiologie et de mécanique que nous
« avons invoquées, cette hauteur ne sera jamais trop
« grande. Elle dépend nécessairement de la longueur
« des côtes, qui est toujours une beauté, et de celle
« des apophyses épineuses des premières vertèbres
« dorsales, destinées à servir de base au garrot, qui
« n'est jamais trop élevé. Nous l'avons prouvé.

« Nous avons vu que la plus grande longueur de
« la croupe était, en toute occasion, une de ses beau-
« tés les plus essentielles pour la vitesse, par l'éten-
« due des muscles qui concourent à la former et celle
« de leur jeu. Si on les borne aux proportions pré-
« cédentes, elle ne devra pas dépasser l'étendue que
« l'on trouvera de la nuque à la commissure des
« lèvres. La même mesure déterminera la distance
« d'une hanche à l'autre, ce qui d'ailleurs ne nous
« offre pas le même inconvénient.

« Nous avons vu qu'un jarret bas était une beauté
« parce qu'il indiquait la longueur de la jambe, et,
« par conséquent, celle de ses muscles. Suivant
« Bourgelat, cette longueur doit être égale à la hau-
« teur du jarret au sol ; ces deux quantités doivent
« être les mêmes que celle de la longueur de la
« croupe, ou de sa largeur. Ce principe est tout à
« fait contraire aux lois de la vitesse, toujours fa-
« vorisée par la plus grande étendue possible du jeu
« des muscles.

« La même longueur doit régler celle qui s'étend
« de la base de l'encolure à son insertion au poitrail,

« au sommet du garrot. Ce principe est contraire au
« développement de hauteur de la poitrine et du gar-
« rot, et, par conséquent, erroné.

« La longueur, l'obliquité de l'épaule, la longueur
« de l'olécrane, que nous avons dit être des condi-
« tions de beauté d'autant plus grandes qu'elles sont
« plus accentuées, sont bornées par la demi-lon-
« gueur de la tête. C'est elle qui donne la mesure de
« la distance de la pointe de l'épaule à la verticale
« qui descend du garrot en touchant à la pointe du
« coude. Ces proportions, qui sont une beauté, d'a-
« près Bourgelat, sont aussi contraires aux disposi-
« tions qui favorisent la force qu'à la vitesse et à la
« facilité d'étendue des mouvements des membres
« antérieurs.

« En effet, plus l'épaule sera oblique, plus sa
« pointe sera portée en avant, plus son jeu sera éten-
« du. D'un autre côté, plus l'olécrane, qui forme
« le coude, sera allongé en arrière, plus il sera long,
« et plus, par conséquent, ce levier sera favorable à
« la puissance, à la force. La théorie de Bourgelat
« est donc tout à fait contraire aux bonnes lois de
« confection de la région dont il parle.

« Un tiers de la longueur de la tête doit régler
« la largeur du front : un front est-il jamais trop
« large ? Cette mesure doit aussi déterminer la hau-
« teur du crâne, depuis les orbites jusqu'à la nu-
« que. Or, cette partie, comme nous l'avons dit, ne
« saurait être assez développée en largeur comme en
« hauteur, ce qui est un indice de noblesse de race,
« d'intelligence, de force et d'énergie. Enfin, la lar-

« geur de l'avant-bras depuis la partie antérieure
« jusqu'au coude, ne peut dépasser la même mesure
« sans être contraire aux proportions établies : c'est
« encore une erreur, suivant les lois qui nous ont
« servi de guide. La largeur de l'avant-bras est un
« caractère de sa force ; plus elle est développée,
« plus elle indiquera de puissance, et la longueur de
« l'olécrane, bras de levier de la puissance, sera
« toujours une marque de sa beauté.

« La hauteur du garrot, que nous ne trouverons
« jamais trop grande, sera bornée à deux secondes,
« ou deux tiers d'une prime, c'est-à-dire aux deux
« neuvièmes de la longueur totale de la tête. La
« même longueur réglera la hauteur du coude rela-
« tivement au sternum, que nous voudrions voir
« toujours très-descendu entre les deux membres
« antérieurs. Ce caractère est commun à tous les
« animaux à poitrine très-profonde, à épaules lon-
« gues et obliques, à tous les chevaux à grands
« moyens. Enfin, cette même mesure donnera la lar-
« geur latérale de la jambe à hauteur des jarrets ;
« jamais cette largeur n'aura les dimensions que
« nous voudrions lui voir, parce qu'elle indique la
« largeur du jarret lui-même ou le développement
« des muscles, et leur rapprochement de la perpen-
« diculaire à leur insertion.

« La largeur des boulets postérieurs, vus de côté,
« celle du genou, examiné de face, et l'épaisseur des
« jarrets ne doivent pas dépasser une seconde et
« demi, c'est-à-dire la moitié du tiers de la lon-
« gueur de la tête entière ; or les plus grandes di-

« mensions de ces trois régions, dans le sens indiqué,
« sont ce que l'on doit toujours rechercher, sans
« égard pour toute mesure qui les bornera ; elles
« réuniront toujours les conditions de solidité arti-
« culaire à la puissance d'action, quand elles seront
« le plus développées possible.

« La longueur de l'avant-bras doit avoir le plus
« d'étendue, suivant nous ; elle sera, suivant les
« proportions, égale à la hauteur du pli du ge-
« nou à terre, ou à la distance de la rotule au pli
« du jarret, à celle de cette partie à la couronne.

« Ces trois conditions exigées par Bourgelat sont
« tout à fait contraires aux lois de la vitesse. Pour
« le prouver, nous invoquons le principe par le-
« quel on juge de l'étendue du mouvement par
« l'action musculaire, et le développement des
« rayons les plus spécialement destinés à embras-
« ser le terrain, comme l'avant-bras, par exemple.

« Le sixième de la hauteur du pli du genou à terre
« devra donner la largeur du canon, vu latéralement
« au milieu de sa longueur ; d'après ce principe, le
« tendon, que nous avons reconnu être d'autant
« plus beau qu'il est plus détaché, ne devra pas dé-
« passer les mesures que prescrivent les proportions,
« pour être conforme à leur règle. C'est une erreur
« d'autant plus grande qu'elle est contraire à la force
« d'une des régions du corps qui sont le plus exposées
« à la fatigue par la tension permanente des cordes
« tendineuses qui en forment la base. Jamais les
« tendons ne seront assez détachés du canon ; jamais
« une puissance ne se rapprochera assez de la ligne

« perpendiculaire à son action, aux membres comme
« ailleurs. Cette règle est sans exception dans la ma-
« chine animale ; l'excès même, dans ce cas, sera
« toujours une marque de grande beauté.

« La largeur du jarret, si importante pour sa force,
« devra être réduite au tiers de la hauteur du pli du
« genou à terre. C'est là certainement une des er-
« reurs les plus capitales de toutes les proportions
« de Bourgelat.

« Le jarret est, de toutes les parties du cheval
« susceptibles de détente, celle qui, par ses impor-
« tantes fonctions, demande le plus de puissance
« pour chasser le corps en avant. Elle ne peut avoir
« de force que par la longueur du levier formé par
« le calcanéum. Certes, le mécanisme de cette im-
« portante articulation n'était point ignoré par le
« grand maître de l'art ; nous ne comprenons pas
« qu'il ait pu borner par une mesure déterminée
« une des qualités les plus importantes de tout le
« corps du cheval, et les plus essentielles à la force
« comme à la vitesse. Un jarret ne peut jamais être
« trop large.

« La largeur qui sépare les deux yeux d'un grand
« angle à l'autre donnera celle que doit avoir la
« jambe de la coupure de la fesse à sa partie anté-
« rieure. Cette erreur n'est guère moins grave que
« celle qui borne la largeur du jarret à la mesure
« indiquée. En effet, nous avons vu que les muscles
« des fesses doivent descendre très-bas sur le jarret,
« pour avoir le plus d'étendue possible d'extension
« comme de force, par leur développement en gros-

« seur. D'après le principe de Bourgelat, ils doivent
« être étranglés, coupés au-dessus des jarrets, ce
« qui est contraire à toutes les règles de la physio-
« logie comme de la mécanique.

« Enfin, la moitié de cette distance d'un grand
« angle de l'œil à l'autre devra borner la largeur des
« canons et des tendons postérieurs et la largeur du
« boulet antérieur, vu de côté ; elle donnera aussi la
« différence qui doit exister entre la hauteur du che-
« val, mesuré du garrot et du sommet de la croupe
« à terre. La hauteur du garrot est donc aussi bornée
« à la moitié de la distance d'un angle de l'œil à
« l'autre ; si le cheval a le front très-rétréci, ce qui
« se voit, cette partie du corps sera réduite à zéro
« ou à bien peu de chose. Rien n'est plus contraire
« à sa beauté.

« Nous ne pensons pas avoir besoin de plus longs
« commentaires pour démontrer à ceux qui vou-
« dront y réfléchir que Bourgelat se trompa quand il
« imagina ses proportions, et qu'il les donna comme
« guide pour trouver le type du beau. Son cheval
« modèle, construit d'après sa méthode, ne saurait
« répondre aux conditions exigées par la raison et
« le service d'une bonne locomotive. Comment, en
« effet, comprendre des bornes au développement de
« certaines régions, surtout quand les excès mêmes
« seraient toujours, et sans exception, une beauté
« recherchée ? Comment comprendre qu'on puisse
« limiter la largeur du front, la hauteur du crâne,
« le développement du garrot, la hauteur de la poi-
« trine, celle des épaules, comme leur obliquité ?

« Trouvera-t-on jamais un boulet ou un avant-bras
« trop larges, ce dernier trop long, un genou trop dé-
« veloppé, un tendon trop détaché? Peut-on fixer des
« limites à la largeur du jarret, à celle de la jambe,
« à la longueur de la croupe, et à celle des côtes?

« Celui qui veut étudier le cheval suivant sa des-
« tination sera convaincu, comme nous, qu'il est
« contraire à la raison de fixer par des mesures ar-
« bitraires (et il ne peut y en avoir d'autres) les
« bornes du développement de telle ou telle région
« de son corps. Que l'artiste ait des données pour
« se diriger dans la confection de son œuvre, dont
« le goût ou les modes règlent les formes, nous le
« comprenons parfaitement ; mais le mécanicien ne
« doit obéir qu'aux lois de la mécanique, il ne peut
« juger des qualités de la machine que d'après les
« règles invariables qu'elles ont établies. La ma-
« chine animée demande de plus, pour être bien ju-
« gée, des connaissances solides en physiologie, en
« science de la vie. Sans elles on ne peut compren-
« dre de quelle nature, de quelle essence sont les
« instruments employés pour son entretien, comme
« pour l'action de tout le système locomoteur des
« animaux. Il y a notamment dans le cheval, comme
« nous l'avons vu, une question dominante ; c'est
« celle de sa race, de son sang, suivant l'expression
« reçue, et celle de son perfectionnement pour le
« choix qu'on doit faire de la nature des types em-
« ployés. Toutes ces considérations importantes doi-
« vent s'allier aux connaissances mécaniques, indis-
« pensables à l'appréciation du cheval.

« La physiologie et la mécanique réunies, d'ac-
« cord avec l'observation des faits, nous apprennent
« qu'une tête carrée est généralement belle ; ses mus-
« cles masticateurs sont bien accentués ; ses naseaux
« sont très-mobiles, très-larges et dilatables ; de
« grands yeux bien ouverts, vifs et placés bas, un
« vaste front et un crâne bien développé la caracté-
« risént. Une semblable tête est toujours dans de
« bonnes conditions, quelles que soient d'ailleurs les
« indications des proportions, qui ne prouvent ab-
« solument rien si elles ne sont contraires à la beau-
« té. Si, d'autre part, un cheval a son encolure bien
« musclée, pour bien exécuter tous les mouvements,
« sans surcharge de graisse ou de tissu cellulaire
« inutiles; s'il a un garrot très-élevé, et ici nous ne
« connaissons pas de bornes; s'il a le dos et les reins
« courts, très-larges et fortement musclés ; si la
« croupe est longue, bien nourrie, l'épaule haute et
« bien inclinée ; si la poitrine est très-profonde et
« les côtes longues et fortement arquées, arrondies;
« si le flanc est court, l'avant-bras très-long et large;
« si le genou est fort, le tendon extrêmement déta-
« ché, le boulet large, le paturon court et dans le de-
« gré d'inclinaison voulu ; si les fesses sont proémi-
« nentes et garnies de muscles forts, longs, bien
« descendus; si la jambe et le jarret sont larges,
« quel que soit l'excès de leur largeur, ne tenez au-
« cun compte de proportions dont rien ne légitime
« la valeur; vous serez toujours assuré d'avoir trou-
« vé le cheval modèle. S'il est d'un bon sang, il aura
« toutes les qualités qu'on peut lui demander, soit

« comme type améliorateur, soit comme sujet de
« service (1). »

Si les pages qui précèdent démontrent jusqu'à
l'évidence les défauts du système des proportions de
Bourgelat, en ce qui concerne les détails secondai-
res, elles laissent intact le principe relatif aux pro-
portions d'ensemble, d'après lequel la longueur et
la hauteur du corps doivent être égales dans un che-
val bien conformé. La mesure de deux têtes et demie
établie pour ces deux proportions est généralement
exacte.

Du défaut d'égalité entre la hauteur et la lon-
gueur du corps résultent des inconvénients parfai-
tement décrits dans les lignes suivantes du fonda-
teur de nos écoles.

« La hauteur ou l'élévation du corps, n'étant pas
« égale à sa longueur, péchera par le trop ou par le
« trop peu, c'est-à-dire par excès ou par diminution.
« Par excès, d'abord le défaut sera le même que si
« le cheval était trop court ; par diminution, le dé-
« faut sera le même que si le cheval était trop long.
« L'excès peut provenir seulement de l'amplitude
« du corps, et principalement du thorax ; en ce cas,
« l'animal est dépourvu de toute légèreté et ne pré-
« sente qu'une masse lourde et informe. Quand il
« naît de la longueur exagérée des jambes, les mem-
« bres sont si faibles qu'ils ne peuvent résister au
« moindre travail ; et lorsque l'excès a sa source dans
« les deux causes ensemble, il n'est pas douteux

____

(1) *De la Conformation du cheval*, etc., par M. A. Richard, pages
323 et suivantes.

« que la ruine de l'animal est beaucoup plus pro-
« chaine, quoique les membres n'aient pas autant de
« longueur à proportion que dans le dernier cas,
« parce que, plus allongés, d'une part, qu'ils ne de-
« vraient l'être selon les dimensions naturelles, ils
« ont, de l'autre, à porter un fardeau plus considé-
« rable. Quant à la diminution, si elle provenait du
« peu de capacité du corps, et particulièrement du
« thorax, il est aisé de comprendre quelles seraient,
« outre cette difformité, les suites de la contrainte
« qu'éprouveraient les viscères que cette cavité con-
« tient, et, dans la circonstance où l'on ne pourrait en
« accuser que la brièveté des membres, on concevra
« bientôt aussi que la progression de l'animal en
« serait évidemment plus rétrécie. Dès que ses ex-
« trémités postérieures, en effet, ne pourraient,
« pour opérer les percussions indispensables, attein-
« dre, comme dans le transport successif et local
« d'un cheval bien proportionné, la ligne de direc-
« tion du centre de gravité, la masse serait absolu-
« ment nécessitée de parcourir moins de chemin à
« chaque temps, ou l'animal obligé de doubler les
« mouvements, pour gagner d'une autre manière ce
« qu'une véritable impossibilité lui ferait perdre sur
« une certaine quantité de terrain ; ou, enfin, si son
« courage et son ardeur le portaient à forcer, en
« quelque façon, la nature pour approcher davan-
« tage de cette même ligne, il est certain que cha-
« que extrémité serait infiniment plus travaillée et
« succomberait bientôt, vu les efforts répétés qu'elle
« aurait à faire pour opérer ce qu'il faudrait d'élé-

« vation à la masse, à chaque instant des déplace-
« ments qui la détermineraient en avant.

« Dans la circonstance de la longueur excessive
« du corps, toute la colonne vertébrale doit être
« incontestablement plus faible, et les muscles ne
« peuvent qu'être sollicités à des mouvements plus
« violents pour résister à l'effet du fardeau dont elle
« se trouvera chargée, puisque les bras de levier,
« accordés à la résistance, seront moins efficaces,
« en raison de l'excès de la longueur reprochée, qu'ils
« ne l'auraient été dans un animal exactement com-
« passé et mesuré. Nous voyons aussi qu'un cheval
« ensellé, c'est-à-dire, en qui la colonne dorsale est
« pliée plus ou moins en contre-bas, n'a jamais une
« vraie force. L'avant-main en semble plus beau,
« parce que le garrot, attendu cette sorte de voussure
« en dessous, paraît plus élevé, et l'encolure sortir
« perpendiculairement de cette dernière partie ; mais
« un trait de beauté, acheté aux dépens d'une qua-
« lité essentielle, ne la compense point et n'en est
« qu'un appât plus trompeur. Dans toutes les actions
« qui requièrent un ensemble, ces sortes de chevaux
« sont toujours au-dessous de ce qu'on leur de-
« mande ; par exemple, et surtout à la suite de quel-
« que exercice plus ou moins rapide, ils ne présente-
« ront point parfaitement le front à l'arrêt, ils ne
« l'exécuteront pas avec fermeté, ils vacilleront et se
« traverseront à droite ou à gauche, malgré la jus-
« tesse de la main, à moins qu'elle ne soit infinie
« et dans un accord si parfait avec les jambes, qu'au
« moyen de la précision, de la finesse et du senti-

« ment du cavalier, l'animal reçoive de l'art ce qui
« lui a été refusé par la nature ; l'arrêt formé ne
« sera pas stable, ils se jetteront en avant ou en ar-
« rière, etc. Enfin, quelque vivacité, quelque légè-
« reté qu'ils montrent dès les premiers moments de
« leur allure, leur faiblesse se manifestera bientôt ;
« et, en effet, la courbure de l'épine ne peut exis-
« ter en eux, que les muscles, qui s'opposent à ce
« qu'elle ne plie davantage, n'aient déjà été natu-
« rellement portés à un degré d'extension, au delà
« duquel leur élasticité et leur jeu ne tarderont pas
« à atteindre leur terme, et à passer de l'excès de
« l'action à l'inertie qui doit la suivre.

« Le trop de longueur supposé n'être dû qu'à celle
« du thorax seulement, les jambes antérieures n'é-
« tant pas plus éloignées des extrémités postérieures
« qu'elles le sont dans un cheval bien conformé, est
« un défaut qui n'est point aussi rare qu'on le croi-
« rait. Dans un semblable cas, le devant serait chargé
« d'un très-grand poids, non-seulement parce que le
« prolongement du thorax accroîtrait la masse totale
« et particulièrement celle que ce même devant a à
« supporter, mais parce que, comme je l'ai expliqué
« en parlant de l'excès de longueur de l'encolure, ce
« prolongement ne saurait exister sans occasionner
« celui du bras de levier résultant de cette dernière
« partie, et sans employer une plus grande portion
« de la masse postérieure au contre-balancement
« du poids des parties antérieures, le point d'appui
« demeurant toujours chargé de toute l'intensité de
« la résistance et de toute l'intensité de la puissance

« qui lui fait équilibre. De là le défaut immanqua-
« ble de liberté des épaules et des membres, quand
« même l'animal serait pourvu d'un courage réel,
« quand ces mêmes membres sembleraient avoir une
« épaisseur qui en indiquerait la force : de là la
« nécessité qu'il pèse à la main, que ses jambes ne
« parviennent jamais au degré d'élévation requis
« dans ses différentes allures, qu'il rase de tapis,
« qu'il butte et qu'il succombe en peu de temps sous
« le faix d'un exercice indiscret et immodéré, au-
« quel il pourrait être condamné par ceux qui con-
« fondraient en lui l'engourdissement, qui ne de-
« mande que la répétition des actions et du jeu des
« parties, avec l'épuisement, qui tient à l'énormité
« de la charge supportée.

« En ce qui concerne la longueur du corps, qui se-
« rait due à l'extension des os des iles, il est évident
« que l'allongement de ces bras de levier, tendant à
« plier les vertèbres lombaires en contre-bas et à les
« faire obéir au fardeau, donnerait à ce même far-
« deau un avantage considérable sur la résistance
« qu'opposeraient les muscles. Pour se délivrer de
« l'effet de ce poids, les chevaux en qui ce défaut
« existe s'efforcent, par un mouvement automatique
« et totalement contraire à cet effet, de voûter l'épine
« en contre-haut, et la plupart forgent, s'atteignent,
« s'attrapent, etc.

« Lorsque le corps de l'animal est trop court, sa
« force pour supporter un poids est naturellement
« plus grande, par la raison de la brièveté des bras
« de levier, mais aussi les effets des réactions se ma-

« nifesteront bien plus directement sur le poids ; la
« colonne, ayant moins de longueur, aura beaucoup
« moins de jeu ; l'allure du cheval sera par consé-
« quent moins liante, et il y aura très-peu de ressort
« dans ses mouvements, dont l'impression se propa-
« gera toujours sur le cavalier d'une manière dure
« et désagréable. D'un autre côté, il tirera avec
« moins d'avantage, parce que le rapprochement du
« centre de gravité des parties antérieures sur le
« point d'appui, c'est-à-dire sur les pieds posté-
« rieurs, lui ravira certainement l'empire qu'il au-
« rait eu contre le fardeau quelconque qu'il aurait
« à traîner.

« Nous avons dit que la mesure existante dans un
« cheval bien planté et en repos sur le sol, depuis la
« partie supérieure de la croupe jusqu'à la partie
« supérieure du grasset, est la même que depuis
« celle-ci jusqu'à la partie supérieure latérale ex-
« terne et saillante du jarret, et que depuis cette par-
« tie du jarret jusqu'au sol. Si la nature se fût écar-
« tée de ces conditions, soit par la brièveté, soit par le
« prolongement des parties qui concourent à la for-
« mation des extrémités postérieures, dans le pre-
« mier cas, le derrière eût été nécessairement roïde et
« dénué de la liberté essentielle à son action ; les per-
« cussions auraient été incontestablement moindres,
« puisqu'elles sont toujours en raison des flexions
« respectives de chaque partie du membre, et les
« extrémités antérieures, qui se trouveraient au de-
« gré d'élévation qu'elles doivent avoir dans le cheval
« bien proportionné, ne pouvant, par une percussion

« à laquelle elles ne sont point astreintes, suppléer à
« ce que le défaut de celles de derrière aurait fait
« perdre au transport de la machine, ce transport
« eût été toujours lent et très-pénible.

« Dans le second cas, c'est-à-dire dans celui du
« prolongement excessif de ces mêmes extrémités
« postérieures, nous dirons qu'outre les inconvé-
« nients que nous avons décrits en examinant les ré-
« sultats d'une trop grande extension dans les os des
« iles, l'exagération de chaque partie du membre se-
« rait suivie de celle de l'effet des détentes : la masse
« serait donc chassée en avant avec plus de célérité
« et plus de force, et la course de l'animal bien plus
« rapide ; mais aussi les extrémités antérieures, n'é-
« tant point en même raison de hauteur, se verraient
« écrasées par le fardeau dont elles seraient toujours
« chargées, comme dans les chevaux bas du devant ;
« et il faut ajouter ici la force plus grande de son re-
« jet de la part des extrémités postérieures prolon-
« gées, surtout lors de l'action du galop, dans laquelle
« la masse retomberait à chaque temps inévitable-
« ment de plus haut sur elles. D'ailleurs, vu la briè-
« veté, considérée par rapport à l'excès à reprocher
« aux parties de derrière, brièveté qui doit rendre
« leur action naturelle infiniment moins efficace,
« elles seraient nécessitées à des efforts plus violents
« pour la relevée et le soutien de la machine en suite
« de chaque percussion opérée par les membres pos-
« térieurs.

« Nous présumerions volontiers que, dans les che-
« vaux anglais, la ruine des épaules, l'anéantissement

« de la liberté de ces parties, et même les douleurs
« dont sont ordinairement atteints leurs pieds anté-
« rieurs, ne sont dus qu'à la surcharge que le devant
« éprouve, soit par ce défaut de conformation, qui
« n'est pas absolument rare en eux, soit par la ma-
« nière dont on les exerce, sans attention à la néces-
« sité de l'ensemble et d'une juste répartition du
« poids et des forces, soit enfin dans les courses plus
« ou moins véhémentes qu'on en exige, etc... (1). »

Tels sont, pour le cheval, les principes généraux
du système des proportions réellement applicables
à toutes les races, aux chevaux les plus fins comme
aux plus étoffés ; tandis que tous les détails secon-
daires, admis par Bourgelat d'après les formes du
cheval de manége, ne peuvent s'appliquer au cheval
destiné au gros trait par le développement de sa
charpente osseuse et de ses masses musculaires.

Quant aux proportions des animaux de l'espèce
bovine, elles sont, pour le taureau, d'après Vincent,
de deux têtes et demie pour la distance de la nuque,
du garrot et du sommet de la croupe au sol, et de
trois têtes pour la longueur de l'animal, de l'angle
de l'épaule à celui de la fesse. La description des
régions nous a fourni l'occasion d'indiquer les prin-
cipales proportions de détail chez ces animaux.

(1) *Traité de la conformation extérieure du cheval*, pages 183 et
suivantes, 8e édition.

DEUXIÈME PARTIE

EXAMEN DE L'ANIMAL SOUS LE RAPPORT DE LA LOCOMOTION

Les principaux services que nous rendent les animaux domestiques dépendent de la faculté qu'ils ont de se transporter d'un lieu dans un autre avec plus ou moins de force et de célérité.

L'étude que nous avons faite, dans la première partie, des diverses régions du corps serait à peu près superflue, si nous ne cherchions maintenant, par l'examen de l'animal en action, à distinguer le plus ou moins de perfection de l'effet utile qui en résulte pour la locomotion, et cette partie est, sans contredit, la plus essentielle à étudier, surtout dans le choix des solipèdes, qu'on n'entretient que pour leurs allures.

L'étude rationnelle de la locomotion est basée sur la connaissance de quelques principes de physique, dont l'exposé rapide nous servira de point de départ. Nous étudierons ensuite les dispositions générales de l'appareil locomoteur, pour arriver à l'étude de ses fonctions, que nous examinerons d'abord dans leur état normal, et plus tard sous le rapport de leurs imperfections et de leurs maladies.

CHAPITRE PREMIER

§ 1. — Centre de gravité.

Tous les corps situés à la surface du globe tendent à se rapprocher de son centre par l'action d'une force que l'on désigne sous le nom de *pesanteur*. Chaque molécule des corps est attirée par cette force qui agit incessamment, mais qui se trouve contre-balancée par divers obstacles, dont le principal est la surface du sol.

Dans les corps solides, on peut composer en une seule toutes les forces qui agissent sur chaque molécule de la masse ; et cette force unique, résultant de la somme de toutes les autres, part d'un point dont la position varie suivant la structure du corps, et que l'on nomme *centre de gravité*, ou *centre des forces parallèles* ; car les forces que représente la force unique partant de ce point sont toutes parallèles entre elles, et tous les autres points du corps peuvent tourner autour de ce centre, sans que le parallélisme vienne à cesser.

Si nous supposons un corps sphérique, ou cubique, ou de toute autre forme régulière, composé d'une matière homogène, le centre de gravité sera

nécessairement au centre du solide, puisque les mo-
lécules se rangeront symétriquement et en nombre
égal autour du point central.

Ainsi, une sphère de plomb ou de toute autre ma-
tière aura son centre de gravité dans un point égale-
ment distant de tous les points de la circonférence.

Mais si le corps solide est formé de substances
hétérogènes, et, par conséquent, de densités diffé-
rentes, nous ne trouverons plus le centre de gravité
au point central ; car il se rapprochera toujours du
côté du solide où se trouve la matière la plus dense.

Soit, par exemple, une sphère dont une moitié soit
formée de plomb, et l'autre moitié de cire ; le plomb
étant plus lourd que la cire, ou, pour parler plus
scientifiquement, contenant sous un même volume
un plus grand nombre de molécules, il s'ensuivra
nécessairement que le centre de gravité, qui n'est
autre chose que la somme des forces agissant sur
chaque molécule, se rapprochera davantage du point
où celles-ci sont plus nombreuses, et qu'au lieu de
se trouver au centre, il se portera dans un point de
la moitié formée de plomb.

Le centre de gravité devient beaucoup plus diffi-
cile à trouver lorsque le corps est de forme irrégu-
lière, fût-il même homogène, et, à plus forte raison,
si plusieurs matières différentes concourent à le for-
mer. S'il n'est pas très-volumineux, on peut trouver
le centre de gravité par le procédé suivant :

On suspend le corps par un fil, et, lorsqu'il est
parfaitement en repos, la prolongation idéale du
fil à travers sa substance donne une ligne sur un

des points de laquelle doit se trouver le centre de gravité.

En suspendant de nouveau le corps dans une autre direction, on obtient une seconde ligne qui vient croiser la première, et c'est au point d'inter-section de ces deux lignes que se trouve le centre de gravité.

Si le corps présente un certain volume, on peut, au lieu de le suspendre, le mettre en équilibre sur l'arête d'un prisme; mais alors, au lieu de lignes, on obtient des coupes, et il faut répéter l'opération trois fois au lieu de deux pour obtenir le point d'in-tersection.

La résultante qui passe par le centre de gravité reçoit le nom de *ligne de gravitation*.

Pour que la force de la pesanteur soit contre-balancée, c'est-à-dire pour qu'il y ait équilibre, il faut l'une des trois conditions suivantes :

1° Que le centre de gravité soit suspendu par une force égale à celle qui attire le corps vers le centre du globe;

2° Que la ligne de gravitation ne trouve aucun intervalle entre le point où elle sort du corps et celui où elle entre dans le sol, ou toute autre base résistante;

3° S'il existe un intervalle, qu'il soit situé entre des points par lesquels le corps touche le sol.

On désigne sous le nom de *base de sustentation* l'espace occupé par le corps s'il repose sur le sol par une surface continue, ou, dans le cas contraire, l'espace compris entre des droites reliant entre eux les différents points par lesquels il rencontre le terrain.

L'équilibre d'un corps est d'autant plus *stable* que sa base de sustentation est plus large relativement à sa hauteur, et que le centre de gravité se trouve placé plus bas et plus près du centre de la base de sustentation. Réciproquement, les conditions opposées le rendront *instable*.

En effet, plus la base sera large et le centre de gravité bas et central, plus il faudra faire parcourir de chemin à ce dernier pour faire sortir la ligne de gravitation de la base et renverser le corps. Plus au contraire le centre de gravité sera élevé, plus vite cette ligne sortira de la base et rendra la chute inévitable.

Supposons un solide assez élevé (*fig.* 116), dans lequel nous placerons successivement le centre de gravité à des hauteurs différentes; si nous penchons ce solide, le centre de gravité étant en A au point le plus bas, la ligne de gravitation ne sortira pas de la base, et le corps abandonné à lui-même reviendra, après plusieurs oscillations, à sa première position. Si nous plaçons le centre de gravité plus haut, au point B, et que nous donnions au corps la même inclinaison, la ligne de gravitation, sortant légèrement de la base, déterminera la chute, qui serait arrivée bien plus tôt, si nous avions placé le centre de gravité en C au point le plus élevé.

L'équilibre est toujours facile pour un corps sphérique; car si celui-ci est homogène, quelle que soit sa position, le centre de gravité est dans son

milieu, et la ligne de gravitation passe par celui de
ses points qui touche le plan horizontal ; et s'il est

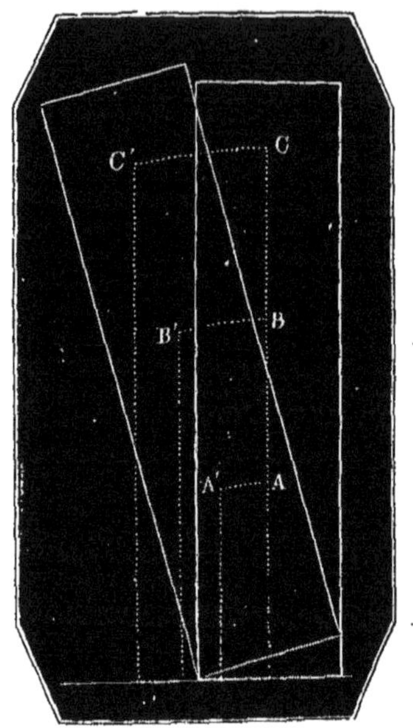

Fig. 116.

formé de matières de densités différentes, il ne se
mettra en repos que quand le centre de gravité
sera devenu inférieur au centre de la sphère.

Dans un corps ellipsoïde, homogène ou à peu
près, l'équilibre est stable sur le petit diamètre,
mais il est instable sur le grand, ainsi qu'il est fa-
cile de s'en assurer au moyen d'un œuf de poule
placé dans ces deux positions.

La théorie du centre de gravité est susceptible
d'une foule d'applications. Nous devons nous bor-
ner ici à celles qui regardent les animaux et surtout
le cheval.

Il est impossible, même en supposant l'animal en station fixe, d'établir d'une manière précise le point où se trouve le centre de gravité, non-seulement à cause de la forme du corps, mais aussi parce que ce point varie constamment par suite de l'oscillation continuelle qu'imprime le mouvement respiratoire aux différents organes et surtout à la masse intestinale.

Il faut donc chercher à fixer ce point par le raisonnement et par l'évaluation approximative du poids des diverses parties du corps, en se rappelant bien que, le volume et le poids respectifs des parties étant très-variables, on ne peut rien établir de positif à cet égard.

Borelli place le centre de gravité à la moitié de la hauteur du tronc (1) et dans le milieu exact du quadrilatère formé par les membres (2). Mais si l'on considère, d'une part, que les quatre membres sont plus que suffisants pour faire équilibre à la portion de l'encolure et de la tête qui dépasse la hauteur du tronc ; d'autre part, que l'encolure et la tête forment en avant des membres antérieurs une masse pesante qui n'a pas son équivalent en arrière des membres postérieurs, on placera le centre de gravité un peu plus bas que la moitié de la hauteur du tronc, et plus près des membres antérieurs que des postérieurs, c'est-à-dire environ

(1) *De Motu animalium*, cap. XVIII, p. 246.

(2) *Linea propensionis ex centro gravitatis equi cadit perpendiculariter... prope centrum quadrilateri et ideo statio animalis firmissima consurgit*, cap. XX, p. 266.

aux deux tiers antérieurs du rectangle formé par l'assiette des quatre pieds. La symétrie des parties qui forment le corps nous indique suffisamment que le centre de gravité doit être placé dans le plan médian.

S'il est impossible de préciser le point central de la pesanteur dans le repos, à plus forte raison doit-on le voir varier non-seulement quand l'animal se déplace, mais même lorsqu'il change seulement la position de son encolure. Une expérience faite à ce sujet par MM. L. Morris et Baucher nous donnera une idée complète de ces différents déplacements. Nous laissons parler M. Morris.

« Désirant nous rendre un compte exact de l'ac-
« tion de la tête et de l'encolure sur la répartition
« du poids du cheval sur ses quatre extrémités, et
« surtout sur les bipèdes antérieur et postérieur,
« nous allâmes, M. Baucher, écuyer, et moi, à l'en-
« trepôt général des douanes, au Gros-Caillou, pour
« peser des chevaux sur des balances de proportion
« à planchers mobiles, inventées depuis peu d'an-
« nées...

« Les deux bascules furent placées de manière à
« ce que les extrémités antérieures reposassent sur
« le milieu de la première bascule et les extrémités
« postérieures sur le milieu de la seconde ; les deux
« planchers étant parfaitement sur le même niveau,
« et appartenant à des bascules de même proportion,
« pouvaient être conséquemment pris pour les deux
« bassins d'une balance ordinaire. Nous y fîmes
« monter une jument de selle, assez régulièrement

« conformée, bien qu'elle eût la tête et l'encolure un
« peu fortes relativement au reste du corps ; elle
« resta sellée et bridée.

« Les balances abandonnées au poids de la jument,
« tenue dans un état complet d'immobilité, nous
« donnèrent les résultats suivants, en conservant sa
« tête dans sa position ordinaire, plutôt basse qu'é-
« levée.

Avant-main.	Arrière-main.	Poids total.	Différence en plus sur l'avant-main.
210 k.	174	384	36

« Il s'était établi une fluctuation de 3 à 5 kil. qui
« se fixaient alternativement sur l'avant-main et sur
« l'arrière-main, par suite des mouvements produits
« sur les viscères par la respiration.

« Nous fîmes baisser la tête, de manière que le
« bout du nez se trouvât à la hauteur du poitrail. Le
« mouvement achevé et l'immobilité obtenue dans
« cette position, l'avant-main se chargea de 8 kil.,
« dont l'arrière-main fut allégé :

218	166	384	52

« La tête relevée ensuite, jusqu'à ce que le bout du
« nez fût à la hauteur du garrot, avec les mêmes
« précautions pour l'immobilité, l'avant-main rejeta
« 10 k. de son poids sur le plateau de l'arrière-main,
« et les extrémités s'équilibrèrent avec les différences
« de poids suivantes :

200	184	384	16

« La tête étant revenue à sa position première,

« on la ramena sur l'encolure par l'action du filet en
« l'élevant un peu ; alors elle rejeta sur l'arrière-
« main une partie de son poids égale à 8 kil., et nous
« donna :

202   182   384   20

« Résultats qui prouvent évidemment que plus la
« tête est élevée, si ce n'est naturellement, du moins
« par l'action de la main, plus son poids et celui de
« l'encolure sont également répartis sur les extrémi-
« tés, si toutefois la position n'est pas forcée.

« Après ces expériences, M. Baucher monta la ju-
« ment ; les deux plateaux s'équilibrèrent alors avec
« les poids suivants :

251   197   448   54

« Le cavalier, placé dans une position académi-
« que, avait donc distribué son poids de 64 k. de cette
« manière : 41 k. sur l'avant-main, et 23 sur l'ar-
« rière-main.

« S'étant assis davantage en portant le haut du
« corps en arrière, M. Baucher fit passer 10 k. de
« plus sur l'arrière-main ; puis, ramenant la tête du
« cheval suivant sa méthode, il surcharge a encore
« l'arrière-main d'un poids de 8 kil., total, 18 kil.
« Dans cette position nous eûmes :

233   215   448   18

« En se portant entièrement sur les étriers, le
« poids de l'avant-main se trouva surchargé de
« 12 kil.

« Nous fîmes ensuite monter sur les balances un
« cheval gris, d'une conformation assez vicieuse, et
« qui, à des différences près déjà bien indiquées par
« sa construction, nous donna des résultats analo-
« gues.

« Ces différences de poids, d'après la position des
« deux parties supérieures de l'avant-main et celle
« du cavalier, qui n'ont pas un grand effet dans les
« exercices ordinaires du cheval, acquièrent cepen-
« dant une haute importance dans les exercices vio-
« lents, et surtout dans les courses où les poids
« croissent dans une proportion énorme avec la fa-
« tigue.

« Il serait à désirer que de pareilles expériences
« pussent se répéter sur des chevaux de pur sang,
« d'une conformation aussi régulière que possible,
« pour assigner à la tête et à l'encolure leur position
« la plus favorable à la répartition du poids sur les
« extrémités, et à la liberté des mouvements [1]. »

§ 2. — Leviers.

On définit le levier une verge solide, infléxible,
droite ou courbe, se mouvant librement autour d'un
point fixe que l'on suppose inébranlable, et sur la-
quelle agissent, en sens inverse, deux forces auxed
quelles on donne les noms de *puissance* et de *résis-
tance*, qui tendent mutuellement à se vaincre ou à se
faire équilibre.

Tout levier a pour but, lorsque les forces qui s'y

(1) *Journal des Haras,* t. XV, juin 1835, p. 153.

appliquent ne se font pas équilibre, ou de favoriser
la force aux dépens de la vitesse, ou de favoriser
cette dernière aux dépens de la force, et l'une ou
l'autre de ces conditions résulte de la disposition
respective de la puissance, de la résistance et du
point d'appui.

On distingue, d'après la position de ces trois élé-
ments, trois genres de leviers :

1° Le premier genre, ou le levier *inter-fixe* (*fig*. 117),

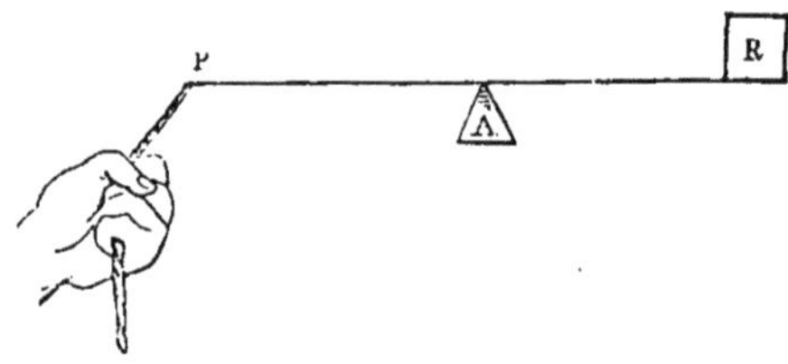

Fig. 117.

présente le point d'appui entre les deux forces agis-
santes.

2° Dans le levier du second genre (*fig*. 118) le
point fixe se trouve à l'une des extrémités, la puis-

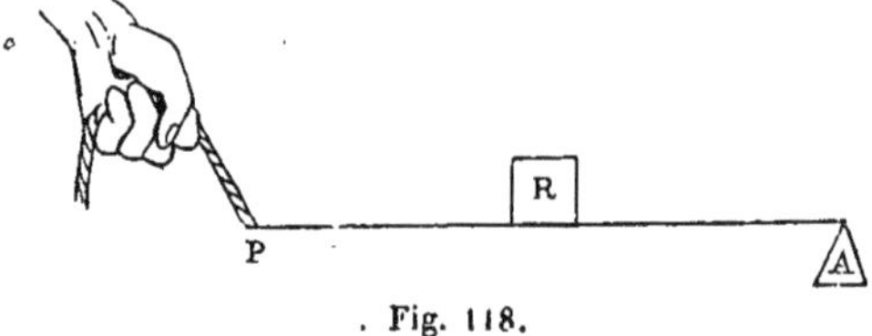

Fig. 118.

sance à l'autre, et la résistance dans le milieu. On le
nomme *inter-résistant*.

3° Enfin, dans le levier du troisième genre (*fig*. 119),
c'est la puissance qui se trouve entre le point d'ap-

pui et la résistance, ce qui l'a fait appeler *inter-puis-
sant.*

On appelle *bras de levier* l'espace existant entre le
point d'appui et la puissance ou la résistance.

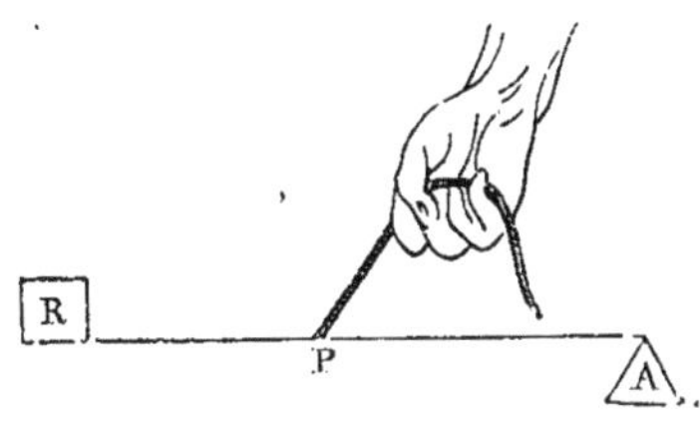

Fig. 119.

L'intensité des deux forces qui agissent sur un le-
vier dépend de trois circonstances :

1° De l'intensité *absolue* de la force. Cette proposi-
tion n'a pas besoin d'être démontrée.

2° De la longueur du bras de levier. En faisant abs-
traction de l'intensité absolue de la force, on trou-
vera toujours son action d'autant plus grande, ou
d'autant plus petite, que le bras du levier auquel elle
s'applique sera plus long ou plus court.

3° Du degré d'inclinaison de la force, relativement
au bras de levier.

Si une force agit perpendiculairement au bras de
levier, elle jouira de son maximum d'intensité, abs-
traction faite, bien entendu, de son intensité abso-
lue et de la longueur de ce bras. Mais si elle agit sous
un angle, soit obtus, soit aigu, il y aura toujours une
partie de son action qui, tendant à attirer ou à re-
pousser le point d'appui, que nous avons supposé
inébranlable, ne produira, par conséquent, aucune

action sur le levier. Cette portion de force perdue sera d'autant plus grande que l'angle formé par la direction de la force et le bras de levier sera plus aigu ou plus obtus, c'est-à-dire que cette direction tendra davantage à devenir parallèle au bras de levier.

On exprime d'une manière plus brève ces trois circonstances, en disant que, pour qu'il y ait équilibre dans un levier, il faut qu'il y ait égalité entre le produit de chaque force multipliée par la longueur de la *perpendiculaire* menée du point d'appui sur sa direction.

La longueur du bras du levier augmentant l'intensité de la force qui y est appliquée, il devient facile de concevoir, en faisant abstraction de l'intensité absolue et de la direction de cette force :

1° Que, dans le levier du premier genre, la puissance ou la résistance seront alternativement favorisées toujours aux dépens l'une de l'autre, lorsque, en déplaçant le point d'appui, on établira une différence dans la longueur de leurs bras de levier ;

2° Que, dans le levier du deuxième genre, la puissance sera favorisée aux dépens de la vitesse ;

3° Que, dans celui du troisième genre, ce sera, au contraire, la résistance qui sera favorisée, son bras de levier étant toujours le plus long. Mais ici, comme la puissance est toujours plus près du point d'appui, sa position défavorable sera, jusqu'à un certain point, compensée par le peu de chemin qu'elle aura à parcourir, pour en faire décrire un beaucoup plus grand à la résistance placée à l'extrémité du levier.

Toutes les pièces qui composent le squelette forment une série de leviers, parmi lesquels il nous sera facile de saisir des exemples des trois genres.

Presque tous les mouvements d'extension ont lieu par un levier du premier genre. Quand la tête s'étend sur l'atlas, cette vertèbre forme le point d'appui, la partie antérieure de la tête constitue la résistance, tandis que le grand complexus, la puissance principale, agit sur la tubérosité de l'occipital. L'extension de l'avant-bras, lorsque le membre n'est pas appuyé sur le sol, nous présente le même levier ; le point d'appui est à l'articulation huméro-radiale, la résistance dans toute la portion du membre située au-dessous, et la puissance à l'extrémité de l'olécrane, où s'attachent les muscles extenseurs. Il est à remarquer que presque partout, dans le squelette, le levier du premier genre se présente avec un bras très-court pour la puissance et très-long pour la résistance, condition qui nécessite l'emploi d'une force plus intense, mais qui augmente en proportion la vitesse du mouvement.

Le levier du second genre, favorisant la force aux dépens de la vitesse, se rencontre plus rarement. L'articulation du jarret nous en offre un exemple remarquable, lorsqu'elle s'étend, le pied étant appuyé sur le sol. Ce dernier forme le point d'appui ; la masse du corps appuyant par le tibia sur l'astragale constitue la résistance, et la puissance se trouve à l'extrémité du calcanéum, au point d'insertion du muscle bifémoro-calcanéen.

Le même levier agit lorsque le boulet se redresse,

au moment de l'action du membre, ce dernier étant encore à l'appui (*fig.* 120). Le poids du corps, transmis par le canon sur la surface articulaire supérieure du premier phalangien, est la résistance à vaincre. Le point d'appui est au sol, à la pince du pied, et la puissance agit sur les grands sésamoïdes, le raccourcissement des fléchisseurs redressant l'angle que forment leurs tendons vers ce point. Cette disposition explique pourquoi la longueur du sabot fatigue les tendons flé-

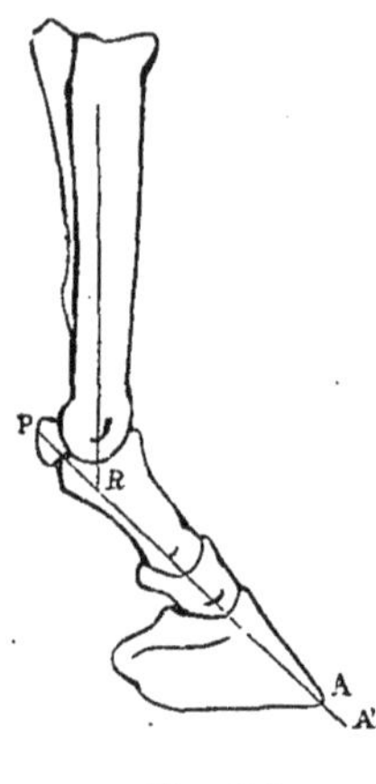

Fig. 120.

chisseurs. En effet, si dans ce levier le bras de la puissance PA est 10, celui de la résistance RA étant 8, et que le pied s'allonge de 1, le premier sera alors 11, le second 9, et la résistance se trouvera favorisée, puisque 9/11 est plus grand que 8/10.

J'éprouve le regret de ne pas me trouver d'accord avec M. Merche, sur le levier phalangien, et de rester sous le coup du reproche de vanité, que cet auteur adressse courtoisement (page 331) à ceux qui ne partagent pas son opinion.

Pour lui, « tous les écrivains qui ont traité de cette question ne se sont pas bien rendu compte des effets différents obtenus, soit par suite de l'effort produit par le poids du corps, soit par suite des effets déterminés par la réaction du sol sur le corps. En effet, que se passe-t-il lorsque la masse arrive à terre, les pieds ayant à supporter le poids de l'animal et souvent celui du cavalier ou de la charge? C'est que la région phalangienne agit comme un levier du deuxième genre, c'est-à-dire que le point d'appui est au sol, que la résistance est bien au centre de l'articulation, et qu'enfin, l'appareil tendineux représente parfaitement la puissance..... »

« Mais à ce premier effet en succède un autre plus ou moins rapide, et qui constitue la réaction sur le sol : le membre se relève dans la progression, non plus par un levier du deuxième genre, mais bien par la mise en jeu du levier inter-mobile, ou du premier genre, si bien décrit par Bourgelat. Dans cette seconde circonstance, le sol peut être considéré comme une puissance chargée de chasser le corps en haut et en avant. C'est le levier de la réaction du sol sur la masse. »

Tout en approuvant la division de l'action du membre en deux temps, je trouve dans les leviers établis par M. Merche une double erreur qu'il sera facile de démontrer. En effet, lorsque le membre tombe à l'appui, tant que le poids du corps, transmis par le canon, tend à abaisser le boulet, il est bien évidemment la puissance; le sol est le point d'appui, et la résistance est représentée par les tendons obligés de céder momentanément à l'effort exercé par le canon sur la surface articulaire du premier phalangien. Il y a donc, dans ce premier temps, action sur un levier du troisième genre et non du second.

Mais bientôt, l'effort de la pesanteur ayant cédé à la résistance des tendons, ceux-ci reprennent leur action, et, relevant le bras de levier qui s'étend des sésamoïdes au point d'appui sur le sol, font éprouver au canon une marche inverse à celle qu'il avait suivie dans le premier temps. La puissance se trouve donc alors aux sésamoïdes, l'appui toujours au sol, et la résistance entre les deux, au point de contact du canon et du premier phalangien : levier du deuxième genre. Dans aucun cas il ne peut y avoir, dans l'action de la région phalangienne, un levier du premier genre, tant que le pied est à l'appui sur le sol.

Il est temps, d'ailleurs, de faire justice de cette prétendue réaction du sol, réaction qui n'existe pas, et à laquelle ceux qui l'admettent font jouer un rôle tout à fait opposé à l'action qu'elle devrait produire. Si, en effet, nous admettions, pour trouver un levier du premier genre, que la puissance est la réaction du sol, la résistance l'action des tendons, et le point d'appui l'articulation du canon, il est évident que l'action de ce levier abaisserait les sésamoïdes au moment où, en réalité, la contraction des muscles fléchisseurs des phalanges les relève.

J'insiste sur ce fait que le sol ne peut jamais donner qu'un point d'appui plus ou moins solide, suivant son plus ou moins de consistance, et que, dût-on même accepter pour ce point d'appui l'action élastique du tremplin, la réaction aurait lieu sur la masse du corps, sans influer en rien sur les leviers mis en action par la puissance musculaire.

Le levier du troisième genre, favorable à la vitesse, mais contraire à la puissance, se rencontre principalement dans la flexion des articulations.

Ainsi, lorsque le jarret se fléchit, le pied n'étant plus à l'appui, la résistance consiste dans l'extrémité inférieure du membre, le point d'appui est à l'articulation tibio-tarsienne, et la puissance à l'extrémité supérieure et antérieure du métatarse, au point de l'insertion principale du tibio-pré-métatarsien, ou fléchisseur du canon.

La mâchoire, dans son action sur les aliments, nous offre encore un exemple remarquable de ce levier. L'articulation temporo-maxillaire forme le point d'appui, l'aliment placé entre les dents la résistance, et les muscles rapprocheurs la puissance. On a dit et imprimé que le levier représenté par la mâchoire était tantôt du troisième, tantôt du deuxième genre, suivant que l'aliment se trouvait sous les incisives ou sous les dernières molaires (1). Mais l'erreur de cette assertion est facile à démontrer. Si l'on examine avec soin les mâchoires d'un animal, pourvues de leurs muscles, on verra bientôt que le masséter, le plus antérieur des rapprocheurs du maxillaire, ne recouvre qu'une molaire et demie, quelquefois deux molaires, chez le cheval ; qu'il n'en recouvre qu'une dans le bœuf et le mouton ; qu'enfin, dans le chien, son bord antérieur laisse à découvert la dernière molaire. Le corps à broyer ne peut donc jamais être situé entre l'articulation et la ligne d'action de ce muscle ; et si la mâchoire a d'autant plus d'action sur ce corps qu'il arrive plus profondément sous l'arcade dentaire, c'est

____

(1) Mignon, *Mécanique animale.*

qu'il y a diminution progressive du bras de levier
de la résistance, la puissance conservant toujours
son énorme intensité. S'il fallait absolument, ce
que je suis loin d'admettre, abandonner le levier
du troisième genre sous la *dernière molaire*, il serait
remplacé par l'action directe, sans pouvoir, en
aucun cas, arriver au levier du deuxième genre.

La cause de l'erreur à l'égard du levier des mâ-
choires provient sans doute de ce que l'on a com-
pris les muscles molaires dans leurs rapprocheurs,
quoique ces muscles ne contribuent en rien à rame-
ner les dents en contact (1).

(1) Voyez, pour la discussion de cette question, *Recueil de
Médecine vétérinaire*, 1843, pages 567 à 574, et 891 à 894.

CHAPITRE II

La cause première des mouvements des animaux réside dans l'encéphale, qui, par le moyen des nerfs, transmet son influence aux muscles. Ceux-ci agissent sur des leviers solides, diversement disposés, dont l'ensemble forme le squelette.

Nous laisserons de côté toute la partie de l'appareil locomoteur qui se rapporte au système nerveux, pour ne nous occuper ici que de l'action des organes les plus apparents. Nous étudierons donc d'abord la charpente osseuse, ou les organes passifs de la locomotion, et ensuite les muscles, que nous considérerons comme les organes actifs de cette fonction, quoique cette dénomination appartienne plus spécialement aux nerfs, sous l'influence desquels ils exercent leur action.

§ 1. — **Squelette** (*fig.* 121).

Réunis par des articulations dont la mobilité varie, les os forment une série de leviers donnant attache aux muscles destinés à les mouvoir.

Nous devons, pour étudier la disposition de la charpente osseuse, diviser le squelette en tronc et en membres.

La partie principale du tronc, le rachis, nous
offre une longue tige, servant de point d'union à
toutes les parties du squelette, et surtout aux mem-
bres antérieurs et postérieurs. Cette longue colonne
osseuse est formée d'os très-courts, articulés entre

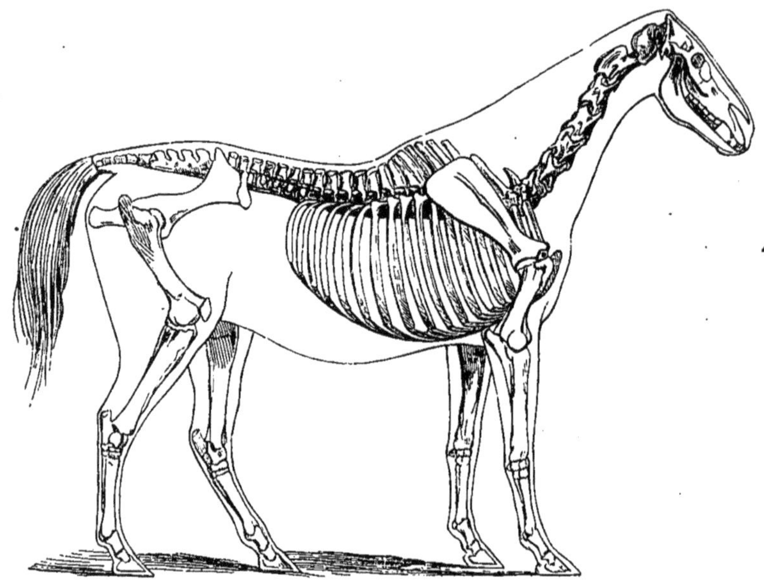

Fig. 121.

eux d'une manière très-solide, jouissant de peu de
mouvements l'un sur l'autre, mais dont l'ensemble
peut cependant offrir dans divers sens une courbure
assez grande.

Allongés et gros dans le cou, qui devait présenter
le plus de mobilité, ces os deviennent plus courts et
plus nombreux dans la région dorsale, où la force
était plus nécessaire que la mobilité, et reprennent
plus de développement aux lombes, où la solidité

devait s'unir à une certaine facilité de mouve-
ment. Nous les voyons se souder les uns aux autres
pour former le sacrum, au point d'union des
membres postérieurs à la colonne, et reprendre
ensuite toutes les conditions nécessaires à la plus
grande mobilité dans la portion terminale, qui
constitue la base de la queue.

Le rachis est entouré d'éminences, dont la force, la
longueur et la direction varient suivant les diverses
régions, comme aussi suivant leur position sur la
colonne. Celles de la région cervicale, considérées
dans le cheval, dont le cou est très-mobile, sont
presque nulles à la partie supérieure et peu dé-
veloppées sur les parties latérales. Elles augmentent
de force et de volume dans le bœuf, dont l'encolure
offre plus de rigidité ; et dans le porc, qui devait
employer une grande force pour retourner la terre
avec son boutoir, non-seulement les apophyses épi-
neuses s'allongent, mais encore les apophyses trans-
verses, élargies et imbriquées comme les tuiles d'un
toit, se prêtent un mutuel appui, pour donner au
cou toute la solidité dont il avait besoin.

Dans la région dorso-lombaire, les apophyses su-
périeures offrent un grand développement, surtout
au commencement du dos, pour former le garrot, et
éloigner de la tige formée par les vertèbres du cou le
fort ligament élastique qui supporte la tête, en
même temps qu'elles rendent moins parallèles à leur
bras de levier les muscles destinés à mouvoir cette
dernière. Dans le reste du dos et de la région lom-
baire, nous les trouvons moins développées, il est

vrai, mais assez pour donner de puissantes attaches aux muscles principaux de la colonne rachidienne.

Quant à leur direction, ces apophyses sont inclinées d'arrière en avant et de haut en bas vers le garrot, c'est-à-dire perpendiculairement opposées à la direction des principaux muscles de l'encolure ; tandis que celles du milieu de la région sont droites, et les dernières inclinées en sens opposé à celles du garrot : disposition qui s'oppose mécaniquement à une flexion trop considérable de la colonne.

Les côtes, appuyées plus ou moins directement sur le sternum, prolongent les apophyses peu développées des parties latérales de la région dorsale du rachis, et en augmentent ainsi la solidité. Elles ne concourent à la locomotion que d'une manière secondaire, en servant de point d'appui aux membres antérieurs par leur partie la plus fixe. Ces prolongements osseux sont remplacés, dans les vertèbres lombaires, par de larges et longues apophyses transverses, qui donnent un large et solide appui aux muscles du rachis, et dont la force et l'inclinaison en bas et en avant sont toujours d'autant plus grandes que les animaux ont plus de disposition à exécuter des sauts étendus, comme on peut le remarquer chez le chien et le chat. Le lapin, qui est un sauteur par excellence, présente même des apophyses épineuses à la face inférieure des premières vertèbres lombaires, où l'on ne trouve dans nos autres animaux domestiques qu'une crête peu prononcée.

Quant à la tête, destinée à renfermer la majeure partie de la masse nerveuse centrale et des organes

des sens, elle est formée d'os articulés de manière à
n'exécuter aucun mouvement les uns sur les autres,
un seul excepté, et forme, par son poids, à l'extré-
mité de la portion cervicale du rachis, une espèce de
balancier, au moyen duquel l'animal fait, à volonté,
varier la position du centre de gravité.

Destinés à supporter le tronc dans la station et
à le transporter pendant la marche, les membres
constituent quatre colonnes, dont la forme et la di-
rection varient suivant leur position.

Nous considérerons successivement les divers
rayons dont ils sont formés, leur mode d'attache au
tronc, et la direction qu'affecte chacun de ces sup-
ports.

Chaque membre est formé d'une série de rayons,
presque tous fléchis les uns sur les autres, de ma-
nière à tenir une direction moyenne entre la verti-
cale et l'horizontale. Cette disposition était nécessaire,
non-seulement pour que le membre pût, en se rac-
courcissant, abandonner le sol pour se porter en
avant, mais encore pour amortir la secousse qu'au-
rait éprouvée le corps s'il était retombé à l'appui sur
des colonnes inflexibles. C'est ainsi que, dans le
membre antérieur, nous trouvons, en commençant
par en haut, l'épaule dirigée de haut en bas et d'ar-
rière en avant, puis le bras incliné en sens opposé.
Viennent ensuite l'avant-bras et le canon, qui, bien
que formant une colonne verticale, se fléchissent
également en sens inverse, et la région digitée, qui
se fléchit dans le même sens que le canon, mais qui
dans l'appui se dirige en sens opposé.

Si nous examinons le membre postérieur, nous verrons le coxal affecter une direction oblique de haut en bas et d'avant en arrière, la cuisse former un angle avec cette région par sa flexion en sens inverse, et le reste des rayons disposés d'après la même loi, quoique le canon se rapproche beaucoup de la direction verticale.

Nous trouvons donc une opposition constante dans la direction qu'affectent les rayons d'un même membre, et dans la direction comparée des rayons qui se correspondent dans les membres antérieurs et postérieurs. La région digitée seule a la même direction dans tous les membres, et se fléchit en arrière pour éviter les obstacles que peut présenter le terrain. L'angle qu'elle forme antérieurement avec le canon lors de l'appui, devenant plus aigu à mesure que le poids à soutenir s'augmente, amortit naturellement la secousse, qui se fait sentir moins forte sur les rayons supérieurs.

Remarquons, avant de quitter ce sujet, que la flexion en sens inverse des rayons tend toujours à favoriser les muscles, en rendant leur insertion plus perpendiculaire aux bras de levier qu'ils doivent mouvoir.

La manière dont se trouvent fixées au tronc les deux paires de membres nous indique les principaux usages de chacune d'elles.

Les membres antérieurs, destinés surtout à supporter une forte partie du poids du corps, qui s'augmente pendant les allures, et par la chute de la masse enlevée, et par le transport en avant du centre

de gravité, devaient être joints au tronc d'une manière
propre à amortir les secousses; aussi les trouvons-
nous fixés par des ligaments élastiques et des muscles,
et totalement privés de coaptation de surfaces arti-
culaires osseuses. Les muscles dorso-sous-scapulaire,
pectoraux, et surtout le grand dentelé de l'épaule,
sont en effet les principaux moyens d'attache de ces
membres sur la région costale, qui peut elle-même
ajouter une nouvelle cause d'élasticité à toutes celles
que nous avons déjà reconnues.

En même temps que le membre antérieur présente
plus d'élasticité dans ses attaches, il offre aussi, dans
la disposition de sa plus grande longueur en colonne
droite et verticale, une condition avantageuse pour
le support d'un poids considérable.

Le membre postérieur, moins chargé que celui de
devant, surtout pendant la marche, doit, outre ses
fonctions de support, employer une grande partie de
sa force à projeter le tronc en avant. Dans ce but, sa
direction, prise d'une manière générale, se trouve
oblique de haut en bas et d'avant en arrière, et
comme son action doit se propager aussi entière que
possible à la colonne vertébrale, les conditions d'é-
lasticité que nous avons trouvées à l'attache du
membre antérieur ont disparu pour celui de der-
rière. La symphyse musculeuse du premier est rem-
placée, pour celui qui nous occupe, par une articu-
lation immobile, qui lie le coxal au rachis au moyen
du sacrum, en même temps que les deux coxaux,
réunis également par une synarthrose, augmentent
leur force, diminuent les vacillations de la croupe,

tout en formant avec le sacrum une cavité, qui reçoit le nom de *bassin*, et renferme une partie des viscères abdominaux.

§ 2. — Muscles.

Organes actifs de la locomotion, les muscles sont disposés autour des os et toujours placés dans le sens des mouvements de leurs articulations. Leur volume est très-variable ; leur portion réellement active est formée d'une fibre rouge, dont le raccourcissement ou la *contraction* détermine le déplacement des leviers osseux, auxquels ils se trouvent fixés. Il existe, en outre, dans la plupart des muscles, une partie fibreuse, inextensible, en forme de cordon ou de membrane, sur laquelle les fibres contractiles s'attachent, pour transmettre aux os leur action.

L'étendue de la contraction des muscles ne se mesure pas par la longueur de leur portion charnue, mais par la longueur des fibres qui la forment. Elle est donc beaucoup plus grande dans les muscles simples, où la fibre s'étend d'une extrémité à l'autre, que dans les muscles composés, où la fibre, courte, oblique, est insérée sur des lames fibreuses. Mais, comme toujours la force du muscle est en raison du nombre et non de la longueur de ses fibres, il s'ensuit que la force et l'étendue de la contraction sont toujours en raison inverse l'une de l'autre.

Les muscles sont généralement proportionnés,

pour la force et la longueur, aux rayons osseux qu'ils
doivent mouvoir ; si quelques-uns semblent faire
exception à cette règle en franchissant un certain
nombre d'os courts, comme le fait l'ilio-spinal sur
les vertèbres, il est facile de voir qu'ils sont, dans
ce cas, composés d'une série de faisceaux, qui s'at-
tachent successivement à tous les os, formant ainsi
un assemblage de muscles courts, qui peuvent
se contracter isolément ou ensemble, suivant le
besoin.

Aux membres, qui sont formés d'os longs et qui
doivent réunir la force à la légèreté des formes, les
muscles sont disposés le long des os, de telle sorte
que leur partie charnue, la plus renflée, réponde
exactement à la partie amincie de ces organes,
tandis que les tendons viennent se fixer à leurs
extrémités renflées, près des articulations.

Les os, sur lesquels les muscles exercent leur ac-
tion, représentent des bras de leviers de différents
genres. Celui du troisième genre, le moins favorable
à la puissance, est le plus fréquent dans l'économie,
et cette circonstance, jointe à la forme allongée des
membres, qui rapproche les muscles des bras de
levier qu'ils doivent mouvoir, met ces organes dans
une position désavantageuse à l'emploi de la force
qu'ils sont susceptibles de développer.

Cet inconvénient est cependant atténué sur cer-
tains points par le développement d'éminences os-
seuses plus ou moins fortes, telles que l'olécrane, le
calcanéum, le trochanter, ou par l'interposition d'os
détachés, comme la rotule, l'os sus-carpien, les

sésamoïdes, qui viennent, en écartant les muscles des bras de levier, donner plus d'intensité à leur puissance.

En outre, nous avons déjà vu que la disposition réciproquement infléchie des rayons des membres rend l'insertion des muscles plus perpendiculaire à leurs bras de levier, et augmente d'autant leur effet utile.

Le bras de levier sur lequel s'insèrent les muscles est toujours très-court, relativement à celui de la résistance qu'ils ont à vaincre ; cette disposition semble, au premier abord, un contre-sens de la nature, tandis qu'elle est, au contraire, une preuve de son admirable prévoyance. En effet, plus on diminue la longueur du bras de levier de la puissance, plus on augmente la vitesse des mouvements du rayon à déplacer. Ainsi, par exemple, dans un levier du troisième genre à bras très-court pour la puissance, si celle-ci parcourt une distance quelconque, l'extrémité du rayon en parcourra une beaucoup plus grande, et toujours d'autant plus considérable qu'il y aura plus de disproportion entre les deux bras de levier. La puissance, il est vrai, agira avec bien moins d'intensité, mais elle peut devenir beaucoup plus grande par la multiplication des fibres musculaires, qui, n'ayant à produire qu'un raccourcissement peu marqué, pourront être disposées obliquement, et beaucoup plus nombreuses dans le muscle que les fibres plus longues qui auraient occupé sans interruption toute son étendue.

D'un autre côté, si les muscles avaient eu leur insertion très-loin du point d'appui qui réside dans l'articulation, leur contraction, en lés éloignant de ce point, eût privé le membre de celte forme svelte que lui donne la disposition contraire.

L'inégalité des bras produit le même effet pour le levier du premier genre que pour celui du troisième ; mais pour le levier du second genre, le plus favorable à la puissance, l'effet est complétement opposé, par une suite nécessaire de la disposition réciproque des bras de levier.

Les membres avaient besoin d'une grande force, vers leur partie inférieure surtout, qui supporte à elle seule tout lé poids du reste du corps, et doit réagir avec énergie après avoir éprouvé tout l'effet de la secousse dans les allures. Aussi est-ce surtout vers ce point que nous trouvons la plupart des leviers du second genre qui se rencontrent dans l'économie. L'extension du jarret, lorsque le pied pose sur le sol, le redressement de l'angle du boulet, dans la même position, ont lieu par le levier inter-résistant ; et nous trouvons encore ici une nouvelle cause de la force plus grande du membre postérieur, le levier du second genre que forme le jarret n'ayant pas son analogue dans le genou.

La masse des muscles du membre postérieur est beaucoup plus considérable que celle des mêmes organes dans le membre antérieur. Borelli (1) attribue cette différence à la disposition en colonne verticale du dernier, qui exige pour cette cause une puissance

_____

(1) *De Motu animalium*, cap. xviii, p. 248.

musculaire moindre que celle nécessaire au membre postérieur, dont tous les rayons sont fléchis. Nous devons ajouter à cette cause la nécessité d'une grande force d'impulsion dans les membres abdominaux, qui sont essentiellement destinés à pousser le corps en avant.

CHAPITRE III

Les actions produites par l'appareil que nous venons d'envisager d'une manière générale sont nombreuses et variées. Nous les diviserons en trois groupes, que nous étudierons dans l'ordre suivant :

1° Les attitudes.

2° Les mouvements sur place.

3° Les véritables mouvements de déplacement, ou les allures.

Dans un quatrième paragraphe, nous examinerons les modifications ou les défauts de ces dernières.

§ 1. — **Attitudes.**

Nous comprenons dans ce paragraphe la *station*, dans laquelle l'immobilité du corps n'est entretenue que par une continuité d'efforts musculaires, et le *coucher*, qui permet, au contraire, le repos à peu près complet de l'appareil.

STATION (1).

On désigne sous le nom de *station* l'état dans le-

____

(1) De *stare*, se tenir debout.

quel les quadrupèdes restent immobiles sur le sol, appuyés sur leurs quatre membres.

On distingue la station en *station libre* et *station forcée*.

Dans la station libre, l'animal ne s'appuie pas également sur chaque extrémité ; presque toujours, l'un des membres se repose plus ou moins aux dépens de son congénère, qui, plus tard, à son tour, se décharge d'une partie du poids du corps en le rejetant sur le premier. Dans certains cas aussi, l'un des bipèdes se trouve surchargé d'une partie de la masse que devrait supporter l'autre.

Dans la station forcée, les quatre extrémités sont placées sur le terrain de manière à former les quatre angles d'un rectangle. Dans cette position, le poids du corps est réparti, non pas également, comme on le dit souvent, mais d'une manière régulière sur les quatre membres, dont les antérieurs supportent toujours une plus forte part que les postérieurs.

Le cheval *placé*, ou en station forcée, ne peut conserver longtemps cette attitude, qui maintient dans une contraction permanente la plupart des muscles des membres et du rachis ; on le voit bientôt reporter une partie de sa masse d'un côté, pour soulager un membre, puis un autre, et enfin revenir à la station libre, qui permet successivement à tous les muscles de réparer par un temps de repos la fatigue que leur avait fait éprouver la contraction.

Il ne faut pas confondre avec la station forcée ordinaire cette position *campée* que les écuyers donnent quelquefois au cheval en lui faisant porter fortement en avant les membres antérieurs, de manière à allonger beaucoup le rectangle formé par les pieds. Dans cette attitude, la fatigue est d'autant plus grande que le centre de gravité est plus éloigné des points qui le supportent, et que le muscle ilio-spinal se trouve fortement contracté pour courber en bas la colonne vertébrale; c'est ce qui fait que l'animal ne peut rester campé que très-peu de temps.

Avant de rechercher les indices de bonté ou de défectuosité que peut nous fournir la station, nous devons jeter un coup d'œil sur le mécanisme de cette attitude, rechercher comment les membres, formés d'une série de rayons inclinés les uns sur les autres en sens inverse, peuvent acquérir une rigidité suffisante pour fournir au tronc les quatre points d'appui qui le supportent.

En n'envisageant les muscles que comme organes contractiles, nous pouvons expliquer la station pendant un certain temps, en admettant que les fléchisseurs ou les extenseurs, contractés simultanément, contiennent dans de justes limites, par leur équilibre mutuel, les angles formés par les rayons osseux.

Mais comme il est reconnu que la contraction de la fibre musculaire doit être suivie d'un relâchement proportionné à sa durée, il faut rechercher dans les membres d'autres causes de fixité, que nous trouverons dans la présence de cordons fibreux qui existent dans certains points, soit sous la simple forme de ligaments, soit sous celle de lames tendineuses plus ou moins fortes et associées aux muscles.

Si nous portons d'abord notre attention sur le membre antérieur, dont le premier rayon supporte dans la station tout le poids de l'avant-main, nous trouvons dans la corde tendineuse du coraco-radial, ou long fléchisseur de l'avant-bras, une puissance auxiliaire des fibres contractiles de ce muscle, qui doit, en prenant son point fixe à l'extrémité supérieure du radius, s'opposer à la flexion de l'épaule sur le bras, en retenant, d'un côté, l'apophyse coracoïde du scapulum, qui s'élèverait par l'abaissement de cet os en arrière, et, de l'autre, la partie supérieure de l'humérus, qui tendrait à se porter en avant.

Mais il faut, pour qu'il en soit ainsi, que le radius soit maintenu dans une situation fixe; et cette position, déjà aidée par la direction verticale du rayon, est facilement obtenue par une légère contraction, pour laquelle suffisent les muscles volumineux de l'olécrane, dans lesquels on ne trouve pas de ligament auxiliaire, ces muscles pouvant se contracter alternativement.

Cette disposition en colonne verticale, se continuant dans le canon, n'exige que très-peu d'efforts de la part de l'extenseur du métacarpe pour être maintenue, et nous trouvons dans l'extrémité inférieure du membre un appareil fibreux bien plus remarquable encore par sa force, qui devait, en effet, s'accroître en raison de la diminution du volume des muscles, de l'obliquité des phalanges, et de l'effort que doivent supporter ces derniers rayons pendant les actions locomotrices.

Là, en effet, un ligament très-fort, le suspenseur du boulet, empêche le rétrécissement de l'angle formé par le métacarpe et la première phalange ; un autre ligament, également très-solide, borne l'exten-sion de la seconde phalange sur la première ; et si le igament analogue, qui se porte de l'os de la cou-ronne aux os du pied, présente moins de solidité, c'est que cette dernière articulation se trouve ap-puyée et affermie par le coussinet plantaire, sur le-quel elle repose par l'intermédiaire de l'expansion tendineuse élargie du perforant.

Un appareil ligamenteux aussi solide permet faci-lement aux muscles fléchisseurs du pied de se re-poser de leur contraction pendant la station, aidés qu'ils sont, en outre, par la forte bride fibreuse qui, du carpe et du tarse, va se réunir au tendon perforant.

Dans les membres postérieurs, la flexion du fé-mur sur le coxal n'est limitée supérieurement que par le muscle grand fessier ou grand ilio-trochanté-rien, dont les diverses portions peuvent se contrac-ter isolément, et qui n'a d'ailleurs besoin que d'une action très-faible, le fémur étant retenu sur le tibia par deux causes puissantes : l'action de frottement de la rotule, qui, maintenue par la contraction la plus légère des gros muscles qu'elle possède, s'op-pose énergiquement à la flexion de l'articulation fémoro-tibiale, et l'action de la portion tendineuse du fléchisseur du canon, qui remplit, à l'égard du tibia et du fémur, absolument les mêmes usages que celle du coraco-radial, relativement à l'humérus et au scapulum.

Pour maintenir en situation fixe le canon sollicité à se fléchir par la traction de cette corde, le bifémoro-calcanéen ne pouvait être en contraction permanente. Aussi trouvons-nous à la face postérieure de la jambe et du canon une corde tendineuse très-forte, garnie seulement de quelques fibres musculaires à sa naissance (le fémoro-phalangien), et se portant de l'extrémité inférieure du fémur aux phalanges, en passant sur la tête du calcanéum, qu'elle empêche de s'abaisser sous la pression du corps tant que le pied pose à plat sur le sol.

Enfin, pour le reste de l'extrémité, nous trouvons la répétition exacte de l'appareil ligamenteux que nous avons indiqué dans le membre antérieur.

En tenant compte du nombre et de la force des parties ligamenteuses qui maintiennent les rayons des membres dans la station, il est facile de voir que les membres postérieurs se trouvent favorisés. Il était nécessaire, en effet, qu'ils le fussent, pour qu'il y eût compensation de la condition défavorable que leur donne la disposition brisée, plus complète en eux que dans les membres antérieurs.

La disposition presque entièrement fibreuse du muscle perforé, ainsi réduit à l'état de véritable ligament, permet au cheval, plus qu'à tout autre quadrupède, de supporter longtemps l'arrière-main par un seul membre, et même de dormir quelquefois dans cette positon.

Nous omettons à dessein, pour abréger, les considérations relatives au tronc, en faisant observer cependant que les muscles qui soutiennent la tête sont aidés dans leur action par le ligament cervical, corde fibreuse jaune et élastique, dont le volume est toujours en rapport, dans les divers animaux, avec le volume de cette partie du corps, la longueur de l'encolure, et sa position plus ou moins horizontale.

L'examen de l'animal pendant la station libre ou forcée peut nous conduire à quelques données importantes sur ses qualités ou ses défauts.

A l'état de station libre, il doit, dans l'appui inégal qui caractérise cette position, reposer alternativement ses membres, et si l'un se trouve plus souvent en repos que les autres, on doit présumer qu'il est plus fatigué ou souffrant. Dans le repos naturel, il n'y a qu'une simple flexion de tous les rayons du membre qui laissent abaisser le corps de ce côté ; mais le pied n'est pas très-éloigné du point d'appui ordinaire. S'il y a souffrance, au contraire, le pied est presque toujours dévié, et le plus souvent en avant, pour se soustraire plus complétement au poids du corps. Le membre antérieur, par exemple, va se poser bien en avant de son congénère, ce que l'on appelle vulgairement *montrer le chemin de Saint-Jacques*. Le membre postérieur, aussi porté en avant, a presque toujours le boulet fortement avancé hors de sa ligne ordinaire.

Dans la station forcée, les membres doivent suivre certaines directions, que nous examinerons dans

l'article suivant, et qui constituent ce que l'on ap-
pelle *les aplombs*.

APLOMBS.

On a défini les aplombs « la répartition régulière
du poids du corps sur les quatre extrémités. » Cette
définition, juste en elle-même, n'est pas complète, car
elle ne peut s'appliquer qu'aux membres considérés
d'une manière générale. Aussi préférons-nous dé-
finir les aplombs : la direction que doivent suivre les
membres du cheval, considérés dans leur ensemble
ou dans leurs différentes régions en particulier, pour
que le corps soit supporté de la manière la plus so-
lide et en même temps la plus favorable à l'exécu-
tion des mouvements.

Pour examiner les aplombs d'un cheval, on doit le
placer, c'est-à-dire le maintenir en repos, les quatre
pieds formant les quatre coins d'un rectangle, qui
représente la base de sustentation. Dans cette posi-
tion, le poids du corps n'est pas également réparti
sur chacun des membres, puisque, comme nous l'a-
vons déjà vu, les extrémités antérieures sont plus
chargées que les postérieures ; mais il est également
réparti sur chaque bipède latéral.

C'est à Bourgelat que nous empruntons, sauf
quelques modifications, les lignes d'aplomb que nous
allons examiner successivement dans les membres
antérieurs et postérieurs.

MEMBRES ANTÉRIEURS. 1.° *Une ligne verticale, abais-
sée de la pointe de l'épaule jusqu'au sol, doit rencon-*

*trer ce dernier un peu en avant de l'extrémité de la
pince (fig. 122).*

Si cette ligne tombe à une grande distance en avant
de la pince, le cheval est dit *sous lui du devant* (*fig*. 123).
Si, au contraire, elle tombe sur le sabot avant de ren-

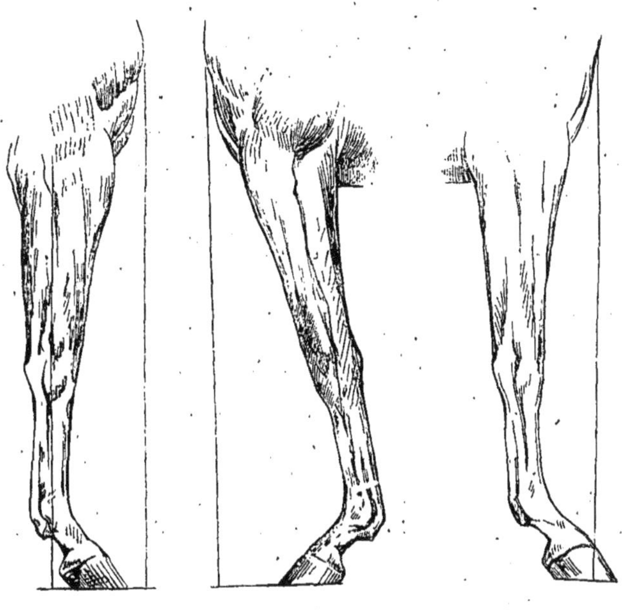

Fig. 122.   Fig. 123.   Fig. 124.

contrer le sol, le cheval est *campé du devant* (*fig*. 124).
Ces deux défauts d'aplomb entraînent des inconvé-
nients assez graves.

En effet, si le bipède antérieur, destiné à soutenir
le poids de l'avant-main, perd sa direction verticale,
en se portant en arrière par son extrémité inférieure,
il sera nécessairement surchargé, puisqu'il se rappro-
chera du centre de gravité ; sa position oblique de
haut en bas et d'avant en arrière, détruisant l'aplomb,

de la colonne, rendra imminente la chute en avant, et l'angle que forme le paturon étant rendu plus aigu par cette position du membre, les tendons et les ligaments seront fatigués par une traction plus considérable, accrue encore par l'augmentation du poids à supporter.

Tous ces inconvénients deviendront encore bien plus sensibles dans l'animal en action. L'allure sera, il est vrai, aussi allongée que s'il était d'aplomb, mais le cheval entamera d'autant plus difficilement que le membre qui reste sur le sol sera plus surchargé. Le corps, constamment sollicité en avant par l'inclinaison du membre à l'appui, ne laissera pas à l'animal le temps de lever assez haut le membre au soutien, et celui-ci *rasant le tapis*, le cheval *buttera* et sera exposé à des faux pas et à des chutes fréquentes.

Aussi un cheval sous lui du devant est-il tout à fait impropre au service de la selle ; car, sous l'homme, la difficulté de la marche et l'imminence de la chute ne peuvent qu'augmenter, puisque le poids du cavalier est toujours supporté en plus grande partie par l'avant-main que par les membres postérieurs. C'est seulement pour le service du trait, et surtout du gros trait, que l'on peut utiliser ce cheval, le collier lui fournissant un point d'appui et le préservant des chutes auxquelles il est exposé.

Dans le cheval *campé du devant*, le bipède antérieur sera déchargé d'une partie du poids qu'il supporte dans un cheval d'aplomb ; mais cette diminution de charge n'aura lieu qu'aux dépens du bi-

péde postérieur, et, de plus, la position inclinée du
haut en bas et d'arrière en avant des membres de
devant, arc-boutant contre la masse du tronc, en re-
jettera le poids sur les jarrets, et le cheval se
trouvera acculé ou assis sur le derrière. En même
temps, l'appui du pied aura lieu principalement sur
le talon, et, quoique le poids supporté soit moindre,
cette partie flexible et sensible du pied sera fatiguée,
et les bleimes seront plus fréquentes.

Lorsque l'animal sera en action, l'allure sera né-
cessairement raccourcie, puisque le membre, en se
portant en avant, partira d'un point plus rapproché
de celui où s'opérera son appui. Les membres anté-
rieurs, en arc-boutant contre le tronc en sens inverse
de celui de la progression, devront encore retarder
la marche, et, d'après ce principe, qu'une allure est
d'autant plus rapide que la chute en avant est plus
imminente, nous trouverons nécessairement une
cause de ralentissement dans le port en avant des
membres antérieurs, qui diminue d'autant la lon-
gueur du bras de levier que forme l'encolure au delà
du point d'appui du bipède.

L'angle du boulet étant plus ouvert, la percussion,
au lieu de s'amortir par la flexion de cet angle, se
transmettra en plus grande partie jusqu'à l'extré-
mité de la région digitée, et agira plus rudement
sur le talon, déjà surchargé par la direction du
membre.

Il est à remarquer, en outre, que rarement le dé-
faut d'aplomb qui nous occupe est dû à la confor-
mation primitive de l'animal ; on l'observe beaucoup

plus souvent dans les chevaux à talons serrés, et dans ceux qui ont éprouvé la fourbure et par suite une déformation du sabot. Aussi, indépendamment du raccourcissement de l'allure, remarque-t-on toujours dans ces chevaux une gêne dans les mouvements du membre, qui semble quelquefois provenir des rayons supérieurs et même des épaules.

2° *Une verticale abaissée du tiers postérieur de la partie supérieure et externe de l'avant-bras doit partager également le genou, le canon et le boulet, et gagner le sol à une certaine distance des talons* (*fig.* 125).

Si le genou fait saillie en avant de la ligne, on le dit *arqué* ou *brassicourt* (*fig.* 126). S'il se porte, au

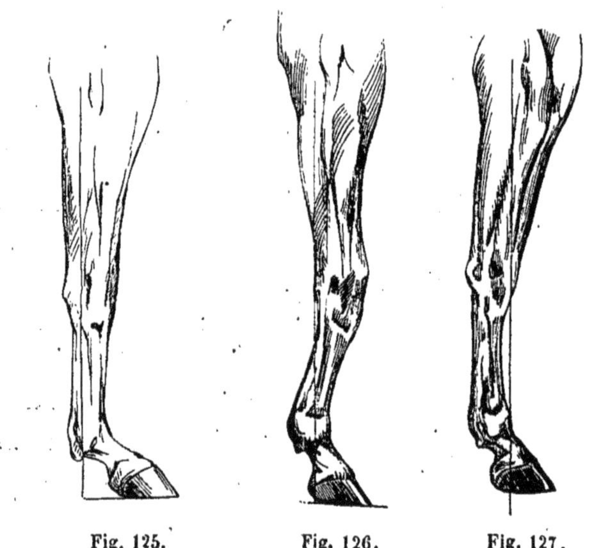

Fig. 125.   Fig. 126.   Fig. 127.

contraire, en arrière de la ligne, il est *creux*, *effacé*, *genou de mouton* (*fig.* 127), et chacune de ces con-

formations, la première surtout, offre de graves in-
convénients.

Ce n'est pas sans but, en effet, que la nature a
donné à la plus grande partie du membre de devant
la forme d'une colonne droite, forme la plus favora-
ble pour supporter, dans le sens vertical, un effort
considérable. Or, la déviation en avant du genou ar-
qué doit rompre la force de la colonne et lui don-
ner une tendance à augmenter sa flexion dans le
sens où celle-ci est déjà commencée, surtout lorsque,
dans la progression, tout le poids de l'avant-main
sera supporté par un seul membre. De là le peu de
solidité des chevaux arqués et le danger de s'en ser-
vir pour la selle.

D'ailleurs, à très-peu d'exceptions près, le genou
arqué est dû à la fatigue, à l'usure, et s'accompagne
presque toujours d'autres défauts des membres.

Le *genou de mouton*, *genou creux*, *effacé*, rompt
aussi la rectitude de la colonne, mais dans un sens
opposé, et dans lequel la flexion, bornée par les liga-
ments de l'articulation du genou, ne peut aug-
menter qu'en les tiraillant et en déterminant de
la douleur, et, partant, la ruine du membre, si
ce défaut est porté à l'excès. Cette conformation est,
du reste, très-rare.

La même ligne verticale peut, après avoir partagé
le boulet, tomber trop en arrière des talons ou trop
se rapprocher de ces parties, ou traverser le pied lui-
même, après avoir divisé en deux toute la longueur
du paturon. D'autres fois même, la verticale peut
quitter le canon avant d'avoir traversé le boulet, qui

se trouve fortement porté en avant. De toutes ces fausses directions du boulet résultent des inconvénients qu'il importe d'étudier.

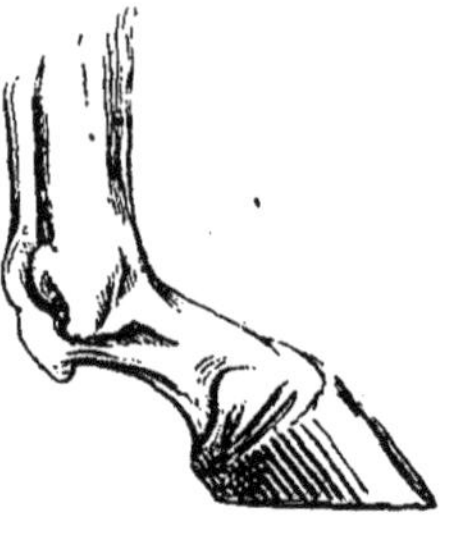

Fig. 128.

Si la ligne tombe trop en arrière des talons, le cheval est *long-jointé* (*fig.* 128), et s'il gagne par

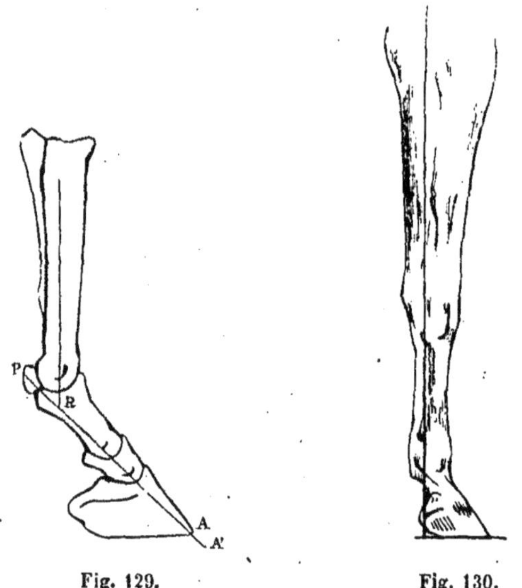

Fig. 129.   Fig. 130.

cette conformation de la souplesse dans ses allures, il offre peu de résistance à la fatigue; car la longueur du paturon augmente le bras de levier par lequel le poids du corps agit pour fléchir l'angle du boulet, sans que celui de la puissance qui le soutient, et qui s'étend jusqu'aux sésamoïdes, soit augmenté en proportion égale. En effet, le point d'appui étant en A (*fig.* 129), si nous représentons par la ligne AP le bras de levier de la puissance, et par la ligne AR celui de la résistance ou du poids du corps, il est de toute évidence que, si la longueur du paturon porte en A' le point d'appui, le bras de levier de la résistance sera proportionnellement plus allongé que celui de la puissance, et que le ligament suspenseur du boulet, ainsi que les tendons fléchisseurs, auront à supporter un poids plus considérable.

Si, au contraire, la ligne verticale se rapproche trop des talons ou les traverse, la direction du paturon se rapproche de celle du canon ou devient la même, et le cheval est dit *droit sur ses boulets* (*fig.* 130). Il y a alors perte de cette élasticité, de ce ressort résultant de la flexion de l'angle formé par ces deux régions, qui amortissait une grande partie du choc et préservait le pied d'abord, et ensuite tous les rayons du membre, des secousses produites par l'appui successif des pieds pendant les allures. De là résultent une ruine plus prompte des extrémités et une dureté dans les réactions qui rend les chevaux ainsi conformés peu propres au service de la selle.

Si le boulet est tellement porté en avant que l'angle formé par le canon et le paturon se trouve retourné, alors survient pour cette articulation le

même défaut que celui inhérent au genou arqué ;
c'est-à-dire que le poids du corps, appuyant sur le
boulet, sollicitera sa flexion en avant et provoquera
la chute de l'animal.

Le cheval peut être droit sur ses boulets par une
suite de sa conformation naturelle, surtout s'il est
court-jointé ; mais le plus souvent ce défaut d'aplomb
est dû à la fatigue, à l'usure, et se montre toujours

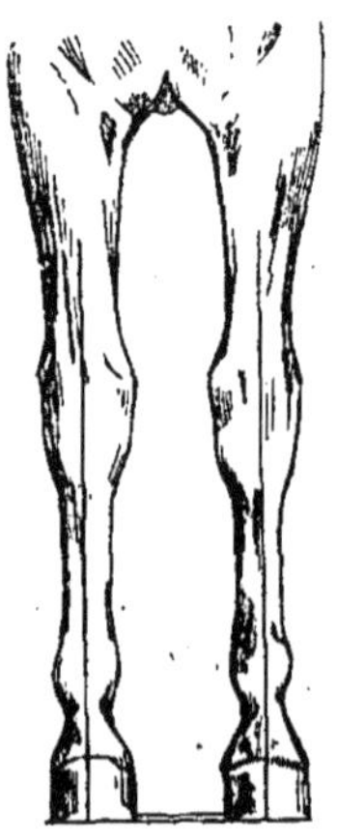
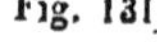
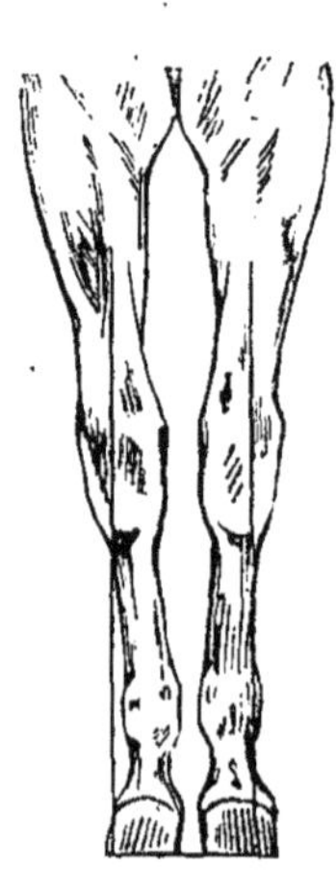

Fig. 131.   Fig. 132.

d'autant plus tôt que le paturon est plus court.
Quant au défaut d'aplomb poussé à l'extrême qui
constitue le cheval *bouleté*, il est toujours dû à un
excès de travail du membre, et déprécie complète-
ment le cheval.

3° *Une verticale abaissée de la partie la plus étroite
de la face antérieure de l'avant-bras doit partager
toute la partie inférieure de l'extrémité en deux parties
égales (fig. 131).*

Le membre considéré en masse peut se trouver en dedans ou en dehors de cette ligne d'aplomb.

Dans le premier cas, le cheval est dit *serré du devant*(*fig.* 132) ; ses pieds sont plus rapprochés l'un de l'autre, et il présente, par conséquent,

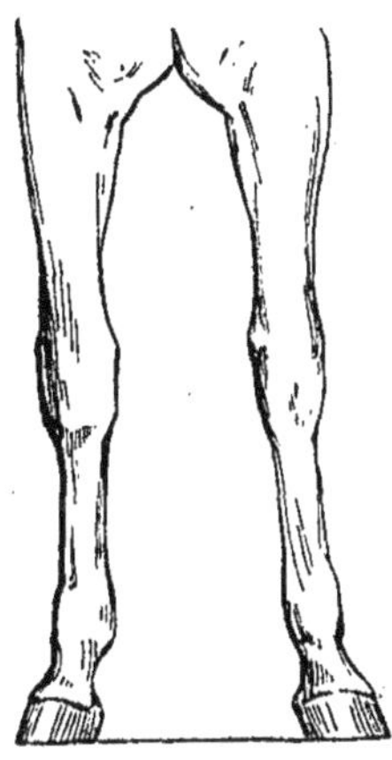

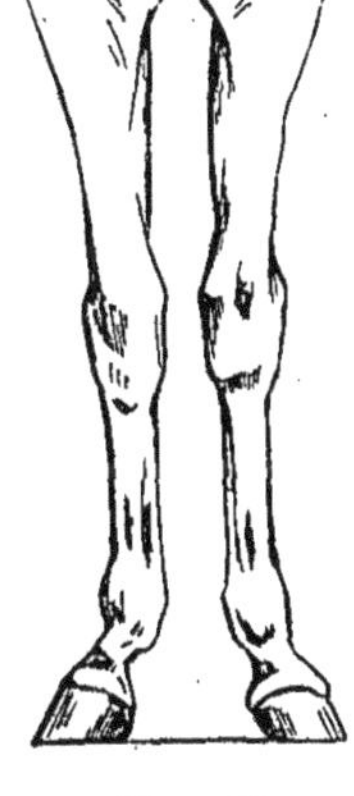

Fig. 133.   Fig. 134.

une base de sustentation moins large dans le sens transversal du corps. Il en résulte, il est vrai, moins de déplacement horizontal dans les allures, mais le rapprochement des extrémités expose l'animal à se couper, à se donner des atteintes, et par suite à boiter fréquemment.

Si, au contraire, les membres s'écartent de la ligne en dehors (*fig.* 133), la base de sustentation s'élargit en proportion, l'animal ne se coupe plus, ne s'atteint plus ; mais son allure devient plus lourde, et s'accompagne d'un bercement nécessité par le déplacement horizontal beaucoup plus grand du centre de gravité.

La ligne d'aplomb peut aussi tomber en dedans ou en dehors de la direction de la pince, sans qu'il y ait déviation, dans l'un ou dans l'autre de ces sens, de l'extrémité, qui alors est seulement contournée sur elle-même.

Si la pince est tournée en dehors, le cheval est dit *panard* (*fig*. 134). Le poids du corps repose alors principalement sur le quartier interne, déjà plus faible que l'autre, et la force du membre doit nécessairement souffrir de cette répartition inégale, sur le pied, de la masse à supporter. Ajoutons à cet inconvénient que, dans l'action, le pied panard est jeté en dehors par le fait même de sa direction ; ce qui fait *billarder* le cheval.

Le cheval est dit *cagneux* (*fig*. 135), lorsque la déviation du pied a lieu dans le sens contraire, c'est-à-dire en dedans. C'est alors le quartier externe qui supporte le principal appui, et l'expérience prouve que ce défaut d'aplomb porte moins de préjudice au cheval que le précédent.

Le cheval panard et le cheval cagneux sont très-exposés à se couper : le premier, avec l'éponge du fer, le second, avec la mamelle, surtout si l'on exige d'eux des allures accélérées.

La déviation qui constitue le cheval panard ou cagneux peut appartenir à tout le membre, à partir du coude, qui se trouve alors rentré dans le cheval panard et porté en dehors dans le cheval cagneux, ou provenir seulement des rayons inférieurs de l'extrémité.

Enfin le genou peut aussi s'écarter de la ligne d'aplomb, en dedans ou en dehors.

Porté en dehors, il est dit *cambré* (*fig.* 136). C'est un défaut d'aplomb que l'on rencontre rarement.

On nomme *genou de bœuf* (*fig.* 137) celui qui se porte en dedans, et ce défaut, beaucoup plus commun que le précédent, coïncide toujours avec la direction de la pince en dehors. Quoique l'on tire de

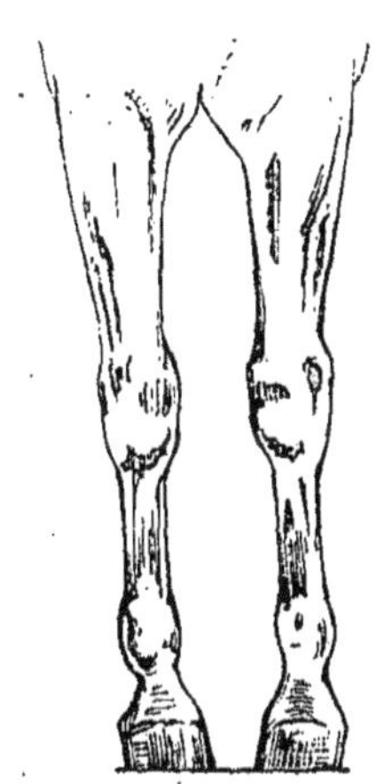
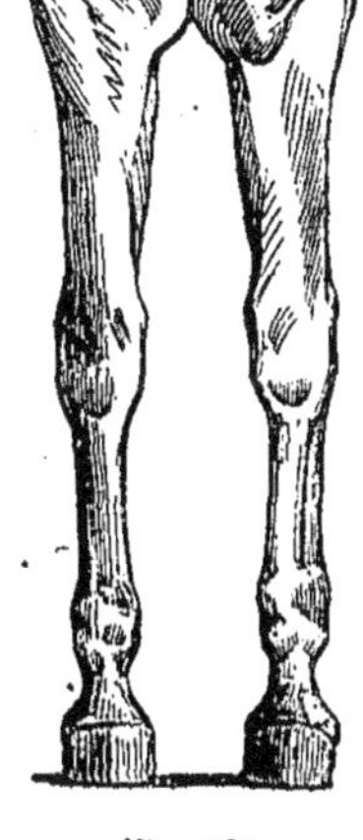

Fig. 135.   Fig. 136.

bons services de beaucoup de chevaux à *genoux de bœuf*, cette conformation n'en est pas moins vicieuse, ainsi que celle opposée, puisque toutes deux rompent la colonne droite que forme le membre antérieur. Dans toutes ces déviations, d'ailleurs, il est facile de concevoir que le poids du corps, au lieu de se répartir également sur tous les points des surfaces articulaires, appuie fortement sur une de leurs parties seulement, et que les articulations se trouvent ainsi, de fait, rétrécies.

MEMBRES POSTÉRIEURS. 1° D'après Bourgelat, une

verticale abaissée du grasset doit répondre à l'extré-
mité de la pince.

Il suffit d'examiner un cheval placé, ou seulement
la figure jointe à l'ouvrage du fondateur des écoles,
pour reconnaître que cette ligne d'aplomb porte le
membre postérieur trop en avant et accule complé-
tement le cheval. Nous rejetons donc cette ligne, et
nous la remplaçons par la suivante :

*Une verticale abaissée de la pointe de la fesse
(fig. 138) doit rencontrer la pointe du jarret et lon-*

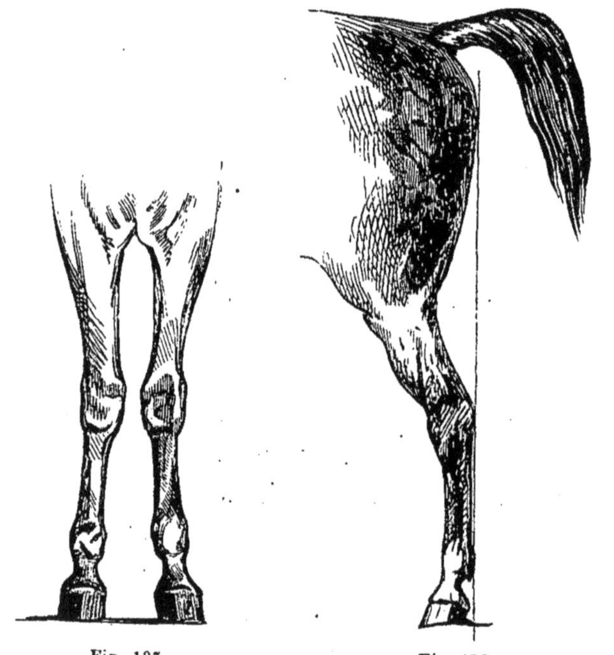

Fig. 137.   Fig. 138.

*ger la face postérieure du canon avant d'arriver au
sol.*

Si la ligne d'aplomb tombe en arrière du jarret et

du canon, le membre est engagé trop avant sous le corps, et le cheval est dit *sous lui du derrière* (*fig.* 139).

Nous trouvons ici, comme dans le cheval campé du devant, le poids d'une partie de l'avant-main reporté sur les membres postérieurs, en raison de leur

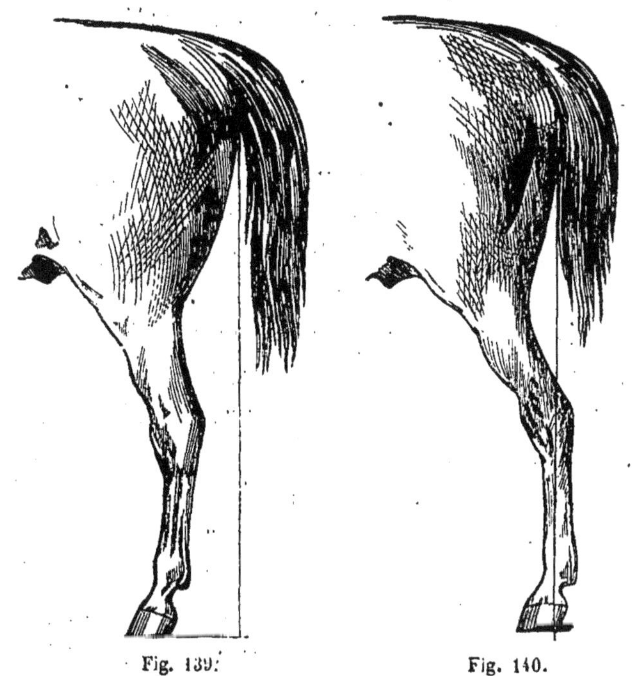

Fig. 139.   Fig. 140.

plus grande proximité du centre de gravité, et les jarrets d'autant plus fatigués que les membres se portent plus en avant.

Dans l'action, chaque membre postérieur se dégagera d'autant plus difficilement que celui qui reste à l'appui sera plus surchargé, et, par suite de la direction du membre, presque tout l'effort opéré par le jarret sera employé à lancer le corps en haut sans le projeter en avant. Ajoutons à cela que, le centre de gravité étant beaucoup moins rapproché de la limite antérieure de la base de sustentation, il y aura aussi par ce fait ralentissement dans les allures, qui seront encore raccourcies, comme dans le cheval campé du devant, parce que le membre postérieur, déjà porté en avant, embrassera nécessairement moins de terrain.

Si, au contraire, la ligne abaissée de l'angle de la fesse coupe trop en avant le jarret et le canon, le cheval sera *campé du derrière* (*fig.* 140), et le poids du corps, supporté principalement par les membres antérieurs, surchargera ce bipède. Il en résultera aussi que les membres postérieurs, plus inclinés que dans l'aplomb naturel, pousseront davantage le corps en avant et tendront à faire devenir le cheval sous lui du devant.

Dans la marche, si l'inclinaison est modérée, il y aura accroissement de vitesse, car l'effort du membre poussera beaucoup plus le tronc en avant qu'en haut; mais, si l'inclinaison est trop forte, le membre postérieur, se posant moins en avant, sera déjà appuyé trop en arrière du tronc lorsqu'il arrivera à la fin de sa détente, et n'aura qu'une action beaucoup moindre sur l'impulsion de la masse.

Il faut bien se garder, du reste, de confondre le jarret droit et le jarret coudé, par leur conformation naturelle, avec les mêmes formes de cette articulation occasionnées par la direction des extrémités.

2° *Une verticale abaissée du milieu de la face pos-*

térieure de la pointe du jarret doit partager également

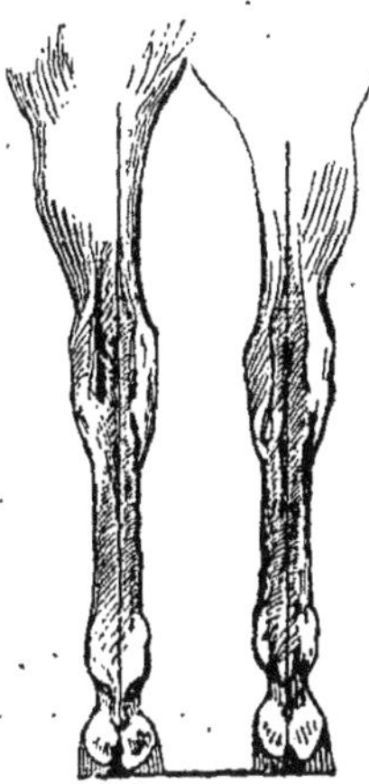

Fig. 141.

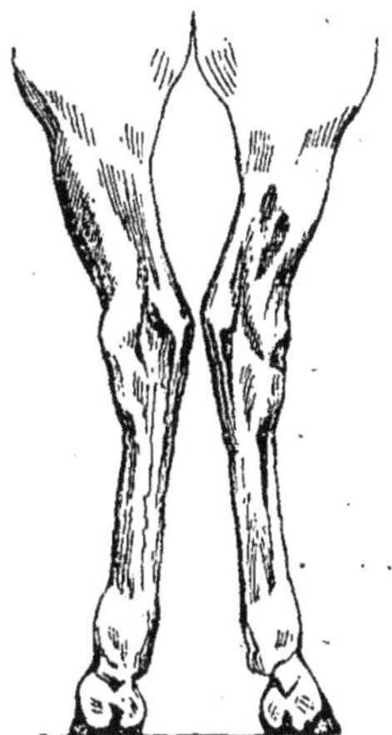

Fig. 142.

en deux moitiés latérales tout le reste de l'extrémité
(fig. 141).

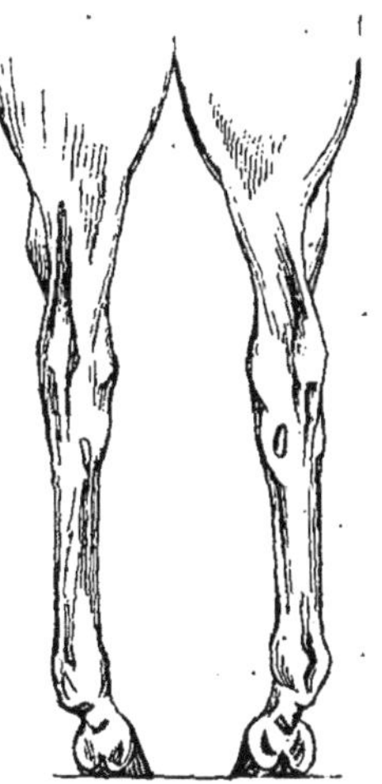

Fig. 143.

Les défauts d'aplomb relatifs à cette ligne sont les

mêmes que pour le membre antérieur. Le cheval peut être panard ou cagneux du derrière comme du devant, et ces défauts peuvent aussi provenir de la partie inférieure du membre seulement, ou en même temps des rayons supérieurs. Dans ce dernier cas, le cheval panard a les pointes des jarrets rapprochées l'une de l'autre, et on le dit *clos du derrière, crochu* (*fig.* 142), tandis que le cheval cagneux a les pointes des jarrets écartées et est dit *ouvert du derrière* (*fig.* 143).

Le cheval peut aussi être ouvert ou serré du derrière comme du devant, sans qu'il y ait déviation en dedans ou en dehors des rayons inférieurs des membres.

Nous ne répéterons pas ici ce que nous avons déjà dit des défauts d'aplomb du boulet : leurs effets sont les mêmes que pour les membres antérieurs.

COUCHER OU DECUBITUS.

Le coucher est l'attitude que prend l'animal fatigué par un exercice violent, ou par une station prolongée, pour reposer ses muscles ou se livrer au sommeil.

Les grands quadrupèdes, comme le cheval, le bœuf, sont rarement dans un repos complet pendant le coucher; ils ne reposent guère que leurs muscles des membres et de l'arrière-main, car la position relevée de leur encolure et de leur tête exige un certain degré d'action de la part des muscles de ces régions, soulagés, il est vrai, par le ligament cervical. L'abandon complet de la masse du corps, ou le coucher sur le côté, est même presque toujours chez eux un indice de faiblesse ou de maladie.

En général, les chevaux se couchent rarement, quelques-uns restent presque toujours debout, reposant successivement chacun de leurs membres par une diminution de l'appui, et dorment même dans cette position. Cette habitude fatigue en pure perte les extrémités, et il est préférable que le cheval se couche de temps en temps, surtout lorsqu'il est soumis habituellement à un travail pénible. Un cheval qui se couche trop souvent et trop longtemps annonce de la mollesse.

Les animaux de l'espèce bovine, au contraire, se couchent très-fréquemment. Ils prennent cette position dès qu'ils ont fini de manger, afin de se reposer et de ruminer à leur aise ; la prolongation du coucher favorise chez eux le développement de la graisse ou la sécrétion du lait. Le bœuf de travail se couche même souvent dans le sillon lorsqu'on lui laisse un instant de repos.

Le moment du lever des bêtes bovines peut donner des indices sur leur état de santé. Il est marqué par une pandiculation, c'est-à-dire par un mouvement particulier d'élévation, puis d'abaissement et d'allongement de l'échine ; l'animal *s'étend*, comme on le dit vulgairement, et jamais il n'exécute cette action lorsqu'il est malade. Ce signe est d'autant plus facile à observer que souvent les bêtes bovines sont couchées lorsqu'on arrive près d'elles pour les examiner.

Le coucher des petits animaux n'offre d'intérêt que

pour l'histoire naturelle. Chez eux, l'abandon du corps est souvent complet ; le chien a aussi l'habitude de se ployer en cercle pour dormir.

§ 2. — **Mouvements sur place.**

Nous décrivons sous ce nom des actions de l'appareil locomoteur qui s'exécutent à peu près sans déplacement général, comme le *cabrer* et la *ruade*, ou qui ne transportent le corps qu'à de petites distances, comme le *saut* et le *reculer*.

CABRER.

Le cabrer est une attitude dans laquelle l'animal élève le train antérieur sur les membres abdominaux, qui supportent à eux seuls le poids du corps, pendant un temps ordinairement très-court.

Lorsque le cheval veut se cabrer, il rejette le poids de l'avant-main en arrière, en même temps qu'il engage les extrémités postérieures sous le centre de gravité ; il élève alors l'avant-main ; mais, comme l'appui des pieds postérieurs n'a lieu que sur une surface très-étroite, il ne peut redresser son corps complétement, car il serait bientôt entraîné en arrière et éprouverait une chute dangereuse. La disposition des articulations et des muscles s'oppose d'ailleurs à ce redressement complet, et lorsqu'un cheval se renverse en se cabrant, l'accident est dû à une flexion trop grande des rayons des membres postérieurs. En effet, ceux-ci supportent un tel poids dans le cabrer que cette position fatigante ne peut durer

qu'un instant, d'autant plus que le centre de gravité
arrive rarement assez en arrière pour que la ligne de
gravitation gagne le sol entre les pieds postérieurs.
Il est cependant des chevaux qui exécutent le cabrer
avec la plus grande facilité ; Girard cite l'exemple
d'un étalon qui se cabrait, dès qu'il apercevait la ju-
ment, et marchait à elle dans cette position.

Le cabrer nécessaire à l'accouplement fatigue
beaucoup les jarrets de l'étalon, surtout lorsqu'au
lieu de faire avancer la jument, on le fait reculer pour
descendre. On reconnaît presque toujours à la ruine
des jarrets les étalons réformés, surtout lorsqu'ils
sont de race massive.

Pour exécuter le cabrer, non-seulement les gros
animaux enlèvent le train de devant, par l'action des
muscles ischio-tibiaux et grand ilio-trochantérien,
mais ils impriment encore une impulsion à l'avant-
main, par la détente subite des membres antérieurs.
Sans cette impulsion, qui, lançant le corps à une
certaine hauteur, raccourcit les bras de levier de la
résistance, l'action des muscles de la fesse et de la
croupe serait insuffisante pour élever les parties an-
térieures.

Quant à la mécanique du cabrer, il nous sera facile
d'établir que les muscles principaux qui concourent
à cet acte agissent sur des leviers du premier et du
troisième genre, et non sur un levier du second
genre, comme on l'a avancé.

Le point d'appui, dans le cabrer, est bien évidem-
ment représenté par les deux articulations coxo-fé-
morales ; la résistance, par toute la partie du corps

située en avant de la ligne qui réunit ces articula-
tions ; et la puissance se trouve dans deux masses
musculaires, formées, l'une par les trois muscles
ischio-tibiaux, l'autre par le muscle grand ilio-tro-
chantérien. Examinons successivement l'action de
ces deux masses.

· Les muscles ischio-tibiaux, par leur contraction,
tendent à élever la partie antérieure du bassin en
abaissant la postérieure ; ils agissent donc sur un
levier du premier genre, et le bras de levier de leur
action consiste dans la distance existant entre l'arti-
culation coxo-fémorale et la tubérosité ischiale : bras
de levier bien court pour être opposé à la longueur
totale de la portion du corps située en avant de l'arti-
culation.

Le muscle grand ilio-trochantérien, fixé par son
énorme tendon au sommet et à la crête du trochanter,
agit sur toute la portion de l'ilium située en avant
du point d'appui, et prolonge son action jusque sur
les vertèbres lombaires, par son appendice pyramidal.
Il doit donc, par sa position, agir sur un levier du
troisième genre, dont les bras s'étendent, pour la
puissance, de l'articulation à la pointe du prolon-
gement pyramidal du muscle, et, pour la résistance,
du même point jusqu'à l'extrémité la plus antérieure
du corps.

Telles sont les deux puissances dont l'action déter-
mine le cabrer ; mais il faut, pour qu'elles puissent
agir, qu'elles soient aidées, d'abord par tous les mus-
cles du membre postérieur qui en maintiennent les
articulations en situation fixe, ensuite par les mus-

cles de la colonne vertébrale, et surtout par le grand ilio-spinal, dont la contraction donne à la colonne la solidité, la rigidité nécessaires pour qu'elle puisse se soulever comme une verge inflexible, en même temps que tous les faisceaux qui composent ce muscle la recourbent en arrière, pour reporter de ce côté le poids du tronc.

Mais, remarquons-le bien, ce sont les muscles de la croupe et de la fesse qui continuent le mouvement d'ascension commencé par la détente du bipède antérieur, et il est de toute impossibilité que le muscle ilio-spinal exécute ce mouvement par son action propre, ou qu'il en exécute même le commencement, comme l'ont avancé des auteurs d'un grand mérite (1). En effet, l'ilio-spinal ne peut que redresser chaque vertèbre sur celle qui lui est postérieure, et produire ainsi une courbure de l'épine vertébrale, qui ne la fera pas pivoter sur l'articulation coxo-fémorale, puisque l'attache la plus postérieure du muscle a lieu en avant de cette articulation, et sur la portion du corps qui subit elle-même le mouvement de bascule.

Quant à l'action que peut exercer le prolongement pyramidal du muscle grand fessier sur l'aponévrose de l'ilio-spinal, la disposition en éventail des fibres de cette portion musculaire dissémine promptement son action sur les vertèbres

____

(1) Girard, *Traité d'Anatomie vétérinaire.* 1811, t. I, p. 422.

M. Mignon, Quelques réflexions sur la mécanique animale, dans le *Recueil de Médecine vétérinaire*, année 1841, p. 65.

lombaires et les dernières dorsales, d'une part, et, de l'autre, sur les dernières côtes (1).

Le mouvement du cabrer se retrouve dans beaucoup d'airs de manége, et le cheval l'exécute toujours d'autant mieux qu'il joint à la légèreté de l'avant-main une plus grande force dans les reins et les jarrets. Quelques chevaux contractent la mauvaise habitude de se cabrer à chaque instant et de se fatiguer ainsi les jarrets en pure perte, en même temps qu'ils exposent à des chutes celui qui les monte. Il suffit souvent de l'emploi de la martingale pour les corriger de ce défaut.

Le cabrer, dans le bœuf, s'exécute avec moins de facilité que dans le cheval ; ce qui tient au moins de fermeté de la colonne vertébrale, à sa longueur plus grande, et surtout aussi au poids toujours considérable des parties antérieures.

Dans le chien, cette attitude est bien plus facile à exécuter, et moins fatigante qu'elle ne l'est pour les gros animaux. On voit des chiens dressés à se tenir cabrés pendant un temps assez long, à marcher et même à sauter dans cette position ; mais jamais ils ne peuvent rester debout sans mouvement, à moins qu'ils ne s'asseoient sur toute l'étendue du pied, en amenant sur le sol la pointe du jarret. Le peu de longueur du pied de ces animaux explique la fatigue beaucoup moindre qu'éprouvent les muscles qui meuvent ce rayon. Le chien peut, en raison

(1) Voir, pour plus de détails sur la mécanique du cabrer, *Recueil de Médecine vétérinaire*, année 1843, pages 574 à 577 et 894 à 895.

du moindre volume de son corps, se cabrer sans
la détente des membres antérieurs ; mais, toutes les
fois que cela lui est possible, il a recours à ce puis-
sant auxiliaire.

RUADE.

On appelle *ruade* une action locomotrice dans la-
quelle l'arrière-main, subitement élevé, permet aux
membres postérieurs d'effectuer une détente rapide
en arrière.

Le cheval emploie la ruade pour frappper l'en-
nemi qu'il attaque ou contre lequel il se défend, et
quelquefois aussi pour compléter le saut, lorsqu'il
franchit un obstacle plus ou moins élevé qui pour-
rait arrêter les membres postérieurs au passage.

Le mouvement d'élévation de la croupe, dans la
ruade, est dû presque entièrement à la détente des
membres postérieurs, aidés cependant par l'abais-
sement de la tête, qui reporte une partie du poids
sur les extrémités antérieures avant le soulèvement
de l'arrière-main, et donne, par ce déplacement,
aux attaches cervicales du muscle ilio-spinal la dis-
position la plus favorable pour augmenter la con-
traction de ce muscle, qui est un puissant auxiliaire
de la ruade. L'ilio-spinal n'agit pas cependant avec
assez d'énergie pour retenir la croupe élevée, et l'a-
nimal n'a que le temps d'opérer la détente des
membres en arrière et de les ramener promptement
en avant pour recevoir le poids du corps et prévenir
une chute dangereuse.

Il est facile de comprendre, d'après ce qui précède, que, pour rendre la ruade difficile, sinon impossible, il suffit de relever fortement la tête de l'animal et de surcharger ainsi l'arrière-main, en même temps qu'en reculant par cette manœuvre les attaches du muscle ilio-spinal, on en diminue la contraction. Ce principe est d'une application journalière pour l'équitation et pour la pratique des opérations chirurgicales sur les parties postérieures du corps.

Le mulet et l'âne ruent plus souvent que le cheval. Le dernier surtout abaisse fortement la tête pour détacher la ruade et la cache presque entre ses membres antérieurs, qu'il porte en avant pour prévenir la chute que pourrait occasionner la vive détente des membres postérieurs.

Le bœuf rue rarement. Quand il frappe avec ses pieds postérieurs, il les emploie isolément et les dirige plutôt sur le côté qu'en arrière.

SAUT.

Le saut est un déplacement subit du corps dans des directions variables, mais le plus souvent en avant, opéré par la détente rapide, soit des quatre membres, soit de membres isolés ou réunis par paires. Le saut fait partie de plusieurs allures ; on le retrouve dans le trot et dans les différentes espèces de galop.

Dans le saut, comme dans tous les mouvements de déplacement, il faut que l'action soit précédée par une préparation (1), que les articulations se fléchissent d'autant plus que l'impulsion sera plus forte.

Le saut, d'après Borelli, est d'autant plus long que les leviers de l'extrémité des membres ont plus de longueur (2). En effet, dit-il, puisque la détente de tous les muscles extenseurs des articulations se fait avec la même vélocité, plus ces leviers seront longs, plus long sera le cercle décrit par eux, et plus vite ils devront se mouvoir dans un temps donné ; aussi voyons-nous les animaux dont les extrémités postérieures sont très-développées, comme le lièvre, le kanguroo, courir très-vite et par bonds ; et l'on trouve généralement, dans les chevaux bons coureurs, la jambe plus allongée que dans les autres.

Lorsque le corps a été élevé au-dessus du sol par le saut, les extrémités qui le reçoivent doivent se fléchir de nouveau, et d'autant plus que le corps retombe de plus haut ou qu'il est lancé avec plus de force ; car, sans cette flexion, les articulations, malgré leur solidité, ne résisteraient pas au choc, et les organes contenus dans les cavités splanchniques éprouveraient une secousse qui leur deviendrait fatale. Si l'impulsion est horizontale, le mouvement ne peut s'arrêter subitement ; il faut qu'il soit suivi d'une série d'autres sauts, qui diminuent successivement d'étendue et de vitesse.

(1) *Saltus non fit nisi priùs articuli pedum inflectantur.* Borelli, cap. xx:, p. 272.

(2) *Quò longiores sunt vectes extremi crurum, saltus majores fiunt.* Cap. xxi, p. 280.

La direction du saut est toujours influencée par celle de l'encolure. Si l'animal veut franchir un obstacle, s'élever fortement, il relève la tête, et par ce simple mouvement l'avant-main, refoulé sur l'arrière-main, donne à la détente une direction plus verticale. Si, au contraire, il veut seulement, comme dans la course, avancer rapidement sur un plan horizontal, l'encolure devient parallèle au terrain, et la tête, passant au plus grand degré d'extension, porte aussi en avant qu'il est possible le centre de gravité, en même temps que cette disposition redresse les voies respiratoires et donne à l'air un accès plus facile vers le poumon. Les extrémités postérieures chassent alors le corps, en l'élevant de terre seulement de la quantité nécessaire pour permettre aux membres d'exécuter leurs mouvements.

RECULER.

L'action de reculer est celle qui présente, pour les grands quadrupèdes, le plus de difficulté ; cela devait être, puisque tout est disposé dans l'appareil locomoteur pour faciliter le mouvement en avant.

Le cheval qui recule doit vaincre la résistance opposée au mouvement par la position défavorable du centre de gravité et par la disposition des membres postérieurs, inclinés dans un sens opposé à celui dans lequel le corps se dirige ; et, pour surmonter cette double cause de résistance, pour déterminer l'impulsion en arrière, il ne peut employer que les membres antérieurs, qui n'ont aucune des conditions nécessaires pour cette action. En effet, la forme brisée, qui dans les membres postérieurs favorise l'impulsion en avant, manque dans les membres thoraciques, dont la direction verticale tend plutôt à soulever l'avant-main qu'à pousser franchement le corps en arrière ; et l'extension du genou est loin de déterminer une puissance égale à celle que développe l'extension du jarret dans la marche. En outre, le bipède postérieur, fortement engagé sous le corps qui recule, se trouve surchargé, et les jarrets, centres du mouvement des membres abdominaux, éprouvent de violents tiraillements.

Lorsque le cheval recule de lui-même, il le fait assez facilement, parce que, sa volonté seule le poussant à ce mouvement, il dégage ses pieds postérieurs avant d'avoir surchargé l'arrière-main ; on le voit même reculer, la tête et l'encolure abaissées. Mais lorsqu'on le force à exécuter cette action, il relève la tête et la porte fortement en arrière, repoussant ainsi le centre de gravité dans cette direction ; il voûte fortement les reins, et lorsque le corps se trouve menacé d'être renversé, il détache alors du sol, avec beaucoup de peine, un membre postérieur, qu'il replace en arrière à peu près dans sa position naturelle ; un mouvement analogue est ensuite exécuté par le membre antérieur opposé en diagonale, et l'action se complète dans le même ordre, mais avec beaucoup de lenteur et avec un déplacement latéral (bercement) très-marqué de l'arrière-main. La difficulté qu'éprouve le cheval dans cette action fait que toujours un seul pied quitte le sol à la fois, les trois autres lui servant de point d'appui.

Lorsque l'animal recule étant attelé, l'avaloire lui fournissant un large point d'appui, il s'y assoit avec assez de franchise ; mais l'action est toujours gênée, et les plus grands efforts sont nécessaires pour imprimer à la charge un léger mouvement rétrograde. Le reculer, dans ce cas, est toujours d'autant plus pénible qu'un seul cheval, ou deux chevaux au plus agissent pour reculer la charge tirée par plusieurs.

Le membre postérieur du cheval attelé représente assez bien, dans le reculer, un levier du second genre dont le point d'appui serait au sol, la puissance au point où le membre se détache du tronc, par conséquent à la tête du fémur, et la résistance au point de contact de la fesse sur l'avaloire. Il en résulte que le pied appuyé sur le sol supporte, outre le poids déjà augmenté de l'arrière-main, tout l'effort de la résistance opposée par la charge, et que les glissades en avant, rendues si fréquentes par cette double cause, ôtent au cheval une grande partie de sa force et l'exposent à des efforts des articulations du membre postérieur.

Le mouvement de reculer est donc très-fatigant pour le cheval ; les reins, les jarrets surtout, en éprouvent souvent des effets funestes. Nous avons déjà dit que l'on reconnaît fréquemment à la ruine de ces articulations les chevaux qui ont servi à la monte dans leur jeunesse, et chez lesquels l'action de reculer a été souvent exécutée en même temps que celle du cabrer, qui s'en rapproche sous beaucoup de rapports.

Il est des chevaux qui refusent de reculer ; mais ce refus est dû le plus souvent à quelque maladie, soit des reins, soit des jarrets, soit encore à cette maladie nerveuse que l'on désigne sous le nom d'*immobilité*. Le cheval *immobile*, lorsqu'on veut le faire reculer, tend à se renverser ou à se jeter de côté ; et si l'on persiste à vouloir le diriger en arrière, il finit quelquefois par exécuter ce mouvement, mais sans que ses pieds quittent le sol, qu'ils labourent en décrivant une courbe. D'autres symptômes d'ailleurs se joignent à ceux-ci, et font distinguer ce refus de reculer de celui qui est dû à la faiblesse ou à la douleur des jarrets et de la colonne dorso-lombaire.

Une plaie des barres suffit pour empêcher le cheval de reculer, si l'on emploie le mors pour le déterminer à ce mouvement.

§ 3. — Allures.

On désigne sous le nom d'*allures* une suite de mouvements diversement combinés et plus ou moins rapides par lesquels les quadrupèdes se transportent d'un lieu dans un autre.

C'est surtout chez le cheval que les allures méritent une attention particulière, puisque de la force et de la liberté des mouvements de cet animal dépend la somme des services qu'il peut rendre.

Les allures peuvent être naturelles ou acquises par l'éducation. Les premières, qui doivent seules nous occuper ici, ont été divisées en *bonnes* et en *défectueuses*. Nous n'en laisserons qu'une, l'*aubin*, dans cette seconde catégorie ; car si l'*amble*, le *traquenard* et le *pas relevé* sont, avec raison, rejetés des manéges, nous ne pouvons cependant regarder ces allures comme défectueuses, du moment qu'on les recherche pour certains services, et nous les ajouterons aux trois allures admises seules comme bonnes par les écuyers : le *pas*, le *trot* et le *galop*.

Nous nous attacherons, dans la description de ces allures, à procéder du simple au compliqué, sans nous inquiéter en rien, pour l'ordre à suivre, du plus ou moins de rapidité de chacune d'elles et de l'usage plus ou moins fréquent que l'animal fait des unes ou des autres.

Il est dans l'étude des allures quelques points qui se rattachent à toutes indistinctement, et que nous devons étudier avant de passer à leur description particulière.

Quelle que soit, en effet, l'allure, chacun des membres est successivement appuyé sur le sol et soutenu en l'air. Le membre est à l'*appui* dans le premier cas ; il est au *soutien* dans le second. On peut décomposer en deux temps secondaires ces deux temps primitifs. Ainsi l'on distingue dans le premier le *poser*, moment où le membre touche le sol, et l'*appui*, moment pendant lequel il supporte réellement le poids du corps. On admet dans le *soutien* le *lever*, instant où le membre quitte le terrain, et le *soutien* proprement dit, pendant lequel il est complétement en l'air. Cette décomposition de l'action de chaque membre peut être utile quelquefois ; mais les dénominations

d'*appui* et de *soutien* suffisent dans le plus grand
nombre de cas.

Dans une allure, quelle qu'elle soit, on désigne
sous le nom de *pas complet* la succession des mouve-
ments des quatre extrémités, soit que celles-ci agis-
sent deux à deux, comme dans le trot, soit qu'elles
agissent isolément, comme dans le pas.

Dans toute allure aussi on distingue avant le dé-
placement des pieds un temps de préparation tou-
jours très-court, pendant lequel a lieu une légère
flexion des membres et un déplacement du centre de
gravité, qui varie suivant l'allure à laquelle l'animal
se prépare, mais qui décharge, toujours autant que
possible, le membre qui doit entamer. Aussi suffit-
il, pour faire entamer l'allure à droite ou à gauche,
de faire porter l'animal à gauche ou à droite au
moment du départ.

Quoique Borelli (1) avance le contraire, c'est tou-
jours un membre antérieur qui entame l'allure
lorsqu'elle est entamée par un membre seul ; mais le
déplacement réel ne commence à avoir lieu que par
l'impulsion du pied postérieur, dont l'action suit im-
médiatement le lever de celui qui a entamé.

Le transport du corps d'un lieu à un autre n'a
lieu que par un déplacement du centre de gravité
en avant, par conséquent par une rupture de l'équi-
libre qui existait pendant la station. Les membres se
portent successivement en avant pour empêcher la
chute du corps, et toujours avec d'autant plus de ra-

____

(1) *Incipit posteà gressus ab uno pede postico.* (Borelli, *de Motu
animalium*, t. I, cap. xx, p. 266.)

pidité que cette chute est plus imminente. De là ce principe admis que l'*instabilité*, dans les allures des animaux, *est la mesure de la vitesse des mouvements*. C'est ainsi que le galop, par exemple, n'est la plus rapide des allures qu'en raison de la manière peu stable dont le corps est supporté par les extrémités pendant ce mode de progression.

On a avec raison comparé l'appui successif des membres pour supporter le centre de gravité déplacé en avant à la succession des rayons d'une roue qui arrivent chacun à leur tour pour soutenir le moyeu sur lequel repose un poids plus ou moins lourd.

Le centre de gravité, en se portant en avant, ne suit pas une ligne droite. Il éprouve des déplacements, soit dans le sens horizontal, par son support alternatif sur les membres droits et gauches, soit dans le sens vertical, par les différents degrés successifs d'obliquité des colonnes de support ; et si le déplacement vertical est le plus réel, c'est que le déplacement horizontal est diminué par des efforts musculaires qui sont en raison directe du degré d'écartement qu'aurait dû éprouver le centre de gravité à droite ou à gauche de sa position normale dans la station, par suite de l'écartement plus ou moins grand qui existe entre chaque bipède latéral.

Nous tàcherons d'apprécier d'après le jeu des membres ces déplacements dans chacune des allures principales, et nous les représenterons par des lignes qui seront, non pas l'expression exacte du déplacement réel, mais celle du déplacement qui aurait lieu sans les efforts musculaires qui le diminuent ; nous obtiendrons ainsi des tableaux comparatifs qui nous indiqueront pourquoi, abstraction faite de la vitesse déployée, telle allure exige plus d'efforts musculaires et fatigue plus le cheval que telle autre.

Nous emploierons aussi quelques signes pour rendre plus intelligible et plus sensible la succession des mouvements des membres dans chaque allure. A cet effet, nous décomposerons les mouvements de chacun d'eux en plusieurs temps, que nous représenterons par des zéros vides pour le soutien, et par des zéros pleins pour l'appui. Cette méthode, très-facile à comprendre pour les allures les plus simples, telles que l'amble et le trot, qui nous occuperont d'abord, nous sera d'un grand secours pour l'étude du pas et du galop, où nous trouverons beaucoup plus de complication. Nous la préférons à l'échelle *odochronométrique* de Vincent et Goiffon(1), qui a l'inconvénient de déplacer les membres de leur position pour pouvoir représenter leur appui et leur soutien par des lignes pleines et des lignes ponctuées.

AMBLE.

Dans cette allure, qui de toutes est la plus facile à comprendre, le corps de l'animal est constamment porté par deux pieds apartenant au même bipède latéral, les bipèdes latéraux se succèdant alternativement sans aucune interruption. Ainsi,

(1) *Mémoire artificielle des principes relatifs à la fidèle représentation des animaux*, etc., t. I, p. 87.

pendant que le bipède latéral gauche supporte le corps, le bipède latéral droit est au soutien, et l'instant du poser de ce dernier est celui du lever de l'autre.

Le mouvement de l'amble est donc parfaitement représenté par celui de deux hommes marchant au pas, l'un suivant l'autre à une certaine distance ; et en accordant à chaque pas complet de cette allure une durée de deux secondes, nous pouvons représenter l'action des membres de la manière suivante (*fig.* 144) : en prenant le cheval au moment où il est appuyé sur le bipède latéral gauche, nous aurons, pour la première seconde, les deux pieds de ce bipède représentés par des zéros pleins, et ceux du bipède opposé par des zéros ouverts. Le contraire aura lieu de toute nécessité pour la deuxième seconde ; et ce résultat est si clair que nous n'établissons ici la figure que comme acheminement à des démonstrations plus compliquées.

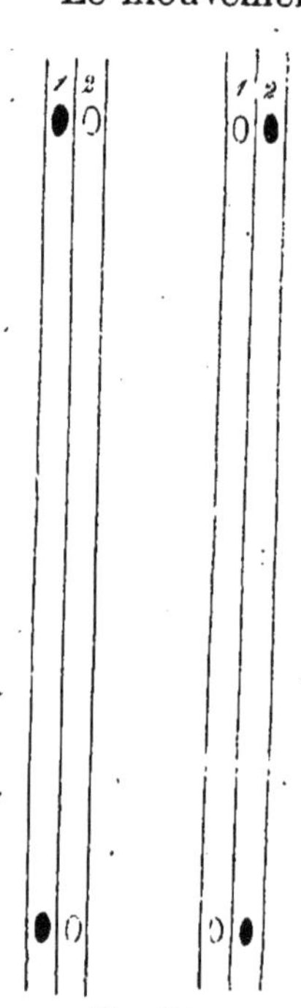

Fig. 144.

L'espace parcouru par chaque bipède, lorsqu'il se porte en avant, est plus étendu d'un tiers environ que la distance qui existe naturellement entre le pied antérieur et le pied postérieur ; de telle sorte que, le bipède revenant à l'appui, le pied postérieur vient

se placer fortement en avant de la piste qu'a laissée
le pied de devant du même côté.

Cette succession de mouvements, qui donne au
pas complet de l'amble une étendue égale à celle du
pas complet du pas, s'exécute avec une rapidité beau-
coup plus grande ; et nous en trouverons facilement
la raison dans les déplacements qu'éprouve le centre
de gravité.

En effet, le corps étant supporté successivement
par chacun des bipèdes latéraux, le centre de gra-
vité doit, à chaque pas complet, se porter successi-
vement sur la ligne qui joint les deux pieds de
chacun de ces bipèdes. Ainsi, lorsque le corps est
porté (*fig.* 145) par le bipède latéral droit AB, le

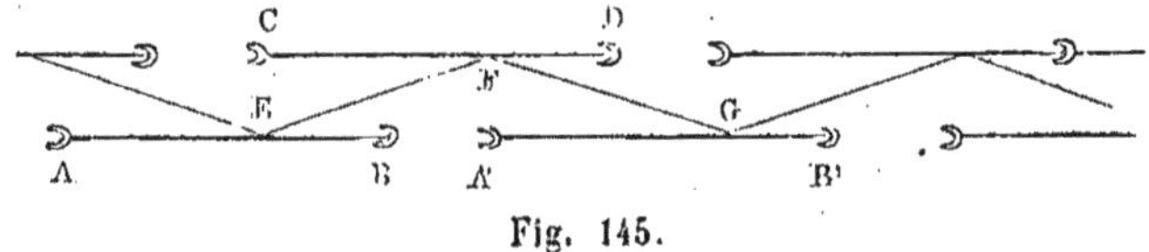

Fig. 145.

centre de gravité se trouve au point E de la ligne
comprise entre les pieds A et B, d'où il se portera
en F sur la ligne qui réunit les pieds C et D, lorsque
le bipède latéral gauche fera son appui, pour, de là,
se porter en G sur la ligne A'B', lorsque le retour
du bipède latéral droit à l'appui viendra compléter
le pas.

Or, plus le centre de gravité se trouve en dehors
de la partie centrale du rectangle dont les quatre
extrémités forment les angles, plus l'équilibre est
instable dans le sens latéral et moins, par consé-
quent, le corps peut rester dans la même position.

De là la nécessité d'une succession vive de l'action des deux bipèdes ; rapidité qui explique aussi pourquoi l'allure est très-*basse*, l'animal n'ayant pas le temps de relever les extrémités, qu'il doit porter de suite en avant. Il est facile, d'ailleurs, de concevoir que s'il cherchait, en repoussant la masse du corps sur le bipède à l'appui, à donner plus de liberté au bipède opposé, il risquerait de faire dépasser au centre de gravité la ligne qui représente sa base très-étroite de sustentation et d'éprouver une chute sur le côté. Aussi est-il obligé d'empêcher par des efforts musculaires continuels le transport du centre de gravité sur cette ligne, où nous le trouvons en envisageant les mouvements d'une manière purement physique.

Quant au déplacement vertical du centre de gravité, il sera peu considérable, d'après ce que nous venons de voir. Le corps étant, dans un pas complet, supporté successivement par les deux bipèdes latéraux, le centre de gravité s'élèvera deux fois, et décrira, par conséquent, deux arcs dont l'élévation sera peu considérable, puisque le corps n'a pas le temps de s'enlever. Nous pouvons donc représenter ce déplacement vertical, pour un pas complet, par les deux arcs EF et FG (*fig.* 146).

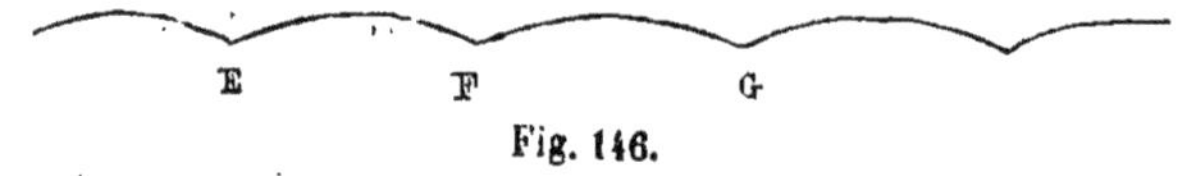

Fig. 146.

Si l'amble est, avec raison, rejeté du manége par les écuyers ; si même cette allure est pour le cheval une cause fréquente de faux pas, ce qui s'explique facilement par le peu d'élévation des pieds, elle n'en

est pas moins recherchée, à cause de la douceur de
ses réactions, par les personnes qui préfèrent leur
commodité aux allures brillantes de leur monture.
Mais il faut bien distinguer ici le cheval naturelle-
ment *ambleur* de celui chez lequel cette allure est
un résultat de l'éducation ou même de la faiblesse.

Le vrai cheval ambleur est généralement fort, bien
constitué, et fournit des courses très-longues et très-
rapides, sans faire éprouver de fatigue au cavalier
qui le monte. Mais il butte fréquemment, comme
nous venons de le dire, et les efforts musculaires
qu'exige son allure le ruinent de bonne heure.

On parvient à force de soins à faire contracter
l'allure de l'amble à des chevaux qui ne l'exécutent
pas naturellement, en réunissant les membres par
bipèdes latéraux, au moyen d'entraves placées au-
dessus des genoux et des jarrets ; mais il est rare
qu'ils conservent l'allure qu'ils ont acquise par ce
moyen ; chez eux, comme chez ceux qui deviennent
ambleurs par suite d'usure, l'allure n'est jamais
bien régulière, et l'on distingue un petit intervalle
entre les battues des deux pieds de chaque bipède
latéral.

On voit souvent de jeunes poulains aller l'amble ;
mais presque toujours ils perdent cette allure à me-
sure qu'ils prennent de l'âge et de la force.

L'amble est l'allure naturelle de quelques ani-
maux, tels que le chameau et la girafe. Remarquons,
sans cependant en tirer pour le moment aucune
conclusion, que chez ces animaux l'avant-main est
surchargé, soit par le développement, soit par la

direction de l'encolure ; de même que, le plus souvent, les chevaux ambleurs présentent une tête volumineuse et une encolure horizontale.

TROT.

La succession des membres dans le trot, quoiqu'un peu plus compliquée que dans l'amble, est à peu près aussi facile à saisir. Le corps de l'animal est, comme dans cette dernière allure, supporté par deux membres à la fois; mais ces extrémités sont toujours disposées en diagonale. Ainsi, dans un *pas complet* du trot, le cheval est supporté successivement par le bipède diagonal droit, par exemple, et par le bipède diagonal gauche ; et les deux pieds formant chacun de ces bipèdes se meuvent avec un ensemble parfait, de manière à ne faire entendre qu'une seule battue par bipède, deux battues, par conséquent, pour le pas complet.

Dans le trot rapide, qu'on désigne sous le nom de *grand trot*, les extrémités droites et les extrémités gauches n'impriment sur le terrain qu'une seule piste de chaque côté, le pied de derrière venant occuper la place que laisse le pied de devant. L'observation de ce fait suffit pour indiquer qu'il est un moment où le corps est suspendu en l'air, puisque le pied de derrière, dans une allure à deux temps, ne peut prendre la place de celui de devant qu'après que celui-ci l'a abandonnée.

Il existe d'ailleurs un autre moyen de s'assurer que le corps est un instant sans support ; c'est d'exa-

miner un cheval lancé au grand trot, en se pla-
çant dans un enfoncement, de manière à ce que les
yeux se trouvent au niveau du plan sur lequel il
chemine.

Vincent et Goiffon admettent que ce moment de
suspension est égal, dans le grand trot, au temps
d'appui de chaque membre, de telle sorte que,
pendant cette allure, ceux-ci seraient au soutien
trois fois autant de temps qu'ils seraient à l'appui.
Cette opinion peut être vraie pour quelques trot-
teurs remarquables; mais, pour le
plus grand nombre, cette estima-
tion serait fortement exagérée.
Quoique nous admettions le temps
de suspension toutes les fois que
le pied postérieur couvre l'em-
preinte du pied antérieur, nous
croyons ce temps beaucoup moin-
dre, et nous le négligerons même
un moment pour établir plus clai-
rement la succession figurée des
membres dans l'allure qui nous
occupe.

En supposant que le pas com-
plet dure deux secondes, et en
prenant le cheval sur le bipède dia-
gonal droit, nous aurons (*fig.* 147)
pour la première seconde les deux

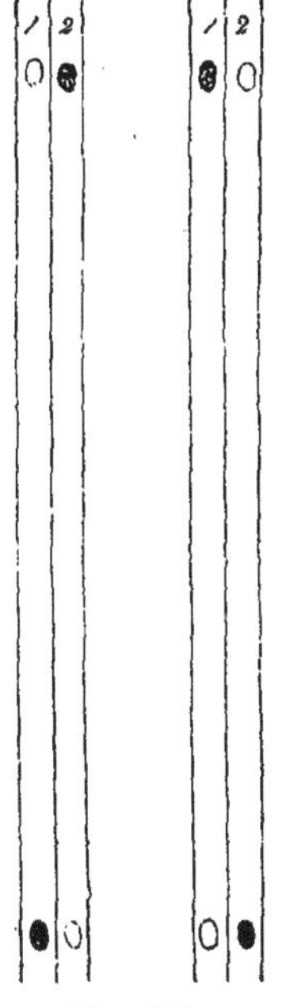

Fig. 147.

pieds de ce bipède représentés par des zéros pleins,
et les deux autres par des zéros vides, tandis que
ce sera le contraire pour la deuxième seconde,

et il restera à prendre sur le temps de l'appui le
léger moment de suspension que nous avons né-
gligé dans la figure.

La succession des membres dans le trot étant
établie, il nous sera facile d'étudier les déplace-
ments du centre de gravité dans cette allure.

Pour ce qui concerne le déplacement horizontal,
puisque le corps est supporté successivement par
des bipèdes diagonaux, le centre de gravité devra
toujours se trouver sur un point de la ligne qui
réunit les deux membres; et si nous le prenons
(*fig.* 148) sur le point C de la diagonale AB, nous
le trouverons en D sur la diagonale BA', lorsque le

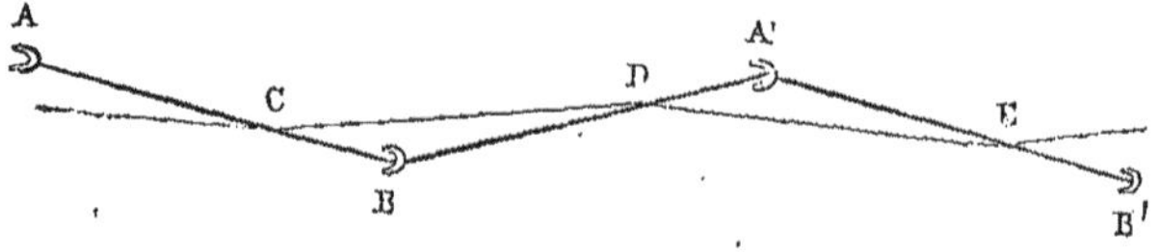

Fig. 148.

bipède diagonal gauche sera venu à l'appui, et il
retournera en E sur la diagonale A'B', lorsque l'ap-
pui du bipède diagonal droit aura complété le pas.
Nous voyons donc que, dans le pas complet du
trot, la ligne parcourue par le centre de gravité,
plus longue que dans l'amble, forme des angles
moins aigus, se rapproche moins des bords du rec-
tangle des membres, et que, par conséquent, une
condition plus favorable pour l'équilibre coïncide
avec des efforts musculaires moins considérables
pour une distance égale, puisque la dépense de
contraction est toujours d'autant plus forte que le

centre de gravité tend davantage à s'écarter de la
ligne médiane du corps.

Le déplacement vertical ne peut plus être ici re-
présenté par les deux courbes uniformes que nous
avons trouvées dans l'amble. Comme le corps est
enlevé par l'effort des membres et retombe ensuite,
le centre de gravité doit, de toute nécessité, décrire
deux lignes paraboliques, telles que CD, DE (*fig*. 149),

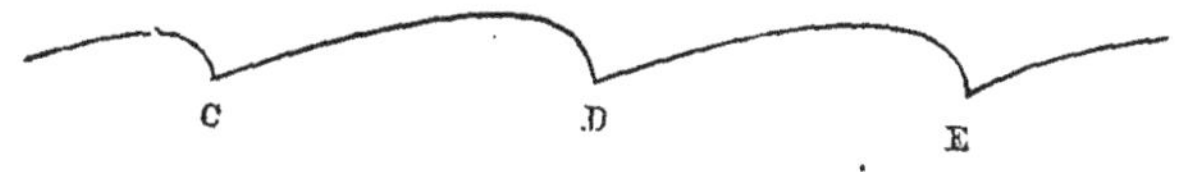

Fig. 149.

le poids du corps retombant avec plus de vitesse
qu'il n'a été enlevé, quoique l'impulsion en avant
soit toujours uniforme.

Nous avons jusqu'ici étudié ce qu'on nomme le
grand trot ; mais cette allure peut être moins vive
ou présenter plus de rapidité. Dans le premier cas,
il arrive souvent que la piste du pied antérieur n'est
pas recouverte par celle du pied postérieur, qui tombe
à l'appui avant de la rejoindre. Il n'y a plus alors le
moment de suspension que nous trouvions dans le
grand trot, et l'on compte quatre empreintes pour le
pas complet, tandis que nous n'en trouvions que
deux dans l'allure plus rapide.

Lorsqu'au contraire le trot s'exécute avec une
extrême vitesse, les extrémités postérieures dépas-
sent de beaucoup la trace de celles de devant, qui
doivent nécessairement quitter le terrain bien avant
que les pieds de derrière le rencontrent. Dans ce cas

encore, on compte quatre pistes pour le pas complet ; mais elles sont disposées d'une manière inverse de celles du petit trot, c'est-à-dire que la piste du pied de derrière, qui dans ce dernier se trouvait en arrière de celle du pied de devant, dépasse celle-ci en avant dans le trot accéléré.

D'après Vincent et Goiffon, pendant l'allure du trot, l'épine dorsale est courbée en bas, et ce changement de position écarte les extrémités antérieures des postérieures, de telle sorte que leurs pistes sont plus éloignées l'une de l'autre que ne le sont les pieds pendant la station. Cette disposition n'existe que dans un trot très-allongé ; lorsque l'allure est ordinaire et que les deux pistes se recouvrent, chaque pas complet ne peut porter l'animal en avant que de deux fois la longueur de l'espace qui, dans la station, sépare le membre antérieur de celui de derrière. Cette différence dans la courbure de la colonne pourrait peut-être expliquer pourquoi les réactions éprouvées par le cavalier sont moins dures dans le trot rapide que dans le trot ordinaire.

D'après l'ordre dans lequel se succèdent les extrémités, on ne doit entendre dans le pas complet du trot que deux foulées, exécutées chacune par le poser simultané de deux membres appartenant à un bipède diagonal. Quelques chevaux faibles n'exécutent pas cette allure d'une manière bien régulière, et font entendre dans chaque foulée combinée celle des deux pieds qui y contribuent, séparées l'une de l'autre par un espace de temps presque imperceptible. On dit alors que le trot est *décousu*.

Le trot est l'allure dans laquelle les réactions sont les plus dures et les mouvements les plus réguliers. Aussi est-ce celle à laquelle on soumet les animaux pour reconnaître les défauts et les qualités qu'ils peuvent posséder dans leurs actions locomotrices.

PAS.

Le pas, la moins rapide des allures du cheval, paraît aussi au premier abord être la plus simple; et cependant nous sommes bien loin d'y trouver la simplicité que nous offrent l'amble et le trot, que nous venons d'étudier. Il faut un examen très-attentif pour reconnaître dans cette allure la succession des mouvements des membres, que Bourgelat a si bien décrite, et l'on s'étonne de ne pas voir sa théorie reproduite dans les ouvrages imprimés depuis son *Extérieur*.

Borelli a établi en principe que dans le pas un seul pied quitte le sol, tandis que les trois autres sont pendant ce temps à l'appui (1), et cette erreur de ce physicien célèbre se trouve répétée dans tous les ouvrages, malgré l'explication si précise et si complète donnée par le fondateur des écoles vétérinaires (2).

Dugès, en reprochant, avec raison, à Borelli d'attribuer l'impulsion en avant au membre qui quitte

____

(1) *Semper unicus pes à terra elevatur tribus reliquis firmis manentibus...* (Borelli, *De Motu animalium*, cap. xx, p. 265.)

(2) *Traité de la conformation extérieure du cheval*, 8ᵉ édition, page 209 et suiv.

le sol, et non à ceux qui y restent appuyés, partage son erreur sur le nombre des pieds qui posent à la fois sur le terrain dans le pas. Il est dans le vrai lorsqu'il dit que « les quatre jambes du cheval peu- « vent être représentées à l'esprit par deux paires « latérales agissant l'une après l'autre, et dans cha- « cune desquelles le mouvement du membre anté- « rieur est toujours immédiatement précédé de ce- « lui du membre postérieur (1). »

C'est bien ce que l'on remarque dans le cheval déjà en action. Mais c'est à tort qu'il reproche à Barthez de prendre le point de départ dans le membre antérieur, car l'observation prouve la justesse de ce qu'a avancé Barthez.

Dans le pas, en supposant que l'animal entame à gauche, l'action des membres s'exercera successi- vement dans l'ordre suivant : 1° membre antérieur gauche ; 2° membre postérieur droit ; 3° membre an- térieur droit ; 4° membre postérieur gauche, pour revenir au membre antérieur gauche ; et ainsi de suite. L'action des membres a donc lieu en diago- nale, mais séparément, de telle sorte que chaque extrémité fait entendre sa battue. Mais chaque mem- bre n'attend pas, pour se lever, que celui qui le pré- cède ait effectué son poser, ainsi que le dit Borelli. C'est quand un membre est à la moitié de son sou- tien que celui qui doit le suivre commence le sien, et ainsi des autres ; ce qui fait que l'animal, excepté au départ et à l'arrêt, a constamment deux pieds po-

(1) *Traité de physiologie comparée*, t. II, p. 170.

sés et deux pieds levés, quoiqu'il y ait dans un pas complet quatre levers et quatre posers bien distincts.

Pour bien comprendre cette succession des membres dans l'allure du pas, considérons d'abord isolément chacun des deux bipèdes, antérieur et postérieur. Il est de toute évidence que, dans une allure où il n'y a point de saut, le moment du lever d'un membre est celui du poser du membre qui lui correspond, et réciproquement.

Ainsi, tant que le membre antérieur ou postérieur gauche est à l'appui, le membre antérieur ou postérieur droit est nécessairement au soutien ; et comme ici les membres se succèdent régulièrement, nous trouvons dans l'appui et le soutien de l'un d'eux la durée totale d'un pas complet.

Ceci posé, essayons de démontrer par une figure le mode d'après lequel les extrémités se succèdent.

Nous supposons que le pas complet dure quatre secondes, et nous représentons, par conséquent, chaque membre par quatre zéros, que nous numérotons 1, 2, 3, 4 (*fig.* 150).

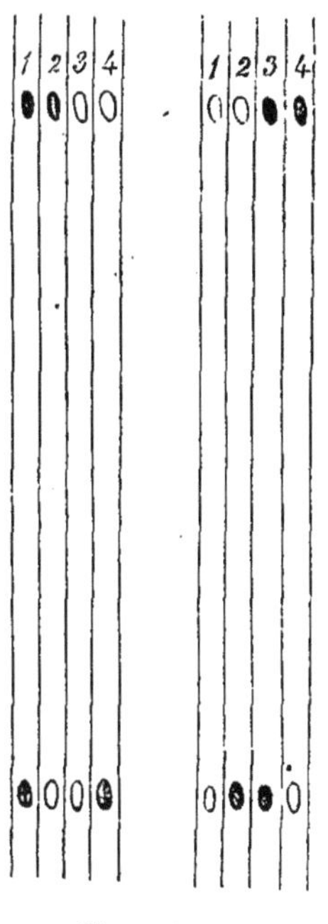

Fig. 150.

En prenant d'abord le bipède antérieur, et en commençant par le membre gauche, nous trouve-

rons nécessairement que, pendant les quatre se-
condes que nous avons accordées au pas complet,
ce membre est deux secondes à l'appui et deux se-
condes au soutien. Nous remplissons donc les deux
premiers zéros et laissons les deux autres ouverts.
D'après ce que nous avons vu précédemment, le
membre antérieur droit doit présenter absolument le
contraire, c'est-à-dire être au soutien quand le gau-
che est à l'appui, et à l'appui quand ce dernier est
au soutien. Nous laissons donc ouverts au membre
antérieur droit les zéros 1 et 2, et nous remplissons
les deux autres.

Passant maintenant à l'extrémité postérieure gau-
che, nous savons qu'elle doit commencer son sou-
tien quand l'antérieure droite a fait la moitié du
sien. Or, ce n'est qu'à la fin de la première seconde
que cette dernière en est à ce point ; c'est donc à la
deuxième seconde que l'extrémité postérieure gau-
che commencera son soutien, qu'elle devra néces-
sairement prolonger pendant la troisième, puis-
qu'elle doit être en l'air deux secondes et un temps
égal sur le terrain. Nous laissons donc ouverts les
deuxième et troisième zéros, et nous remplissons
les deux autres.

Quant au membre postérieur droit, comme il est
au soutien quand le gauche est à l'appui, et récipro-
quement, il nous reste à remplir le deuxième et le
troisième zéro et à laisser ouverts le premier et le
quatrième.

Si maintenant nous reprenons l'ensemble des
quatre membres dans chacune des quatre secondes

que nous avons accordées à la durée du pas com-
plet, nous trouverons le résultat suivant :

Dans la première seconde,
le corps reposera sur les pieds
antérieur gauche et posté-
rieur gauche. . . . . 1° bipède lat. gauche.

Dans la deuxième seconde,
il portera sur les pieds an-
térieur gauche et postérieur
droit . . . . 2° bipède diag. gauc.

Dans la troisième seconde,
il sera supporté par les pieds
antérieur droit et postérieur
droit . . . . 3° bipède lat. droit.

Enfin dans la quatrième
seconde, le point d'appui sera
fourni par les pieds antérieur
droit et postérieur gauche ... 4° bipède diag. droit.

Le centre de gravité est donc supporté alternati-
vement dans le pas par un bipède latéral et par un
bipède diagonal. Le support sur un bipède latéral se
forme par l'appui d'un pied antérieur, qui s'éloigne
du postérieur, et celui sur un bipède diagonal par
l'appui d'un pied postérieur qui se rapproche de l'an-
térieur, de sorte que la ligne de sustentation laté-
rale est la plus longue et celle diagonale la plus
courte.

Le plus grand espace qu'embrasse un pas com-
plet à cette allure est, d'après Goiffon et Vincent,
égal à la hauteur du cheval, mesuré du garrot à
terre. On trouve cet espace dans la distance qui sé-

pare le point que quitte un pied, n'importe lequel, de celui où il fait de nouveau son appui. On conçoit d'après cela que toujours le pied postérieur viendra, comme dans le trot, prendre la place du pied antérieur du même côté ; mais ici le saut ne sera pas nécessaire, puisque, en supposant que le pas complet dure quatre secondes, il devra s'en écouler une entre le lever du pied antérieur et le poser du pied postérieur correspondant.

Dans tout ce que nous venons d'exposer, nous avons admis, comme tous les auteurs, que les quatre foulées d'un pas complet étaient régulièrement distantes l'une de l'autre, et séparaient par conséquent la durée d'un pas complet en quatre temps égaux. Cette manière d'envisager le pas nous a rendu plus facile l'explication de cette allure, et cependant elle n'est pas rigoureusement exacte. Si l'on écoute avec soin un cheval marchant au pas, on se convaincra bientôt que les quatre foulées qu'il fait entendre sont associées deux à deux, c'est-à-dire que les temps qui les séparent sont alternativement plus longs et plus courts ; et si l'on examine l'animal, on s'apercevra bientôt que le temps le plus court s'écoule entre la battue d'un pied postérieur et celle du pied antérieur qui forme avec lui un bipède latéral, et le temps le plus long entre la foulée de ce dernier et celle du pied postérieur qui lui est opposé en diagonale. Il résulte de cette inégalité dans les temps d'intervalle que le corps est plus longtemps supporté par le bipède latéral que par le bipède diagonal ; mais cette différence est si petite que nous pouvons la négliger pour la plupart de nos explications (1).

Jusqu'à présent, dans l'étude que nous avons faite du pas, nous avons supposé le cheval libre ou chargé d'un cavalier, mais non attelé, et cheminant sur un plan horizontal. Si maintenant nous examinons l'animal remontant un plan incliné, le pas se trouvera nécessairement d'autant plus raccourci que la montée sera plus rapide, puisque le centre de gravité, reporté en arrière par la position du corps, ne pourra plus être porté aussi en avant par la même force musculaire. Le pied postérieur n'atteindra plus la place laissée par l'antérieur, et nous aurons, comme dans le trot raccourci, quatre pistes au lieu de deux pour un pas complet. De même, si le cheval est attelé à une voiture pesante, le fardeau à traîner retiendra le centre de gravité, le pas sera raccourci comme si l'animal remontait une pente ; et si le fardeau est très-lourd, le temps de l'appui l'emportant en longueur sur celui du soutien, le corps sera presque constamment alors supporté par trois pieds à la fois, chaque extrémité retardant son lever jusqu'au poser de celle qui l'a précédée dans l'action. Nous aurons donc ici, par exception, ce que tous les auteurs, excepté Bourgelat, ont considéré comme l'état normal de l'allure.

(1) Ces observations s'appliquent au cheval possédant encore ses allures naturelles et non modifiées par les leçons du manége, marchant au pas ordinaire, et non à ce pas accéléré qui indique le passage à l'allure du trot ; au cheval dont la marche n'est pas entravée par le tirage d'un lourd fardeau.

Si, au contraire, le cheval descend le plan incliné, le centre de gravité, se portant plus en avant, se déplacera plus facilement, le pas s'allongera, et la piste du pied antérieur sera dépassée plus ou moins par celle du pied postérieur ; mais ce résultat n'arrivera que si l'animal est libre ou peu chargé ; car s'il a à retenir un fardeau un peu lourd, ou si la pente est très-rapide, il aura soin de raccourcir son allure pour éviter d'être entraîné par l'accélération du mouvement.

On voit, du reste, des chevaux dont le pied postérieur dépasse ou n'atteint pas la piste de l'antérieur, même sur un plan horizontal. Dans le premier cas, l'allure est plus allongée : mais on doit s'assurer avec soin s'ils ne forgent pas, s'ils ne s'atteignent pas, et surtout s'ils sont fermes à l'arrêt ; car souvent c'est à la faiblesse des reins qu'il faut attribuer cet excès d'ouverture de l'enjambée.

Quant à ceux qui sur un terrain horizontal et sans être attelés ne couvrent pas avec le pied postérieur la piste du pied antérieur, l'allure est toujours chez eux d'autant plus raccourcie qu'il reste plus d'écartement entre les deux pistes.

La succession des membres dans le pas étant connue, cherchons maintenant quels devront être les déplacements du centre de gravité dans cette allure.

Nous avons vu que le corps était supporté alternativement sur un bipède latéral et sur un bipède diagonal. Or, dans les quatre combinaisons des extrémités qui composent un pas complet, le centre de

gravité se trouvera deux fois sur la ligne du bipède
latéral, et par conséquent à droite et à gauche, sur
le bord du rectangle circonscrit par les quatre mem-
bres, comme cela arrive dans les deux temps qui
composent le pas de l'amble. Le déplacement doit,
par conséquent, pour une égale longueur de chemin
parcouru, être le même que pour cette dernière al-
lure (1), avec cette différence cependant qu'à chaque
changement de direction il repasse sur la ligne for-
mée par le bipède diagonal, ce qui diminue l'immi-
nence de la chute et rend par conséquent l'allure
bien moins précipitée.

Ainsi, le corps étant supporté par le bipède latéral
droit AB (*fig.* 151), ensuite sur le diagonal CB, puis

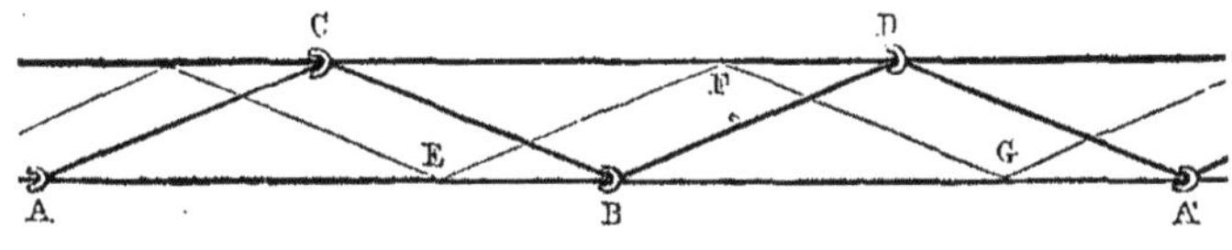

Fig. 151.

sur le latéral gauche CD, puis enfin sur le diagonal
BD, pour revenir au latéral BA', le centre de gravité,
que nous prenons en E sur la ligne AB, se portera
pendant la moitié de la durée du pas en F sur la ligne
CD, puis pendant la seconde moitié en G sur la ligne
BA', en traversant dans ces deux déplacements com-
plets les lignes CB et BD, qui représentent l'appui
du corps sur les bipèdes diagonaux.

Quant au déplacement vertical, son appréciation

(1) L'amble ne serait donc pas plus fatigant que le pas s'il
pouvait être exécuté avec la même lenteur.

exacte est rendue assez difficile par les diverses com-
binaisons des extrémités. Il peut cependant, à peu de
chose près, se résumer, pour un pas complet, dans les deux courbes décrites par le centre d'action des membres antérieurs.

Pour l'apprécier d'une manière plus rigoureuse, nous pouvons comparer chaque membre à une colonne droite dont le point supérieur par-courra, lors de l'appui de chacun d'eux, un arc de cercle, que nous supposerons régulier pour faciliter la démonstration. Pour rendre également plus apparent le trajet parcouru par le centre de gravité, nous diminuerons la longueur proportionnelle des droi-tes représentant les mem-bres.

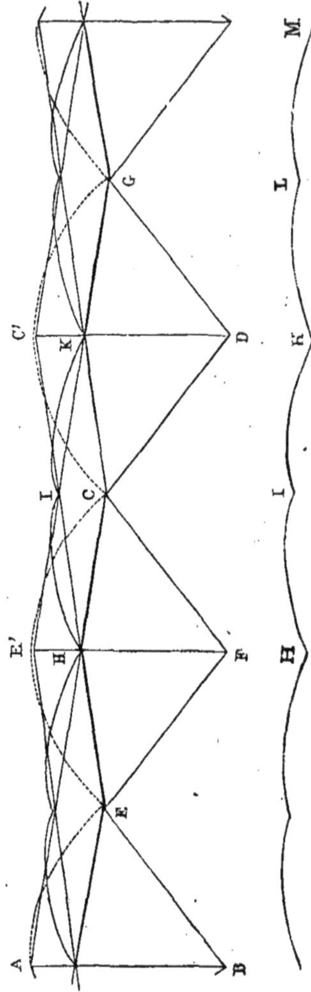

Fig. 152.   Fig. 153.

Si nous prenons le cheval au moment où il
vient de tomber sur un bipède latéral, comme cet
appui se forme par le poser d'un membre antérieur,

celui-ci, CD (*fig.* 152), sera, par suite de son extension en avant, à son point le plus bas ; le postérieur AB, au contraire, étant au milieu de son appui, se trouvera à sa plus grande élévation, et le centre de gravité se trouvera au point H sur la ligne AC, tirée du sommet de l'un des membres à celui de l'autre, et représentant le tronc.

Pendant que l'appui se fera sur le bipède latéral, les membres qui le forment changeront de position ; et lorsque se formera l'appui sur le bipède diagonal, le membre postérieur AB se sera porté en EB et l'antérieur CD en C'D. Le centre de gravité se sera donc porté de H en I sur la ligne EC'.

Pour que le corps arrive de nouveau sur un bipède latéral, le second membre postérieur, venu à l'appui en EF, se portera en E'F, et le membre antérieur, déjà parvenu en C'D, arrivera à la fin de son arc en GD. Donc le centre de gravité aura dû se porter de I en K, sur la ligne E'G, et aura par conséquent, pendant le demi-pas, parcouru les deux arcs HI, IK, pour recommencer le même parcours dans la seconde moitié du pas, par un jeu semblable des extrémités qui le supportent. La succession des courbes HI, IK, KL, LM (*fig.* 153), nous donne donc, avec une exagération qui le fait mieux comprendre, le déplacement vertical du centre de gravité pendant un pas complet.

Le pas est l'allure la plus lente du cheval, et la moins fatigante tant qu'on ne cherche pas à l'accélérer ; mais si l'on veut *forcer* le pas, l'animal se fatigue bientôt de ce mode de progression et passe à un petit trot, qui lui fait faire plus de chemin avec moins d'efforts, le déplacement horizontal du centre de gravité étant, comme nous l'avons vu, beaucoup moindre dans le trot que dans le pas.

GALOP.

Cette allure, la plus rapide pour le cheval, est aussi la plus fatigante, non-seulement à cause de sa rapidité, mais aussi à cause du mode de succession des extrémités.

On distingue plusieurs espèces de galop.

1° Le galop ordinaire, encore appelé galop à *trois temps* ou galop de *chasse.*

2° Le galop de *manége* ou à *quatre temps.*

3° Enfin le galop de *course*, qui constitue la plus rapide des allures.

GALOP A TROIS TEMPS.

Dans le galop ordinaire, qui doit surtout nous occuper, le corps est, pendant un pas complet, 1° supporté par un pied postérieur ; 2° par un bipède diagonal ; 3° par un pied antérieur ; 4° complétement en l'air ; et cette succession des extrémités a lieu de telle sorte que toujours la piste d'un bipède latéral dépasse sur le terrain la piste du bipède latéral opposé. On dit que l'animal galope à *droite* ou à *gauche*, suivant que c'est le bipède latéral droit ou le gauche qui marque sa piste plus en avant.

Ainsi donc, dans un cheval galopant à droite, et pris dans le moment où le corps se trouve en l'air

sans support, le pied postérieur gauche regagnera le
sol le premier et sera bientôt remplacé dans l'appui
par le bipède diagonal gauche, qui quittera lui-même
le terrain au moment où le membre antérieur droit
opérera sa percussion ; et ce dernier, se relevant im-
médiatement, laissera de nouveau le corps sans ap-
pui. Aussi entend-on dans le pas complet du galop
trois battues bien distinctes, paraissant être à égale
distance l'une de l'autre, et séparées des trois du pas
suivant par un intervalle égal
à peu près à celui qu'aurait
exigé une quatrième battue.

Pour figurer la succession
de l'appui et du soutien des
membres pendant le galop,
comme nous l'avons fait pour
les autres allures, nous de-
vrons diviser en quatre par-
ties le temps d'action de cha-
que membre. Si nous prenons
le galop à droite, au moment
où le corps regagne le sol
(*fig.* 154), nous aurons pen-
dant ce premier quart de
temps à remplir seulement le
premier zéro du membre
postérieur gauche. Dans le

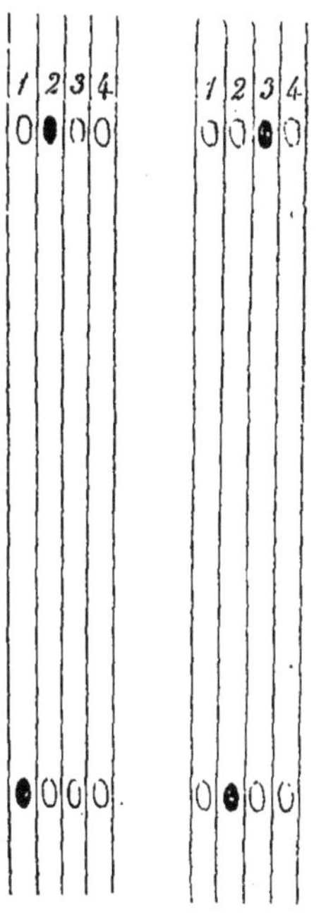

Fig. 154.

second temps, nous remplirons les zéros des mem-
bres antérieur gauche, et postérieur droit. Dans
le troisième, il ne restera à noircir que le zéro
du membre antérieur droit. Enfin, dans le qua-

trième, le corps étant en l'air, tous les zéros reste-
ront ouverts. En examinant maintenant la figure
ainsi formée, nous verrons que, pendant un pas
complet du galop, chaque membre n'est qu'un quart
de temps à l'appui, et trois quarts au soutien ; ce ·
qui doit donner au corps une grande instabilité, et
par conséquent une grande vitesse.

Le galop ne présentant pas, comme les autres al-
lures, une succession symétrique des mouvements
des membres, la fatigue qu'éprouve chacun d'eux ne
doit pas être la même. Ainsi, par exemple, en sup-
posant toujours le galop à droite, le bipède diagonal
gauche sera moins fatigué que les deux autres mem-
bres, qui, chacun à leur tour, sont les seuls supports
du corps ; et de ces deux le postérieur éprouvera
une fatigue bien plus grande que l'antérieur, parce
qu'il reçoit le premier l'effort du corps, qui retombe
et doit, avant de quitter le sol, lui imprimer une
nouvelle impulsion, qui sera complétée par l'action
du membre antérieur, ce dernier soulevant l'avant-
main et remettant le corps dans une position telle
qu'il puisse retomber au pas suivant sur le membre
postérieur. On conçoit facilement que dans cette
espèce de mouvement de bascule le bipède diagonal,
servant de point d'appui intermédiaire, éprouve
moins de fatigue, ayant d'ailleurs la force combinée
de deux membres pour résister à celle qu'il doit
supporter.

Ce que nous indique la théorie, la pratique nous
le démontre de la manière la plus évidente, surtout
en ce qui concerne le membre postérieur. Un cheval

que l'on fait constamment galoper du même côté se
ruine bientôt de l'extrémité postérieure opposée.
Aussi les écuyers ont-ils le soin de changer de main
leurs chevaux pour éviter cette usure inégale, lors-
qu'ils leur font souvent prendre cette allure. Si l'on
voit des chevaux galoper d'eux-mêmes sur un mem-
bre postérieur plus ruiné que son congénère, cela
tient à ce qu'ils ont conservé l'habitude qui a causé
la ruine du premier.

Si nous recherchons maintenant quel sera le dé-
placement horizontal du centre de gravité dans le
galop, nous verrons que, de même qu'il n'y a pas de
symétrie dans la succession des extrémités, de même
aussi la symétrie manque dans ce déplacement.
Ainsi, le centre de gravité, supporté d'abord par le
membre postérieur gauche A (*fig.* 155), se porte en E,

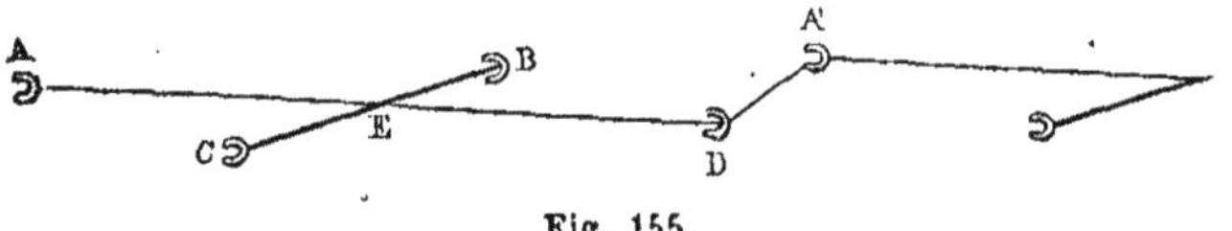

Fig. 155.

sur la ligne comprise entre les deux extrémités BC
formant le bipède diagonal gauche, et de là en D,
sur l'extrémité antérieure droite. Entre la foulée de
ce membre et celle du pied postérieur gauche qui la
suit, et par conséquent pendant le temps de suspen-
sion du corps, il se porte en A' pour recommencer
la même succession de déplacements.

Quant au mouvement vertical du centre de gravité,
il décrit, comme dans le trot, une parabole plus
grande, à la vérité, et plus courbée que dans cette

allure, mais il faut observer que le pas complet du galop n'en exige qu'une seule, tandis qu'il en faut deux pour compléter le pas du trot.

Le galop présente parfois dans son exécution quelques défectuosités. Il peut être *faux* ou *désuni*.

Le galop est faux lorsque, le cheval galopant en cercle, à droite ou à gauche, la piste du bipède latéral situé en dedans du cercle se trouve plus en arrière que celle du bipède opposé. En d'autres termes, le galop est faux, lorsque le cheval, tournant à droite, galope à gauche, ou galope à droite en tournant du côté opposé. Le galop peut donc être faux à droite et à gauche, et, dans l'un comme dans l'autre cas, il fait perdre au cheval une grande partie de sa solidité. En effet, l'animal, galopant en cercle, est forcé, pour résister à la force centrifuge, de se pencher en dedans, et surtout d'incliner dans ce sens l'avant-main pour conserver la direction circulaire. Il sera donc toujours plus solide lorsque le pied antérieur placé de ce côté se portera le plus en avant, pour soutenir la partie que son poids et sa position exposent à une chute plus imminente.

Le galop est désuni lorsque, la piste d'un pied antérieur étant la plus avancée, celle du pied postérieur du même côté reste en arrière de la piste du pied postérieur opposé. L'allure peut être désunie à droite ou à gauche. Ce défaut est beaucoup plus grave que le précédent ; il ôte à l'animal toute sa solidité, et l'expose à des chutes d'autant plus fréquentes qu'il n'y a plus la moindre régularité dans l'action des deux bipèdes latéraux, dont l'un trace ses pistes rapprochées, tandis que l'autre leur laisse un grand écartement.

GALOP A QUATRE TEMPS.

Le galop à quatre temps, ou de *manége*, est une allure presque toujours artificielle, beaucoup plus relevée que le galop de chasse, et dans laquelle le bipède diagonal, au lieu d'une battue unique, laisse entendre d'abord celle du pied postérieur, puis celle du pied de devant. Cette séparation des deux battues du bipède est due à ce que l'élévation plus grande de l'avant-main ne permet pas au pied antérieur de retomber aussi vite que le postérieur.

On trouve dans cette allure plus de symétrie dans le déplacement horizontal du centre de gravité, mais aussi un allongement de la ligne parcourue par ce point, qui établit une large compensation. D'ailleurs le galop à quatre temps fatigue toujours plus le cheval, par le rejet du poids de l'avant-main sur les jarrets, et le corps, toujours plus enlevé dans cette allure, perd en vitesse ce que l'animal gagne en élégance.

GALOP DE COURSE.

Le galop de course a été à tort considéré comme une allure particulière, dans laquelle le corps serait transporté dans une succession de sauts, exécutés dans une direction aussi horizontale que possible par l'action successive des bipèdes antérieur et postérieur. Ce galop n'est autre que le galop à trois temps extrêmement allongé, exécuté très-près de terre, et laissant entendre, comme le galop ordinaire, les trois battues séparées à chaque pas complet par un intervalle (1). Cette allure, la plus rapide de toutes, exige de très-grands efforts, et ne peut être exécutée que par quelques chevaux (2).

Dans la course, le déplacement horizontal du centre de gravité a lieu dans le sens le plus favorable, c'est-à-dire en ligne presque droite, parce que le pas complet embrasse une très-grande étendue de terrain. Le déplacement vertical consiste, pour chaque pas, dans une courbe parabolique d'autant plus légère que le cheval court plus près de terre, condition essentielle pour la rapidité, parce que la force employée à soulever le corps est perdue pour son impulsion en avant.

Le cheval lancé à la course ne peut soutenir pendant longtemps cette allure avec toute sa rapidité. Lorsqu'il ne s'y livre que pendant quelques minutes, il peut arriver à parcourir un peu plus de quatorze mètres par seconde.

(1) Dans la première édition de cet ouvrage j'avais partagé l'erreur presque générale qui fait du galop de course un galop à deux temps. Cette erreur m'a été démontrée par mon confrère et excellent ami, M. Richard, et j'ai, depuis, à plusieurs reprises, pu me convaincre de l'exactitude de sa remarque.

(2) De ce que je conviens que le galop de course ne peut être exécuté que par quelques chevaux, M. Merche déduit cette conclusion singulière que ce n'est pas un galop à trois temps (p. 581). Pour lui, dans le galop de course à droite, les deux membres thoraciques viennent toucher terre *presque* simultanément ; cependant le gauche arrive le premier... (p. 584). Je cherche ici la différence avec le galop à trois temps et ne la trouve que dans la rapidité plus grande qui des trois battues réelles fait les deux battues *un peu traînées* de M. Merche.

PAS RELEVÉ.

On désigne sous le nom de *pas relevé* une allure dans laquelle le cheval fait entendre, comme dans le pas, quatre battues, qui ont lieu dans le même ordre, mais qui sont plus précipitées, et ne présentent pas la même régularité dans les espaces qui les séparent.

Nous devons à M. Mazure (1) un mémoire assez étendu sur les chevaux de pas relevé, qui forment, en Normandie, une race peu répandue quoique recherchée pour certains services. Nous empruntons à ce travail la plupart des détails qui suivent.

En général, les chevaux de pas relevé, qu'on appelle encore chevaux de *haut pas*, *bidets d'allure*, présentent une conformation qui se fait surtout remarquer par le développement des muscles. Ils ont la tête asséz grosse, l'encolure forte et plutôt horizontale que relevée, les reins courts et forts, la croupe bien développée, et surtout la fesse épaisse, longue et descendant bas sur la jambe.

Le nom de *pas relevé*, de *haut pas*, donné à l'allure qui caractérise ces chevaux, porterait à croire que, chez eux, le corps s'élève fortement pendant l'action. Au contraire, la rapidité avec laquelle s'exécute le pas relevé, qui chez eux remplace le trot, ne permet pas un grand déplacement vertical du centre de gravité ; il n'y a pas de saut dans cette allure, et les mem-

(1) *Mémoires de la Société vétérinaire du Calvados et de la Manche,* 8e année, p. 134. — 1837.

bres, obligés d'arriver promptement à l'appui, ne peuvent que très-peu s'élever de terre. Tout l'effort est donc utilement employé à chasser le corps en avant, et le pas relevé, très-doux pour le cavalier, est surtout recherché par les marchands de chevaux et de bestiaux, qui sont presque constamment à cheval. Ces avantages, il est vrai, sont atténués par l'inconvénient que doivent naturellement présenter les bidets d'allure, de *raser le tapis*, et par conséquent de butter souvent sur les chemins peu unis, comme les routes de traverse.

D'après M. Mazure, l'allure la plus lente, le pas ordinaire du cheval de pas relevé se fait remarquer par l'exagération de l'intervalle existant entre les foulées d'un bipède latéral et celles du bipède latéral opposé, de telle sorte qu'une personne exercée distingue facilement à cette marche le cheval de pas relevé du cheval trotteur.

Dans le pas relevé, au contraire, véritable allure de ce cheval, ce sont les foulées des bipèdes diagonaux qui se succèdent immédiatement, et l'intervalle le plus grand, au lieu d'être comme dans le pas entre les deux battues du bipède diagonal, se trouve entre celles du bipède latéral.

Le pas relevé n'est donc, à proprement parler, qu'un trot décousu, au dernier degré, c'est-à-dire dans lequel le pied antérieur a déjà effectué son poser quand son opposé en diagonale opère le sien ; mais un trot dans lequel il n'y a pas de saut, et dans lequel aussi jamais la piste du pied postérieur n'arrive à couvrir celle de l'antérieur.

Tous les chevaux n'exécutent pas de même le pas relevé. Il en est que l'on appelle *patineurs*, en Normandie, chez lesquels les battues sont espacées par des temps à peu près égaux, et ne diffèrent de celles du pas ordinaire que par la rapidité avec laquelle elles se succèdent, et par la moindre élévation des membres. Cette allure fatigue beaucoup plus le cavalier que le pas relevé ordinaire, par le bercement qu'elle occasionne, bercement qui est toujours d'autant plus grand qu'une allure quelconque s'éloigne davantage du trot.

Le pas relevé nécessite un déplacement horizontal du centre de gravité analogue à celui qui a lieu dans le pas, et toujours d'autant plus grand que les foulées sont plus régulièrement espacées. Ce déplacement a lieu, en outre, avec une vitesse à peu près égale à celle du trot. Aussi le haut pas doit être très-fatigant pour l'animal ; et si les bidets d'allure y résistent longtemps, on ne doit l'attribuer qu'à la grande force musculaire que possèdent ces chevaux. Quelques-uns même ne peuvent supporter cette allure lorsqu'on les pousse vivement, et ils prennent le trot, qui, à vitesse égale, est bien moins fatigant.

On peut faire prendre artificiellement le pas relevé à de jeunes chevaux, en réunissant leurs membres en diagonale au moyen de cordes, et en les poussant ainsi entravés, sans leur permettre de prendre le véritable trot ; mais jamais cette allure acquise ne vaut le pas relevé naturel.

Les véritables bidets d'allure exécutent le galop à la manière ordinaire ; mais la pesanteur de leur corps s'oppose à ce que cette allure, qu'ils prennent d'ailleurs rarement, soit chez eux aussi accélérée et aussi légère que chez les autres animaux.

TRAQUENARD.

Le *traquenard*, ou *amble rompu*, est assez rare, et regardé comme défectueux par les écuyers.

Dans cette allure, les battues des quatre extrémités sont distinctes, et séparées par des intervalles inégaux comme dans le pas relevé ; mais ce qui établit la différence entre ces deux allures, c'est que dans le pas relevé les battues sont rapprochées par bipèdes diagonaux, tandis qu'elles le sont par bipèdes latéraux, dans le traquenard.

En effet, dans cette allure, les membres agissent par paires latérales comme dans l'amble ; mais au lieu de se lever et de se poser simultanément, les deux membres du même côté laissent entre leurs battues un intervalle assez court, dont la brièveté est rendue plus sensible par la longueur de celui qui sépare les deux battues de chaque bipède latéral des deux battues du bipède latéral opposé.

Le traquenard présente, comme le pas relevé, une grande rapidité dans les mouvements des membres, et peu d'élévation de la masse du corps, en même temps qu'un déplacement horizontal assez analogue à celui du pas, et d'autant plus fatigant pour l'animal qu'il ne peut l'exécuter que très-vite, le traquenard remplaçant pour lui l'allure du trot.

On peut regarder le traquenard comme un pas

très-accéléré, se rapprochant de l'amble ; tandis que le pas relevé se rapproche du trot par la succession des membres seulement, mais non par l'impulsion en hauteur. En d'autres termes, le traquenard est à l'amble ce que le pas relevé est au trot.

Si l'allure du traquenard est avec raison rejetée des manéges, elle n'en est pas moins convenable, comme le pas relevé, aux personnes qui sont souvent et longtemps à cheval. Mais l'animal doué de cette allure se ruine promptement ; car il n'a pas ordinairement, comme le bidet d'allure, une force musculaire en rapport avec la fatigue qu'il éprouve dans l'exercice.

AUBIN.

L'*aubin* est la seule allure réellement et complétement défectueuse. Il consiste dans un mélange confus des mouvements du trot et du galop.

On voit souvent de vieux chevaux, arrivés au dernier degré d'usure, qui, pressés par le fouet de leur conducteur et ne pouvant soutenir un trot accéléré, cherchent à se soulager momentanément en prenant le galop. Leur force n'étant plus en rapport avec leur volonté, ils élèvent bien l'avant-main comme s'ils allaient galoper ; mais leurs membres postérieurs n'ont plus assez d'énergie pour qu'un seul des deux puisse à la fois supporter la masse du corps, et la rejeter rapidement en haut et en avant ; et, malgré l'enlèvement de l'avant-main, le train postérieur continue le trot, ne pouvant faire davantage.

L'aubin ne peut donc être exécuté que pendant quelques pas, et toujours il indique une ruine complète de l'animal, auquel il donne d'ailleurs une démarche très-disgracieuse.

§ 4. — Défectuosités des allures.

Quelle que soit l'allure que l'on examine, elle sera toujours bonne si les mouvements de l'animal sont francs, rapides, *trides*, comme l'on dit en termes de manége; s'il entame bien le terrain, sans se donner trop de mouvement ; si les battues sont régulièrement espacées, si les membres, en un mot, présentent dans leur action la souplesse et la vigueur réunies.

Si le cheval, en trottant, relève fortement les extrémités antérieures, on dit qu'il *trousse*. Cette action lui donne un certain brillant qui peut convenir au cheval de manége ou de parade ; mais lorsqu'elle est portée à l'excès, elle enlève à l'animal une partie de sa force, qu'il pourrait employer avec plus d'avantage à accroître sa vitesse.

Si, au contraire, le cheval ne lève pas assez les membres, s'il semble les glisser en quelque sorte sur le terrain, on dit qu'il *rase le tapis*, et cette manière de marcher l'expose à *butter*, à faire des faux pas, à *s'abattre*.

Quelques allures, à cause de leur rapidité, exigent que l'animal rase le tapis. Ainsi, dans l'am=

ble, où le corps supporté par un bipède latéral tomberait bientôt si le bipède opposé n'arrivait promptement au soutien, la rapidité du mouvement exige que toute la force soit employée à porter les membres en avant, en les élevant aussi peu que possible.

La même circonstance se présente dans le pas relevé, à cause de la grande vitesse imprimée au corps dans ce mode de progression.

Les allures présentent plusieurs défectuosités plus importantes, dépendant, les unes de la conformation ou de l'habitude de l'animal, les autres d'un état maladif de quelque région des membres. Ces dernières constituent les boiteries ou claudications. Nous allons passer rapidement en revue ces divers défauts.

CHEVAUX QUI SE BERCENT.

On dit que le cheval *se berce* lorsque, pendant les allures, son corps éprouve un balancement latéral très-prononcé, que l'on a comparé aux oscillations d'un berceau.

Dans la plupart des allures, le déplacement horizontal du centre de gravité détermine un balancement latéral, dont l'étendue varie suivant la conformation de l'animal, et suivant son degré d'énergie.

On peut, sous le rapport de la conformation, calculer par l'écartement des pieds sur le sol quelle sera l'étendue du mouvement de *bercement*. Tout cheval fortement étoffé, à poitrail et à croupe larges, se berce naturellement plus que celui dont la conformation est opposée, parce que chez lui le déplacement horizontal du centre de gravité est plus grand. Il en sera de même des chevaux panards ou à genoux de bœuf, chez lesquels l'extrémité est déviée en dehors.

Le cheval peut se bercer du devant ou du derrière, ou des deux trains à la fois.

Dans tous les cas, ce mouvement absorbe toujours une partie de la force destinée à l'impulsion de la masse en avant, et plus un cheval se berce, moins par conséquent il est propre aux allures rapides.

Le galop, à cause de sa rapidité, permet peu au cheval de se bercer. Dans le galop de course, ce mouvement est impossible, puisque le centre de gravité, n'éprouvant presque pas de déplacement latéral, permet au cheval d'employer toute sa force à l'impulsion en avant. On voit cependant un assez grand nombre de chevaux de course se bercer assez fortement au petit trot.

Quant aux chevaux qui se bercent sans que leur conformation justifie ce défaut, on doit l'attribuer chez eux à la faiblesse, et s'assurer si celle-ci tient à l'âge, à la fatigue des articulations ou à la constitution naturelle de l'animal.

CHEVAUX QUI BILLARDENT.

Par cette expression de *billarder*, on désigne un défaut dans lequel le cheval, en marchant, jette en dehors ses pieds antérieurs, employant à cette action

une force qui est soustraite à la progression véri-
table.

Les chevaux panards, ceux à genoux de bœuf,
sont sujets à billarder, en proportion de leur vice
de conformation. Les chevaux dont le pied est plat
et large sont aussi sujets à ce défaut, forcés qu'ils
sont d'écarter les pieds pour éviter de s'atteindre et
de se couper.

Le cheval qui billarde manque de franchise
dans les allures, et les grands mouvements qu'il se
donne le fatiguent en pure perte, sans servir à la
locomotion.

CHEVAUX QUI SE COUPENT.

Les chevaux *s'attrapent*, *s'atteignent*, *se coupent*,
lorsque, pendant les allures, le sabot d'un membre
ou le fer qu'il porte touche la couronne ou le boulet
d'un autre membre, et détermine, suivant la gravité
du choc, soit une simple contusion, soit une plaie
plus ou moins profonde.

Les chevaux peuvent s'attraper ou se couper par
suite de faiblesse ou de mauvaise conformation. La
ferrure peut aussi, par sa mauvaise exécution, don-
ner lieu à ce défaut.

Les chevaux trop serrés du devant ou du derrière,
ceux surtout qui ont les pieds plats et larges, se
coupent ou s'attrapent fréquemment.

Les jeunes chevaux sont assez sujets à se couper
lorsqu'on les exerce trop longtemps ou lorsqu'ils ne
sont pas encore dressés ; mais chez eux ce défaut dis-

paraît avec l'âge. La fatigue peut aussi faire couper
les chevaux faits, et l'on voit tel cheval, qui, reposé,
ne s'attrape même pas, se couper fortement après
une longue course.

Nous avons parlé plus haut (page 140) des altéra-
tions du boulet qui peuvent indiquer que l'animal
se coupe, et qui doivent engager à surveiller avec
plus d'attention le jeu des membres dans l'examen
des allures.

CHEVAUX QUI FORGENT.

On dit qu'un cheval *forge* lorsque, pendant le
trot surtout, et quelquefois aussi pendant le pas
accéléré, il fait entendre un bruit particulier, pro-
venant du choc de son pied postérieur sur le pied
antérieur qui lui correspond. On dit que l'animal
forge *en éponge* ou en *voûte* suivant la partie du fer
de devant qui est frappée par la pince du fer de
derrière.

L'action de forger indique un défaut d'harmonie
dans le mouvement réciproque des bipèdes anté-
rieur et postérieur. Ou l'action de ce dernier n'est
pas assez bornée en avant, ou le lever des pieds an-
térieurs est retardé. Il résulte de cette irrégularité
dans l'allure de graves inconvénients. Non-seule-
ment le cheval peut se déferrer et même s'abattre,
mais, quelquefois, le pied frappe plus haut que
le fer, attaque les talons, produit des atteintes, et
par suite le javart. Il est même des chevaux qui
s'atteignent les tendons, et produisent cet engor-

gement que l'on désignait autrefois sous le nom de *nerf-férure*.

Chabert, dans un Mémoire sur les chevaux qui forgent, (1) attribue ce défaut à plusieurs causes, qu'il importe de connaître pour en apprécier la gravité.

Les chevaux peuvent forger par la faute du cavalier, qui, se portant trop en avant et laissant trop de longueur aux rênes, surcharge ainsi les membres antérieurs et en retarde le lever.

Les chevaux que l'on monte trop jeunes sont sujets à forger ; mais on peut espérer de voir disparaître ce défaut lorsqu'avec l'âge ils prendront de la force. On voit d'ailleurs des chevaux qui ne forgent pas habituellement, le faire lorsqu'ils sont fatigués.

On a moins l'espérance de voir disparaître ce défaut lorsqu'il est dû, soit à une trop grande pesanteur de l'avant-main, qui retarde le lever des membres antérieurs ; soit à des membres postérieurs trop longs et qui se portent trop en avant ; soit encore à une trop grande longueur des reins, qui engage le cheval à voûter la colonne vertébrale et à rapprocher ainsi les membres postérieurs des antérieurs.

La ferrure, il est vrai, peut jusqu'à un certain point remédier à ce défaut, mais il est difficile de l'empêcher de reparaître, surtout après un exercice violent et prolongé. On doit, dans tous les cas, se méfier des allures d'un cheval chez lequel on voit aux pieds de derrière des fers à pince tronquée, et

(1) *Instructions et Observations sur les maladies des animaux domestiques*, t. V, p. 222.

à ceux de devant des fers très-dégagés en voûte ou à éponges raccourcies.

ÉPAULES FROIDES, ÉPAULES CHEVILLÉES.

Le libre mouvement des épaules est une des conditions principales de l'étendue des allures ; car la quantité de chemin parcouru à chaque pas est toujours mesurée par la distance à laquelle peut s'étendre le membre antérieur. On peut dire que ce membre règle le pas et que le membre postérieur l'exécute.

Quelquefois les mouvements de l'épaule, au lieu de présenter l'étendue convenable, sont raccourcis, exécutés péniblement ; on dit alors que le cheval a *les épaules froides*, qu'il est *pris des épaules*. Si le défaut est exagéré, si les épaules semblent fixées au thorax, on dit qu'elles sont *chevillées*, pour indiquer qu'elles semblent unies entre elles par une cheville qui les empêche de se mouvoir sur la poitrine.

Les épaules chevillées indiquent toujours un état maladif ou l'usure. Les épaules froides peuvent dépendre des mêmes causes ; mais elles sont dues aussi quelquefois à une espèce d'engourdissement amené par un repos trop prolongé, et reprennent leur liberté de mouvement sous l'influence d'un exercice bien dirigé. On voit souvent aussi le travail du manége *développer* les épaules chez de jeunes chevaux en qui elles manquaient de mouvement.

On confond souvent avec l'effet des épaules froi-

des la gêne, la contrainte dans la marche, qui est
due à des talons étroits ou à l'encastelure.

ÉPARVIN SEC.

On a désigné sous le nom d'*éparvin sec* et décrit
jusqu'à présent avec les maladies apparentes du
jarret un défaut qui ne se décèle par aucun signe
dans le cheval en repos, et que l'on reconnaît seule-
ment pendant l'action, surtout dans l'allure du pas.

Le cheval affecté d'éparvin sec fléchit le jarret par
un mouvement prompt et comme convulsif, dès que
le pied quitte le sol ; et cette flexion, plus ou moins
forte, suivant le degré de la maladie, porte quelque-
fois le membre jusque contre l'abdomen à chaque
pas que fait le cheval. On désigne cette action par le
nom de *harper*.

La plupart des chevaux affectés d'éparvin sec har-
pent plus en sortant de l'écurie que lorsqu'ils sont
échauffés. L'exercice fait même quelquefois dispa-
raître ce défaut, qui se remontre après le repos.

On ne connaît pas encore la véritable cause de
cette flexion du jarret, que l'on remarque plus sou-
vent sur les chevaux fins que sur ceux de race com-
mune. L'attribuer constamment à une maladie de
l'articulation du tarse, c'est oublier que les rayons
du membre ne peuvent se mouvoir isolément, et que
la flexion convulsive d'une articulation suffit pour
entraîner celle de toutes les autres. Si la flexion du
jarret frappe plus les yeux que celle des articula-
tions supérieures, est-ce une raison pour qu'elle

soit le point de départ du mouvement anormal du membre?

Au reste, quelle qu'en soit la cause, l'éparvin sec, rompant la régularité de l'allure et ne laissant aucun espoir de guérison, diminue toujours beaucoup la valeur du cheval.

JARRETS VACILLANTS.

Il est quelques chevaux chez lesquels l'appui des membres postérieurs ne se fait pas avec fermeté. Au moment où le poids de l'arrière-main repose sur un des membres, le jarret, mal affermi, éprouve quelques mouvements latéraux, qui font dire que l'animal a les jarrets *vacillants*. Ce défaut annonce toujours de la faiblesse, et s'oppose surtout à ce que le cheval puisse reculer facilement ou retenir avec avantage dans les descentes.

EFFORT DE REINS.

On désigne sous ce nom un état douloureux de la région lombaire, dû à un effort ou à toute autre cause, et qui ôte à l'animal toute la force de l'arrière-main, en détruisant l'harmonie qu'établit la colonne vertébrale entre la partie antérieure et la partie postérieure du corps.

Le cheval affecté d'effort de reins offre dans la marche une vacillation très-forte du train postérieur, dont les membres se posent sur le sol sans régularité et sans solidité, imitant jusqu'à un certain point la marche d'un homme ivre. Lorsqu'on veut le faire tourner, l'avant-main seule exécute le mouvement, les pieds de derrière restent à peu près fixes, servent de pivot, et ne se déplacent que lorsque la croupe est prête à tomber.

Si l'on essaye de le faire reculer, on ne peut y parvenir, et l'on détermine chez lui une douleur qui le porte à se jeter de côté pour éviter toute contraction un peu forte des muscles de la colonne vertébrale.

L'effort de reins, même léger, doit faire rejeter le cheval qui en est atteint, car cette maladie est rarement suivie de guérison complète.

BOITERIES OU CLAUDICATIONS.

On dit qu'un cheval boite lorsque pendant les allures à percussion régulière un membre ne prolonge pas son appui autant que les trois autres, et ne fait pas entendre une battue aussi forte.

La claudication consiste donc dans l'action inégale de l'une des extrémités; elle n'est qu'un symptôme annonçant l'existence d'une maladie sur un point quelconque de ce membre.

La boiterie peut être plus ou moins forte. Lorsqu'elle est légère, on dit que l'animal *feint*. Si elle est très-marquée, on dit qu'il *boite tout bas*. Enfin, il est des cas dans lesquels le membre malade n'appuie pas sur le sol, l'animal s'avançant avec beaucoup de difficulté sur trois jambes.

La claudication bien développée se reconnaît facilement. L'animal, pour soulager le membre ma-

lade, rejette le poids du corps sur les autres mem-
bres au moment de l'appui de celui-là ; et le moyen
qu'il emploie est différent, suivant qu'il boite d'un
membre antérieur ou postérieur.

Le cheval boitant du devant, au moment où il
pose le membre malade, rejette la tête en arrière
et un peu de côté, pour repousser le bipède posté-
rieur, et sur le membre antérieur non souffrant une
forte partie du poids du corps. L'appui du membre
douloureux est plus court que celui de son congé-
nère, qui prolonge le sien pour suppléer à la dimi-
nution de celui de l'extrémité souffrante.

Si, au contraire, le cheval boite d'un membre
postérieur, c'est la croupe qui se soulève au mo-
ment de l'appui, pour diminuer le poids que sup-
portera le membre ; et souvent, en même temps,
l'abaissement de la tête attire sur le bipède anté-
rieur le poids de l'arrière-main. Dans ce cas, comme
dans le précédent, on observe l'inégalité de l'appui
des deux membres du bipède.

Tels sont les caractères généraux qui font distin-
guer que l'animal boite de tel ou tel membre. Mais
il en est d'autres accessoires, qui peuvent, jusqu'à
un certain point, indiquer sur quelle région du
membre réside la douleur qui fait boiter le cheval.

Le plus grand nombre des boiteries ont leur
cause dans le pied ; et, pour peu qu'il y ait doute sur
le siége de la douleur, cette partie est toujours celle
que l'on doit explorer en premier lieu. La chaleur
du sabot, l'appui sur la pince pendant la marche,
rendent encore cet examen plus indispensable.

M. Beugnot a indiqué un moyen qu'il a employé
plusieurs fois avec avantage pour distinguer si la
boiterie est due à la souffrance du pied ou des au-
tres régions du membre. « En faisant marcher l'a-
« nimal boiteux sur un fumier épais, la clau-
« dication diminue ou disparaît si elle provient
« d'une altération du pied ; elle persiste ou elle
« augmente si elle est occasionnée par une tout
« autre cause (1). »

Si la boiterie a son siége dans l'épaule, le mem-
bre s'élève à peine pour se porter en avant et décrit
une courbe en dehors ; on dit alors que l'animal
fauche. Ce symptôme accompagne la plupart des ma-
ladies qui s'opposent à la libre flexion des articula-
tions, surtout de celles des rayons supérieurs, et que
l'on désigne généralement sous le nom d'*écarts*, at-
tribuant à une distension, et même à une rupture des
fibres des muscles qui unissent le membre antérieur
au tronc, une douleur qui résulte presque toujours
d'un *effort* de l'articulation scapulo-humérale.

Si le mal réside dans l'articulation coxo-fémo-
rale, si le cheval boite de la *hanche*, comme on le dit
vulgairement, le mouvement de soulèvement de la
croupe au moment de l'appui est plus prononcé que
dans les autres boiteries.

La claudication provenant du grasset est caracté-
risée par la difficulté qu'éprouve l'animal à lever
et à porter en avant le membre malade : symptôme
facile à expliquer lorsqu'on se rappelle que tous les

_____

(1) *Maison rustique du XIX° siècle*, t. II, p. 333.

extenseurs de la jambe prennent leur insertion à la rotule.

L'effort du genou ou du jarret se manifeste, pendant l'action, par la difficulté qu'éprouve l'animal à fléchir ces articulations, et par l'arc de cercle que décrit le membre en dehors.

Nous avons déjà vu (p. 377) que la position des membres pendant la station libre peut indiquer leur état de souffrance. La position presque toujours avancée du boulet, dans ce cas, ne doit pas être regardée comme un signe constant de maladies de cette articulation, car elle accompagne l'état douloureux de presque tous les rayons du membre.

La douleur que l'on fait développer par la pression des différentes régions du membre et par les divers mouvements que l'on fait exécuter à leurs rayons ; la chaleur que l'on perçoit par l'application de la main ; l'existence de tumeurs, de plaies, etc., surtout près des articulations ; l'examen attentif de la ferrure, sont autant de moyens qui aident à reconnaître le siége de la boiterie. Malheureusement, les fortes masses musculaires qui entourent les rayons supérieurs des membres de nos grands animaux domestiques en rendent impossible l'exploration complète.

Il est quelques boiteries chroniques qui ne sont pas apparentes dans toutes les circonstances. On les désigne sous le nom de *boiteries intermittentes pour cause de vieux mal*. Les unes, apparentes au moment où l'animal reposé sort de l'écurie, disparaissent après un exercice plus ou moins long : ce sont les boiteries *apparentes à froid*. Les autres, plus rares, ne se montrent au contraire que lorsque le cheval a été exercé pendant un certain temps : on les appelle boiteries *apparentes à chaud*.

Rien n'est plus facile que d'exposer en vente le cheval affecté de la boiterie intermittente, après l'avoir mis dans la condition où la maladie n'est pas apparente. Aussi cette affection a été admise au nombre des vices rédhibitoires par la loi du 20 mai 1838.

Les boiteries, lorsqu'elles sont peu intenses, sont souvent difficiles à reconnaître. On doit, pour les rendre plus sensibles, faire exercer le cheval sur un terrain dur, pavé s'il est possible, et l'examiner surtout au trot ; car les vives percussions qui ont lieu dans cette allure augmentent toujours la douleur, en même temps que la moindre irrégularité devient plus facile à saisir dans une allure à deux temps. On peut, en outre, s'il y a encore doute, faire tourner l'animal sur l'extrémité soupçonnée ; celle-ci, éprouvant une surcharge, se fléchira promptement pour s'y soustraire.

Les boiteries, dans l'espèce bovine, se décèlent par les mêmes signes que dans les solipèdes.

Dans l'espèce du mouton, elles doivent attirer fortement l'attention, car souvent elles sont dues au piétin, maladie qui peut se communiquer à tout le troupeau si l'on ne séquestre pas promptement les animaux qui en sont attaqués.

TROISIÈME PARTIE

SIGNALEMENTS.

On donne le nom de signalement à une énumé-
ration plus ou moins complète des différentes par-
ticularités qui peuvent servir à faire distinguer un
animal d'un autre.

Parmi les éléments qui composent le signale-
ment, et que nous énumérerons plus loin, il en est
trois principaux : l'âge, la robe et la taille, dont l'é-
tude exige quelques développements ; les autres
n'ont besoin que d'être indiqués pour être compris.

Nous avons étudié l'âge dans la première partie ;
il nous reste donc à nous occuper dans celle-ci des
robes, de la taille et des règles à observer pour la
confection des signalements.

CHAPITRE PREMIER

ROBES.

La robe, en histoire naturelle, est l'ensemble des poils et des crins qui recouvrent un mammifère. On étend, en extérieur, cette dénomination à la couleur et à la nuance qu'affectent ces productions tégumentaires. On comprend aussi dans cette définition les marques parculières différentes de la nuance générale du corps, et dont l'indication est souvent plus précieuse pour l'établissement du signalement que celle de la couleur générale de l'animal. Nous étudierons donc d'abord les robes, considérées sur l'ensemble du corps, et ensuite les particularités qu'elles présentent.

§ 1. — **Robes proprement dites.**

Les espèces animales dans l'état de nature portent une livrée semblable pour la totalité des individus de chacune d'elles, sauf quelques différences apportées par l'âge, le sexe et le climat.

Ce n'est que dans celles soumises depuis longtemps à la domesticité que nous rencontrons ces innombrables variétés de couleurs et de nuances, qui se sont d'autant plus multipliées que nous avons éloigné davantage les animaux de leur état primitif, et surtout que nous leur avons accordé plus de soins.

Les poils qui forment les robes présentent peu de couleurs différentes ; c'est surtout le mélange des diverses nuances de ces couleurs qui forme la multiplicité des robes si variées de nos animaux domestiques.

Le noir, le blanc et le rouge, ou mieux le brun-rouge, sont les couleurs principales, dont les modifications donnent : pour le noir, le gris plus ou moins foncé; pour le blanc, le blanc jaunâtre ou sale; et, pour le rouge, différentes nuances qui remontent vers le brun foncé et descendent jusqu'au jaune.

On a rassemblé les robes qui se ressemblent le plus en différents groupes portant des noms particuliers, que l'on a aussi cherché à classer d'une manière systématique.

C'est ainsi qu'on a divisé les robes en simples et en composées, suivant qu'elles présentent des poils d'une seule ou de plusieurs nuances. On a aussi divisé les robes composées en binaires et ternaires, suivant le nombre des nuances composantes.

Cette division, qui paraît heureuse au premier abord et en théorie, devient inexacte à l'application ; car on rencontre des robes composées qui portent les nuances différentes sur les mêmes poils dans diverses parties de leur longueur, et il suffit souvent de tondre un cheval pour changer complétement sa robe.

Les groupes dans lesquels se rangent les variétés de robes étant peu nombreux, nous pouvons les étudier sans établir de classification précise, et en plaçant seulement en première ligne les genres qui présentent le plus de simplicité. Nous éloignerons des espèces comprises dans chaque groupe plusieurs robes qui ne sont qu'une répétition de quelques autres modifiées par diverses particularités.

ROBE NOIRE.

Cette robe, qui n'a pas besoin d'être définie, comprend plusieurs espèces :

1° Le *noir franc*, offrant une couleur noire, pure et sans reflet ;

2° Le *noir jais ou jaïet*, présentant un reflet luisant analogue à celui du minéral qui porte ce nom ;

3° Le *noir mal teint*. Cette espèce présente une couleur noire peu régulière, et tirant sur le brun dans plusieurs points.

ROBE BLANCHE.

La robe blanche ne présente que deux espèces :

1° Le *blanc mat*, ou blanc proprement dit ;

2° Le *blanc sale*, tirant sur le jaunâtre.

On peut encore y ajouter le *blanc-porcelaine*, dont le reflet bleuâtre est dû à ce que la teinte noire de la peau se fait apercevoir à travers les poils. Cette espèce de blanc ne peut exister que sur des chevaux à peau très-fine.

On a beaucoup discuté pour savoir s'il y avait des chevaux réellement blancs dès la naissance, ou s'ils ne devenaient tels qu'en vieillissant, et si quelques poils noirs devaient faire signaler le cheval gris plutôt que blanc. Il ne s'agit pas, dans l'appréciation des robes, de rechercher une exactitude mathématique, et l'on doit signaler blanc tout cheval chez lequel les poils d'autre couleur ne sont pas en assez grand nombre pour changer l'aspect général de la robe, sauf à indiquer les poils colorés, s'il s'en trouve sur quelques points de la surface du corps.

ROBE SOURIS.

Chacun des poils qui composent cette robe a une teinte grise, analogue à celle du pelage de la souris des maisons. On distingue dans ce genre :

1° Le *souris ordinaire* ;

2° Le *souris clair* ;

3° Le *souris foncé.*

ROBE ISABELLE.

Elle est formée ou de poils jaunes seulement, ou, suivant quelques auteurs, d'un mélange de poils jaunes et de poils blancs ; mais, dans tous les cas, l'ensemble de la robe réfléchit une teinte jaunâtre, qui présente trois degrés ;

1° L'*isabelle ordinaire ;*

2° L'*isabelle clair ;*

3° L'*isabelle foncé.*

Quelques personnes ne désignent sous le nom d'isabelle la robe jaune que lorsqu'en outre l'animal a les crins et les extrémités noirs et la *raie de mulet.* Nous croyons devoir appeler isabelle toute robe de cette nuance, en indiquant les particularités qui peuvent la distinguer. Il serait à désirer, du reste, que l'on fondît le groupe des robes isabelles dans les deux groupes des robes baie et alezane, suivant la couleur des crins et des extrémités.

A la robe isabelle se rapporte celle désignée sous le nom de *soupe de lait*, qui n'est qu'un intermédiaire entre l'isabelle clair et le blanc sale.

Au même groupe doit se rapporter aussi la robe *café au lait*, qui n'est qu'un isabelle tirant un peu sur le rougeâtre, et qui présente aussi deux degrés : le *café au lait clair* et le *café au lait foncé*.

ROBE BAIE (1).

On appelle *bai* tout cheval dont les poils présentent une des nuances du rouge, en même temps que les crins et les extrémités sont noirs. Les nuances du bai sont assez nombreuses et forment les espèces suivantes, que nous indiquerons en procédant de la plus claire à la plus foncée :

1° Le *bai fauve*. Il offre une teinte jaunâtre, plus foncée cependant que l'isabelle, et se rapprochant de celle des bêtes fauves, comme le cerf, le chevreuil, etc.

2° Le *bai clair*. La couleur, dans cette espèce, est réellement rouge, mais d'une teinte très-claire.

3° Le *bai-cerise*. C'est le bai dans lequel le poil est le plus rouge ; mais, en outre, il offre une teinte vive

(1) De βάϊον, branche de palmier.

mal exprimée par le mot *cerise*, et qui le serait
beaucoup mieux par celui d'*acajou*, si le premier
n'était pas consacré par l'usage. Le nom de *bai san-
guin*, proposé pour remplacer l'expression de *bai-ce-
rise*, ne présente aucun avantage, puisque la robe
n'approche pas plus de la couleur du sang que de
celle du fruit auquel on la compare.

4° Le *bai foncé*. Dans celui-ci, le rouge commence
à passer au brun, mais d'une manière encore peu
marquée.

5° Le *bai chatain*. Le fond de cette robe est d'un
brun qui ressemble parfaitement à la couleur de
l'écorce de la châtaigne.

6° Le *bai-marron*. Cette robe n'est, à proprement
parler, qu'un mélange de bai-brun et de bai-cerise,
la nuance vive occupant principalement les flancs,
les fesses et les parties les plus déclives, tandis que
le brun se trouve surtout aux régions supérieures.
Le marron d'Inde, sorti récemment de son enve-
loppe, présente d'une manière parfaite ce mélange
des deux nuances.

7° Le *bai-brun*. C'est un brun très-foncé, et pré-
sentant souvent aux fesses, aux flancs, au nez, une
teinte claire, fauve, ou un reflet d'un rouge vif. Dans
ce dernier cas, il ne diffère guère du bai-marron
qu'en ce que la nuance foncée occupe presque tout
le corps. On signale ordinairement bai-brun un che-
val dont le poil est noir, pour peu qu'il présente ces
marques d'un rouge pâle ou vif. On pourrait égale-
ment le signaler noir, en notant cette particularité.

ROBE ALEZANE.

L'*alezan*, ou *alzan*, présente les mêmes nuances générales que le bai, mais avec les extrémités de même couleur que la robe, ainsi que les crins, qui peuvent aussi être plus clairs, ou presque blancs. Le reflet de l'alezan est toujours un peu moins vif que celui du bai, surtout dans les nuances foncées.

Les espèces sont à peu près les mêmes que celles du genre précédent. La plupart, par conséquent, n'auront besoin que d'être indiquées :

1° L'*alezan fauve ;*

2° L'*alezan clair ;*

3° L'*alezan cerise ;*

4° L'*alezan foncé ;*

5° L'*alezan châtain ;*

6° L'*alezan brûlé*. Dans cette robe, qui est souvent très-foncée, le poil affecte une nuance qui se rapproche beaucoup de celle du café torréfié.

Ainsi que l'a fait observer Huzard, la robe alezane présente bien plus souvent que la robe baie des marques blanches aux membres et à la tête, et ces marques occupent en outre plus d'espace. Il est très-peu de chevaux alezans qui ne présentent aucun poil blanc.

ROBE GRISE.

Cette robe est formée d'un mélange de poils noirs et de poils blancs dans des proportions très-variées ; aussi compte-t-on beaucoup d'espèces dans ce genre :

1° Le *gris très-clair*, qui se rapproche beaucoup du blanc.

2° Le *gris clair*. Dans celui-ci, les poils noirs deviennent plus abondants; mais les blancs l'emportent encore.

3° Le *gris ordinaire*. Dans lequel le mélange des poils blancs et des poils noirs est à peu près égal.

4° Le *gris foncé*, dans celui-ci, les poils noirs sont plus nombreux que les blancs; le reflet devient plus obscur, en conservant cependant la teinte grise.

5° Le *gris ardoisé*. C'est encore un gris foncé, dont le reflet est bleuâtre et analogue à la couleur de l'ardoise, avec laquelle on l'a comparé. Le gris ardoisé peut être plus ou moins foncé.

6° Le *gris de fer*. Celui-ci est très-foncé; il ne présente aucun reflet bleuâtre et se rapproche beaucoup de la robe noire.

7° Le *gris-tourdille*, ainsi appelé parce qu'on le compare au plumage de la grive (*turdus*). Il offre une nuance grise un peu jaunâtre, parsemée de taches plus foncées ou noirâtres.

8° Le *gris-étourneau*. Cette robe, très-rare, est un gris foncé, parsemé de taches plus claires et de petite dimension.

En général, on voit presque toujours désigner par le nom de gris-tourdille ou étourneau les robes difficiles à spécifier.

9° Le *gris sale*. On désigne sous ce nom un gris tirant un peu sur le roux, et irrégulièrement nuancé. On pourrait peut-être rapporter à cette espèce le *gris-isabelle* de M. Brivet (1), dans lequel le fond de la robe est un composé de poils jaunâtres, plus ou moins mélangés de poils gris ou grisâtres, la tête et les crins conservant la nuance grise.

La robe grise varie beaucoup avec l'âge ; les poils noirs diminuent à mesure que l'animal vieillit, et il arrive souvent qu'un cheval gris clair devient blanc en quelques années, de même qu'un cheval gris foncé passe au gris clair. Ce changement se remarque surtout lorsque les poils noirs ne sont pas répartis sur la robe d'une manière régulière. D'après Gibson, les poulains gris clair qui deviennent le plus promptement blancs ont généralement peu ou point de poils noirs autour des articulations (2).

ROBE AUBÈRE.

La robe *aubère* ou *aubert* est composée de poils blancs, et de poils rouges dans des proportions variées, avec les crins également mélangés de rouge et de blanc, ou seulement de l'une des deux couleurs du mélange. La teinte rosée de cette robe l'a fait nommer aussi *fleur de pêcher*. On distingue plusieurs espèces d'aubère :

1° L'*aubère ordinaire*, dans lequel le mélange des deux poils est à peu près égal ;

(1) *Nouveau Traité des robes*, etc. Paris, 1844, page 61.
(2) « ..... The Ligth Grey Colts that grow the soonest white have generally little or no dark mixture about their joints. » (*A new Treatise on the diseases of horses*, by William Gibson, p. 25. London, 1751.)

2° L'*aubère clair*, présentant plus de blanc que de rouge ;

3° L'*aubère foncé*, qui se trouve dans les conditions opposées.

Les différentes nuances de l'aubère ne dépendent pas seulement de la proportion respective des poils blancs et des poils rouges. La couleur de ces derniers, qui peuvent présenter toutes les nuances plus ou moins foncées de l'alezan, contribue aussi beaucoup à faire varier l'intensité du reflet de la robe.

On appelle *mille-fleurs* l'aubère dans lequel les poils rouges et les poils blancs sont disséminés en petites mèches distinctes.

Beaucoup de chevaux aubères ont la tête et les extrémités couvertes de poils rouges sans mélange de blanc. L'indication de cette particularité peut encore ajouter à l'exactitude du signalement.

ROBE ROUANNE.

On désigne sous le nom de *rouan* une robe formée d'un mélange de poils blancs, de poils noirs et de poils rouges. Mais, pour qu'un cheval soit *rouan*, il suffit que la surface du corps présente un mélange de blanc et de rouge, pourvu que la queue, la crinière et les extrémités soient noires ou mélangées des trois couleurs de la robe. Le rouan est donc à l'aubère à peu près ce que le bai est à l'alezan.

Le rouan offre plusieurs espèces :

1° Le *rouan ordinaire*, dans lequel le mélange est dans des proportions presque égales ;

2° Le *rouan clair*, dont l'aspect est blanchâtre par suite de la prédominance des poils blancs ;

3° Le *rouan vineux*, dans lequel le rouge prédomine ;

4° Le *rouan foncé*, dans lequel les poils noirs, quoique toujours moins nombreux que les autres, donnent cependant leur reflet à la robe.

D'autres combinaisons peuvent encore se présenter dans le mélange des poils de cette robe ; ainsi, le rouan clair peut être vineux ; il en est de même du rouan foncé, et le rouan vineux lui-même peut être clair ou foncé.

ROBE LOUVET.

Le *louvet* présente un mélange de jaune et de noir, et peut-être quelquefois de blanc ; mais presque toujours chacun des poils qui composent cette robe présente les deux premières couleurs, le noir à l'extrémité. C'est donc à tort qu'on l'avait placée parmi les robes composées ternaires.

Le louvet n'est, en réalité, qu'un isabelle foncé, à crins et extrémités noirs, dont le bout des poils, dans certaines régions, dans les supérieures surtout, présente aussi la nuance noire. C'est un *isabelle charbonné*.

Il peut présenter deux espèces :

1° Le *louvet clair* ;

2° Le *louvet foncé*.

ROBE PIE.

Si l'on s'en tenait à la signification exacte du mot, la robe *pie* ne serait autre chose qu'un mélange par larges plaques de blanc et de noir, imitant le plumage de l'oiseau qui porte ce nom. Mais on a étendu cette dénomination de pie à toutes les robes qui présentent un mélange par plaques du blanc et de toutes les nuances des différentes espèces de robes. Ainsi donc, outre le véritable pie, le *pie-noir*, nous trouvons des pies-bais, des pies-alezans, des pies-gris, des pies-rouans, etc., de toutes les nuances de chacune de ces robes.

On peut, pour rendre le signalement d'une robe pie plus exact, indiquer la prédominance de l'une des deux couleurs, en plaçant le mot pie avant ou après la robe unie au blanc ; ainsi, par les mots *pie-bai clair* on indiquera que c'est le blanc qui domine dans la robe, tandis qu'en disant *bai clair pie*, on annoncera la prédominance de la robe bai clair.

On peut encore, dans des signalements très-détaillés, indiquer l'étendue et la position des principales taches, et noter surtout la couleur des extrémités ou de l'une d'entre elles.

Tels sont les genres et les espèces auxquels on rapporte le plus grand nombre des robes que présentent les chevaux. Il est cependant certains poils très-rares que l'on ne peut rapporter à aucun de ceux que nous avons indiqués, et que l'on est obligé de signaler par une phrase quelquefois assez longue. Ceux-là, du reste, sont toujours, à cause de leur rareté, les plus faciles à reconnaître.

§ 2. — Particularités ou caractères secondaires des robes.

Le genre et l'espèce de la robe ne suffisent pas toujours pour l'établissement du signalement, et peuvent même, dans quelques cas, nuire à sa précision. Il est facile, en effet, de confondre plusieurs nuances du même genre, comme le bai clair avec le bai-cerise, le noir franc avec le noir mal teint, etc. La transition est même souvent difficile à établir entre deux robes de genre différent. Ainsi, l'on confondra facilement le noir mal teint avec le bai-brun, l'isabelle foncé avec l'alezan fauve, le blanc avec le gris très-clair, etc. ; et la confusion est d'autant plus facile que chaque personne apprécie différemment les diverses nuances, et souvent aussi les exprime par des noms différents.

Il fallait donc trouver un moyen de rendre l'appréciation de la robe plus exacte, et l'on y est parvenu en notant à la suite du genre et de l'espèce quelques particularités tenant à divers reflets ou à des taches de couleur différente situées sur diverses parties du corps. L'indication de ces particularités est souvent plus utile que celle de la nuance générale de la robe pour différencier l'animal.

Nous allons passer en revue toutes les particularités qui peuvent modifier les robes, en commençant par celles que l'on rencontre sur toute la surface du

corps ou sur des points indéterminés, et nous termi-
nerons par celles qui se remarquent toujours sur la
même région.

PARTICULARITÉS SANS SIÉGE FIXE.

ZAIN.

Dans les robes dont les poils blancs ne font pas
essentiellement partie, lorsque la surface du corps n'en présente sur aucun point, l'animal est dit *zain*.
Ex.: *noir franc zain*, *bai-cerise zain*. On est dans l'habi-
tude de considérer comme zain un cheval qui aurait
quelques taches blanches provenant de blessures fai-
tes par la selle ou le harnais. Cette expression indi-
que surtout l'absence de taches blanches à la tête et
aux extrémités, circonstance qu'exprime cependant
assez le silence du signalement à cet égard.

RUBICAN.

On dit le cheval *rubican* lorsque des poils blancs
sont disséminés sur une partie ou sur la totalité de
la surface du corps, en quantité trop petite pour
changer la robe. Ex. : *bai-brun rubican*, *alezan foncé
fortement rubican*.

Dans le signalement composé, on indique la par-
tie, si les poils blancs sont bornés à une région. Ex. :
bai clair légèrement rubican sur les côtes.

ARGENTÉ.

On ajoute cette épithète à la robe blanche ou aux

nuances claires du gris lorsqu'elles présentent un reflet brillant. Ex. : *gris clair argenté*.

DORÉ.

Cet adjectif remplace le précédent pour les robes de nuance jaune ou rougeâtre, comme l'alezan, le bai, l'isabelle. Ex. : *alezan clair doré*.

LAVÉ.

On appelle *lavées* les robes qui présentent une nuance pâle, blafarde, comme si le poil avait été déteint par un lavage. Le lavé peut être général, mais il se rencontre plus souvent sur certaines régions seulement. Ex. : *bai-brun, flancs et fesses lavés*. On désigne sous le nom de *ventre de biche* le lavé qui occupe les parois inférieures de l'abdomen.

VINEUX.

Les différentes nuances du gris et du blanc reçoivent ce nom lorsque sur toute la surface ou sur certains points du corps existent des poils rouges, en trop petite quantité cependant pour changer le genre de la robe. Ex. : *gris clair vineux, gris sale vineux aux fesses et aux épaules*. Notre gris vineux est le gris-muscade (*nutmeg grey*) des Anglais.

POMMELÉ.

Cette dénomination s'ajoute aux diverses nuances de la robe grise lorsque des taches arrondies et plus foncées que le reste de la robe s'y font remarquer en grand nombre et plus ou moins rapprochées les unes .des autres. Ex. : *gris clair pommelé ; gris très-clair légèrement pommelé sur la croupe.*

MIROITÉ.

Lorsque sur une robe foncée on remarque des plaques arrondies plus brillantes ou plus claires que le fond de la robe, on dit celle-ci *miroitée.* Ex. : *bai foncé miroité ; alezan brûlé miroité.*

Les *miroitures* appartiennent aussi aux nuances foncées de la robe grise, dans lesquelles les pommelures sont presque toujours en clair sur le fond de la robe. Cependant on confond assez généralement ces taches avec les pommelures, quoiqu'elles en soient l'opposé.

MOUCHETÉ.

Le blanc et les nuances claires du gris prennent ce nom lorsque·la robe est parsemée de taches noires de très-petite dimension ; on peut rencontrer les mouchetures sur certains points seulement ou sur toute la robe ; on doit alors l'indiquer, ainsi que l'abondance des taches. Ex. : *gris clair légèrement moucheté ; gris clair fortement moucheté vers la croupe.*

TRUITÉ.

On dit la robe *truitée* lorsque les mouchetures sont de couleur rouge au lieu d'être noires. Ce nom vient de la comparaison qu'on a faite de ces taches avec celles de couleur analogue qui se trouvent sur le corps de la truite.

TIGRÉ.

Lorsque la robe présente des taches noires ou brunes d'une certaine dimension qui lui donnent l'aspect de la peau du léopard, on la dit *tigrée*. Cette expression impropre a été consacrée par l'usage, le véritable tigré devant être formé de bandes et non de taches.

NEIGÉ.

Les différentes robes où le blanc est peu abondant présentent quelquefois des mouchetures blanches ressemblant à des flocons de neige. On dit, dans ce cas, la robe neigée. Ex. : *bai clair neigé, gris foncé neigé*.

Les *neigeures* sont très-communes·sur les chevaux de l'Algérie; on les remarque même sur des robes assez claires.

Quelquefois aussi ces taches apparaissent tout à coup sur de jeunes chevaux et disparaissent après un certain temps.

TISONNÉ OU CHARBONNÉ.

On ajoute ce nom aux nuances claires du gris lorsqu'elles présentent sur divers points (que l'on indique), et le plus souvent aux extrémités, des marques foncées, larges, irrégulières, qui semblent avoir été faites avec un tison charbonné. Ex. : *gris clair tisonné aux extrémités postérieures*.

ZÉBRÉ.

Les *zébrures* se remarquent sur les extrémités des
chevaux à robe peu foncée, comme l'isabelle, le sou-
ris et les nuances très-claires du bai et de l'alezan. Ce
sont des espèces de cercles qui entourent les mem-
bres, comme on le voit dans l'espèce du zèbre, et
dont la couleur, toujours plus foncée que celle de la
robe, peut varier du brun clair au brun foncé pres-
que noir. Les zébrures se propagent quelquefois,
mais rarement, sur diverses parties du tronc.

BORDÉ.

Les *pelotes* et les *listes* sont dites *bordées* lorsqu'il
existe à leur pourtour une marge formée d'un mé-
lange des poils de la robe avec les poils blancs de la
marque. Cette bordure est nécessairement grise sur
la robe noire, aubère sur le bai et l'alezan.

Nous retrouvons encore aux *balzanes* la bordure,
qui se rencontre aussi au point de réunion des ta-
ches des diverses robes pies sur plusieurs chevaux.

ÉPIS.

On donne ce nom à des changements de direction
des poils qui se font remarquer dans certains points,
et surtout auprès des plis naturels de la peau, comme
aux ars, aux flancs, etc. On en rencontre toujours un
au front.

On dit que l'épi est *excentrique* lorsque les poils

sont dirigés en dehors de son point central. Il est *concentrique*, lorsque les poils se portent en dedans.

Les épis ne sont indiqués que très-rarement dans les signalements, et seulement lorsqu'ils occupent des points où on ne les rencontre pas ordinairement.

TACHES DE LADRE.

On appèlle ainsi des taches blanches que l'on remarque sur des points où les poils sont rares et fins, et qui sont dues à l'absence du pigmentum ou matière colorante de la peau, et non aux poils euxmêmes. Ces taches ne se montrent guère qu'aux lèvres dans les animaux de robe foncée, et l'on a imaginé pour les indiquer l'expression singulière de : *buvant dans son blanc* de telle ou telle lèvre, complétement, ou incomplétement, ou des deux lèvres. Il est bien plus simple de dire : *tache de ladre*, ou simplement *ladre* à telle ou telle lèvre.

Dans les robes peu foncées, et surtout dans l'isabelle, le blanc et les nuances claires du gris, on voit souvent des taches de ladre sur tous les points où la peau est très-fine, comme aux ailes du nez, autour des yeux, à l'anus, au périnée et aux organes de la génération. L'indication de ces taches rend beaucoup plus complète l'identité de l'animal signalé.

MARQUÉ DE FEU.

On dit le cheval *marqué de feu* lorsque certains points de son corps présentent une couleur d'un rouge vif, contrastant avec une nuance obscure. C'est surtout aux flancs, aux fesses et au nez que se font remarquer ces taches. Dans ce dernier cas, le cheval est dit *nez de renard*. Ex. : *bai brun marqué de feu aux flancs et aux fesses ; bai brun nez de renard.*

PARTICULARITÉS DE LA TÊTE.

CAP DE MORE.

Par cette expression, qui signifie réellement *tête de more*, on indique que l'animal a la tête noire, ou au moins que cette couleur y domine. Il serait beaucoup plus simple d'employer les mots *tête noire*, qui ont le double avantage d'être une expression plus exacte et de n'avoir pas besoin de traduction. Cette couleur noire ou foncée de la tête ne se rencontre guère que dans les chevaux gris ardoisé ou rouan foncé.

PELOTE, ÉTOILE.

On désigne sous ce nom des marques blanches plus ou moins étendues existant sur le front. On distingue quelquefois ces marques, suivant le plus ou moins de régularité de leurs bords, en donnant le nom de *pelotes* à celles qui sont à peu près rondes, et celui *d'étoiles* à celles dont la circonférence présente des angles. On n'emploie plus guère aujourd'hui cette distinction que dans les signalements compliqués, et l'on se borne à dire l'animal *marqué en tête*, en indiquant s'il l'est légèrement ou fortement. S'il l'est très-peu, on l'exprime par ces mots :

quelques poils en tête. On abrége même souvent encore plus la formule en supprimant le mot *marqué*, et en disant simplement : *fortement en tête, légèrement en tête.*

LISTE.

On donne ce nom, du mot latin *lista*, bande, à une bande blanche remplaçant la pelote, ou lui faisant suite, et descendant sur le chanfrein. L'étendue et la largeur de la liste doivent être indiquées. Elle peut se borner au chanfrein ou se prolonger entre les naseaux, sur le bout du nez. Elle peut aussi se dévier à droite ou à gauche ; elle est quelquefois interrompue, et se continue après cette interruption. Si elle a une certaine étendue, elle peut être mouchetée, truitée, tigrée. Toutes ces particularités sont à noter dans le signalement, surtout s'il doit être compliqué.

BELLE FACE.

On substitue cette expression à celle de liste lorsque la bande blanche, très-large, occupe toute la partie antérieure de la tête jusque près des yeux, et même en arrière de ces organes. La *belle face* donne au cheval un air stupide, et fait paraître la tête plus grosse qu'elle ne l'est réellement ; aussi cette expression est-elle tout à fait impropre, et devrait-elle être remplacée par celle de *face blanche*.

MOUSTACHES.

Quelques chevaux présentent de chaque côté du bout du nez un petit bouquet de poils roides et frisés, tout à fait semblables aux moustaches de l'homme.. C'est un très-bon caractère distinctif à placer à la suite du signalement dans les marques particulières.

PARTICULARITÉS DU TRONC.

RAIE DE MULET.

On donne improprement ce nom à une raie de couleur foncée qui se remarque plutôt dans l'âne que dans le mulet,' et qui s'étend depuis le bord supérieur de l'encolure jusqu'à la naissance de la queue, en suivant l'épine dorsale. La raie de mulet peut être croisée d'une seconde ligne descendant du garrot sur chaque épaule ; dans ce cas, on la dit *double*, ou mieux *croisée*. Elle est le plus souvent simple dans le cheval, et se remarque principalement sur les robes claires, comme l'isabelle, le souris et les nuances les moins foncées du bai et de l'alezan. Ex. : *isabelle clair raie de mulet croisée ; bai clair raie de mulet*. On remarque le plus souvent les zébrures en même temps que la raie du mulet.

TACHES BLANCHES ACCIDENTELLES.

Ces marques de poils blancs sont produites par des blessures, et se montrent dans les points où ap-

puient les différentes pièces des harnais, et surtout
la selle. On ne les indique qu'à la fin du signale-
ment, comme marques particulières.

COULEUR DES CRINS.

Les crins ne sont pas ordinairement compris
dans la nuance générale de la robe ; une seule, le
bai, indique pour eux une couleur constante.

La queue et la crinière peuvent être noires dans
des chevaux dont la robe ne porte pas de poils de
cette couleur, ou ne les admet qu'en minime quan-
tité. Telles sont les robes isabelle, gris clair. On doit
alors ajouter au genre et à l'espèce de la robe les
mots : à *crins noirs*.

D'autres fois, les diverses nuances de l'isabelle, le
gris foncé, etc., sont accompagnés de crins blancs,
que l'on doit également indiquer.

Les diverses nuances de l'alezan présentent sou-
vent des crins plus clairs que le fond de la robe, ou
à peu près blancs ; on a soin d'ajouter au genre et à
la nuance la qualification : à *crins clairs* ou à *crins
blancs*. Cette différence de couleur des crins se re-
marque surtout pour l'alezan brûlé, que l'on dési-
gnait ainsi modifié sous la dénomination impropre
de *poil de vache*.

PARTICULARITÉS DES MEMBRES.

BALZANES.

On désigne sous ce nom les taches blanches
circulaires qui terminent souvent les membres et

les entourent d'une ceinture plus ou moins largé.

On a donné aux balzanes diverses qualifications, qui indiquent leur étendue et quelques autres particularités que présentent ces marques.

Si la tache blanche est petite et n'entoure pas complétement la couronne, elle est dite *trace de balzane*.

Lorsque la marque se trouve très-peu élevée, lorsqu'elle se borne à la couronne, par exemple, et l'entoure entièrement, on la nomme *principe de balzane*.

La balzane est dite *petite* quand elle n'arrive guère qu'au niveau du boulet.

Elle est *grande* lorsqu'elle s'élève vers le milieu du canon.

Enfin, lorsque la balzane s'approche du genou ou du jarret, ou dépasse en hauteur ces deux régions, elle est dite *haut-chaussée*. Elle est *incomplète* toutes les fois que, s'élevant plus haut que la trace de balzane, elle n'entoure pas complétement le membre.

La balzane peut être *bordée*. Nous avons vu plus haut en quoi consiste cette particularité.

Lorsqu'elle se termine irrégulièrement à sa partie supérieure par des dentelures plus ou moins prononcées, on la dit *dentée* ou *dentelée*.

Elle peut aussi, comme les robes blanche et grise, être *mouchetée*, *truitée*, *tigrée* ou *herminée*. Cette dernière dénomination appartient aux balzanes, dont les mouchetures, un peu plus larges qu'à l'ordinaire, imitent les taches noires de l'hermine.

On trouve quelquefois des prolongements de la balzane sur le fond de la robe, ou de cette dernière sur la balzane, qui exigent dans le signalement une mention particulière.

On a admis, pour désigner les membres portant des balzanes, des formules qui abrégent le signalement. Ainsi, lorsqu'il existe deux balzanes, au lieu de spécifier chacune des extrémités qui les portent, on dit qu'elles occupent tel bipède, soit l'antérieur, soit le postérieur, soit le latéral droit ou gauche, soit encore le diagonal de l'un ou l'autre côté. S'il existe trois balzanes, nécessairement le bipède antérieur ou le postérieur en sera pourvu, et il restera seulement à indiquer le pied qui porte la troisième. Ainsi, l'on dit : *trois balzanes, dont une antérieure droite*, pour indiquer que le membre antérieur gauche est le seul qui n'en porte pas.

COULEUR DES MEMBRES.

Dans les robes pour lesquelles la couleur noire des extrémités n'est pas un caractère essentiel, on doit toujours la signaler, lorsqu'elle existe. Exemple : *isabelle foncé* à extrémités noires.

Les membres peuvent aussi être gris ; on dit alors : *extrémités grises* ou *grisonnées*.

Ces parties peuvent également être rouges ou rousses, comme nous l'avons vu en parlant de la robe aubère.

Dans tous les cas, la couleur particulière des extrémités peut exister en même temps que les balzanes.

COULEUR DES SABOTS.

Dans les signalements très-compliqués, on peut avoir recours à la couleur de la corne des sabots, qui peut être noire ou blanche, ou mélangée de ces deux couleurs, et qui peut être différente dans les quatre pieds de l'animal.

Ce caractère, que nous rattachons à la robe comme appartenant à une partie tégumentaire, doit se reporter aux marques particulières.

INFLUENCES DIVERSES SUSCEPTIBLES DE MODIFIER LES ROBES.

INFLUENCE DES SAISONS.

L'époque de l'année à laquelle on examine un cheval fait souvent varier la couleur du poil ; ainsi un cheval que l'on aura signalé noir jais en été sera noir mal teint lorsqu'il aura pris son poil d'hiver. Un cheval noir mal teint deviendra bai brun, ou bai châtain dans les mêmes circonstances, pour reprendre son premier poil au retour de la belle saison. En général, le poil d'hiver rend toujours la robe plus claire et *lavée*.

INFLUENCE DE LA LUMIÈRE.

L'intensité de la lumière peut aussi amener des changements dans le reflet de la robe, et tel cheval qu'on aura trouvé au soleil bai clair doré ou alezan clair doré perdra à l'ombre l'éclat que présentait son poil. De même, un bai ou un alezan dont la robe sera *miroitée* pourra, si le jour est faible, ne pas laisser paraître ses plaques brillantes.

INFLUENCE DE L'AGE.

Le poil du jeune poulain est toujours plus sec, moins brillant, plus lavé, en un mot, que celui du cheval plus avancé en âge. Souvent celui qu'il portait peu de temps après sa naissance doit changer entièrement de nuance. Ainsi, tel poulain qui était gris changera cette nuance contre un poil bai à la première mue. On observe aussi quelquefois l'effet inverse. Dans ces cas, la couleur future de l'animal est assez généralement indiquée par celle que présentent la tête et les extrémités du poulain. Nous avons déjà vu combien la robe grise est sujette à varier avec l'âge, mais toujours en perdant de plus en plus les poils noirs qui la composent.

INFLUENCE DU SEXE.

En général, le poil est toujours plus lisse chez le cheval entier, et d'une nuance plus franche, plus décidée que chez le cheval hongre et la jument. C'est surtout chez l'étalon que l'on rencontre ces reflets brillants qui constituent le *doré* et l'*argenté*.

INFLUENCE DE L'ÉTAT D'EMBONPOINT.

Le cheval maigre et malade est loin de présenter un poil aussi lustré que celui du cheval gras et en bonne santé.

INDICES FOURNIS PAR LES ROBES SUR LES QUALITÉS DES CHEVAUX.

On a de tout temps, et encore de nos jours, attaché aux robes et aux différentes marques des chevaux des idées souvent aussi bizarres que superstitieuses, et dont quelques-unes seulement sont réellement fondées sur l'observation et l'expérience.

Tout le monde connaît ces vers de Virgile :

> , ... honesti
> Spadices glaucique : color deterrimus albis,
> Et gilvo. . . . .
>
> (*Georg.*, lib. III.)
>
> Des gris et des bais bruns on estime le cœur ;
> Le blanc, l'alezan clair languissent sans vigueur.
>
> (Delille.)

Et ce jugement, malgré son ancienneté, est peut-être le plus sage qui ait été porté sur les différents poils.

Pierre des Crescens constate la préférence que l'on accordait de son temps aux chevaux *bayards* (1).

D'autres, et parmi eux surtout Jean Tacquet (2), Jean Jourdain (3), Olivier de Serre (4), Winter (5),

---

(1) «..... De la couleur du poil sont diuerses opinions : mais plusieurs dient que le bayard est plus sûr, plus plaisant que les autres.....»

(*Le Bon Mesnaiger*, par Pierre des Crescens, fol. 115, verso.)

(2) *Philippica, ou Haras de chevaux.* Anvers 1614, p. 101.

(3) *La Vraye Cognoissance du cheval, ses maladies et remèdes.*

(4) *Le théâtre d'agriculture et Mesnage des champs.*

(5) *Traité nouveau et augmenté de Georges Simon Winter de Adlersflügel, pour faire race de chevaux.*

Solleysel (1) rapportent la couleur des poils à la nature des éléments reconnus à leur époque, et établissent suivant les qualités attribuées à chacun d'eux les qualités des chevaux de telle ou telle robe. Ils admettent aussi, pour les diverses formes et grandeurs des étoiles, des balzanes, des épis, des distinctions en bonnes' et mauvaises marques, fondées, les unes sur les mêmes principes que pour les robes, les autres sur de véritables superstitions. Il serait trop long de développer ici en détail ces nombreuses absurdités ; on peut les rechercher, par pure curiosité, dans les ouvrages de ces hippiatres, qui, pour la plupart, les ont recueillies de leurs devanciers.

De Garsaut (2), en donnant la liste des bonnes et mauvaises marques encore admises de son temps, est loin d'appuyer ces idées de son autorité, et Gaspard de Saunier s'affranchit complétement des préjugés des anciens à cet égard (3).

Malgré l'absurdité des anciennes croyances aux bonnes et mauvaises marques, et quoique l'expé-

(1) *Le Parfait Maréchal.*

(2) *Le·Nouveau Parfait Maréchal.*

(3) « Pour en revenir à nos anciens auteurs, qui croyoient donner des remarques sur les différents poils et les marques que les chevaux pouvoient avoir, soit au front, sur le corps et aux jambes, et qui prétendoient décider par là de la bonté des chevaux, et des accidents auxquels ils pourroient être sujets, je dirai, qu'à mon avis, ces conjectures étoient de pures fadaises et imaginations d'esprit, car, depuis environ soixante-six à soixante-sept années que j'ai commencé à travailler, j'ai trouvé de bons et de méchants chevaux de tout poil.....»

(*L'art de la cavalerie*, etc., par M. Gaspard de Saunier. — Amsterdam et Berlin, 1756, p. 51.)

rience ait fait consacrer par un proverbe qu'*il est de tous poils bons chevaux*, il n'en est pas moins vrai que le tempérament de l'animal influe sur la couleur de son pelage dans les espèces domestiques. On s'accorde généralement à regarder les chevaux de poil pâle ou lavé comme moins forts que ceux dont la robe est foncée ou brillante, et l'on recherche autant que possible, parmi les chevaux à nuances claires, ceux dont la robe présente ce reflet brillant qui la fait désigner sous le nom de dorée ou argentée.

L'expérience vient d'ailleurs ici confirmer la théorie, puisque nous avons déjà vu que le cheval entier est celui qui présente la robe la plus brillante, et que le pelage est d'autant plus terne, plus lavé, que le cheval est plus jeune et dans un état de santé et d'embonpoint moins satisfaisant.

Si l'on ne peut raisonnablement rechercher telle robe ou telles marques comme indice de la bonté du cheval, il n'en est pas de même pour l'effet que produit à la vue l'aspect du pelage de l'animal ; mais à cet égard les goûts sont tellement variés qu'il est impossible d'établir des principes fixes. Il est cependant quelques marques que l'on s'accorde à regarder comme d'un aspect désagréable ; telles sont, par exemple, les larges listes en tête, la belle face, les balzanes grandes et haut-chaussées. Les balzanes présentent d'ailleurs un inconvénient réel, en occasionnant presque toujours la couleur blanche du sabot, dont la corne est loin d'être aussi bonne et aussi dure que celle du sabot noir.

Malgré la multiplicité des variétés de robes amenées par l'état de domesticité, il est cependant encore des nuances appartenant principalement à certaines localités, et qui y dominent d'autant plus exclusivement que les chevaux sont élevés· d'une manière qui les rapproche davantage de l'état de nature. C'est ainsi que les petits chevaux presque sauvages de la Camargue se font remarquer par leur robe d'un gris clair, que le bai et le noir dominent en Suisse, l'isabelle dans certaines parties de la Russie, etc., et que les diverses nuances du gris revêtent la majeure partie des chevaux de la Barbarie, chez lesquels le noir est extrêmement rare.

§ 3. — Robes de l'âne et du mulet.

L'âne et le mulet peuvent présenter toutes les nuances de robes que nous avons énumérées comme appartenant à l'espèce du cheval ; il en est cependant quelques-unes que l'on retrouve sur la grande majorité des animaux de ces deux espèces.

Ainsi, le souris clair ou foncé, ou tirant un peu sur le rouge, est la robe ordinaire des ânes de notre pays ; le noir est la robe des ânes de la Toscane. Mais le plus souvent, dans cette espèce, on trouve une diminution de teinte vers certaines parties, comme le nez, les lèvres, et surtout le ventre, qui sont quelquefois tout à fait blancs, ainsi que la face interne des membres.

Je n'ai jamais vu qu'un seul âne de robe pie (pie

noir), et je ne me rappelle pas en avoir vu portant des balzanes.

La raie de mulet simple, ou plus souvent croisée, et les zébrures se remarquent presque toujours sur les ânes de robe claire, excepté sur ceux véritablement blancs.

Quelques ânes portent une crinière assez développée. On doit toujours indiquer cette exception dans le signalement.

La robe la plus commune chez le mulet est le bai brun. Les robes pies et les balzanes sont presque aussi rares chez cet animal que chez l'âne. Quelques-uns portent, depuis le poitrail jusque vers l'ombilic, en suivant la ligne médiane de l'abdomen, une espèce de crinière qui doit être notée dans le signalement.

§ 4. — Robes de l'espèce bovine.

Le signalement des bêtes bovines est d'un usage beaucoup moins fréquent que celui du cheval ; aussi s'est-on bien moins attaché à l'étude des robes du bœuf qu'à la connaissance de celles des solipèdes. Il est cependant certaines circonstances où il devient nécessaire de signaler les grands ruminants, et presque toujours d'en signaler un grand nombre à la fois ; c'est ce qui arrive surtout lorsque, dans les enzooties et les épizooties, on procède au recensement général des bêtes à cornes d'une ou de plusieurs communes.

Les robes, dans l'espèce bovine, offrent de nombreuses variétés, qu'il n'est pas toujours facile de désigner. D'un côté, l'absence de la crinière retranche toute la nombreuse série des différentes nuances du bai ; d'un autre côté aussi, il est des mélanges de couleurs auxquels il est bien difficile de donner des noms caractéristiques, et le signalement par la robe offre d'autant plus de difficultés que presque toujours le pèlage est à peu près le même pour une grande quantité de bestiaux de la même contrée.

Le bai n'existant pas dans l'espèce bovine, il s'ensuit que la dénomination d'*alezan* devient inutile, et qu'il suffit de conserver le nom de la nuance. Ainsi, nous trouverons dans les différents degrés de la couleur rouge le *fauve*, le *cerise*, le *brun*, le *marron*, etc., chacune de ces nuances, la première surtout, présentant divers degrés d'intensité. Le *fauve clair* porte dans plusieurs contrées, et surtout dans la Bresse et la Franche-Comté, le nom de *froment*, par comparaison avec la couleur de l'écorce de ce grain.

Le noir, le blanc et le souris sont, après les variétés du rouge, les robes que l'on rencontre le plus fréquemment ; mais les robes *pies* sont les plus communes de toutes, et se forment avec toutes les autres nuances indiquées. Pour le bœuf comme pour le cheval, on place le mot *pie* avant ou après la nuance pour indiquer si c'est le blanc ou le poil de couleur qui domine ; mais on n'aurait encore avec cette précaution qu'un signalement bien imparfait si l'on n'indiquait pas la *forme*, la *multiplicité*, l'*étendue*, la *position* des principales taches de couleur sur le blanc, ou des taches de blanc sur le fond coloré de la robe ; et, pour établir ces caractères différentiels, il faut surtout s'attacher aux parties les plus saillantes et les plus accessibles à la vue, comme, par exemple, la tête, le dos, la croupe, la queue et les membres.

Le mufle offre encore un bon moyen de distinction par les différentes couleurs qu'il présente. Il peut être de couleur claire ou rose, de couleur noire, de couleur brune, ou enfin marbré de noir ou de brun sur un fond rose. Quelquefois, en outre, il est bordé d'un cercle de poils de couleur différente de celle de la robe, et le plus souvent blancs. On le dit alors *bordé*.

Enfin, les onglons et les cornes peuvent encore donner au signalement une plus grande exactitude : les premiers, par leur couleur, qui présente les mêmes variétés que celle du sabot du cheval, et les cornes, par leur grosseur, leur longueur, leur direction, leur couleur, et quelquefois leur état de mutilation. On peut aussi mesurer l'intervalle existant en ligne droite entre l'extrémité libre des deux cornes. Cette distance, il est vrai, varie par l'âge en même temps que la longueur, mais la date du signalement offre toujours un moyen de rectification.

La robe est, dans l'espèce bovine, bien plus que dans celle du cheval, un caractère de race, et cette conformité de poils que l'on rencontre dans certaines localités peut être naturelle, ou produite par le soin qu'on apporte à la perpétuer par les appareillements. Les éleveurs de la haute Auvergne écartent autant que possible de la génération tous les taureaux qui ne sont pas entièrement d'un *rouge cerise vif*, et le soin qu'ils apportent à maintenir cette robe dans leurs troupeaux en a fait chez eux un caractère de race.

Dans d'autres contrées, dans la Camargue, par exemple, la robe noire de la race bovine se perpétue, sans aucun soin des propriétaires, dans les troupeaux, presque abandonnés à l'état sauvage [1]. Les bœufs de la Franche-Comté et de la Bresse portent presque tous cette robe fauve clair, que l'on désigne dans ces pays sous le nom de *froment*. La race charolaise se distingue par sa robe blanc sale ou fauve très-clair. Les bêtes bovines si nombreuses de la Hollande et de la Belgique sont presque toutes de poil pie noir, et celles de l'Italie méridionale se font remarquer par les différentes nuances de la robe souris.

La direction des cornes et leur forme peuvent aussi fournir quelques caractères de race. Il y a en effet une grande différence entre les petites cornes en croissant des bœufs de la Camargue et les cornes

---

(1) Pierre de Quiqueran, évêque de Senez, qui mourut en 1550, disait en parlant des taureaux de la Camargue : « Ils sont communement emmamlelcz de noir ; si aucuns y a qui ne soyent vrayement de cette race, ils sont mouchetez de quelques taches blanches, et comme ceux-cy sont bigarrez en couleur, aussi sont-ils la plus part très uicieux. Des fauues ou de poil blanchâtre comme la fange élauée, il ne s'en trouue aucun : et s'il y en a, il sont tous étrangers. » (*La Prouence.*)

longues et écartées des bœufs comtois, de même qu'entre ces dernières et les cornes très-longues, grosses à leur base, effilées à leur pointe, que portent, relevées en lyre, les bœufs des États romains et napolitains.

Quant aux inductions à tirer de la robe des bêtes bovines relativement à leurs qualités particulières, elles se réduisent, comme pour le cheval, à peu de chose, et la préférence que l'on attache à tel ou tel poil n'a, le plus souvent, d'autre motif que la coutume du pays, et varie avec elle. Tout ce qu'on peut avancer à cet égard, c'est qu'en général les bœufs de *nature*, à cuir fin, souple, propres surtout à la boucherie, sont presque toujours de poil assez clair, tandis que les bœufs dits de *haut cru*, à cuir dur, épais, et les plus propres au travail, sont d'une robe plus foncée [1].

§ 5. — **Robes des petites espèces domestiques.**

Nous ne mentionnerons guère ici que pour ordre et comme détail d'histoire naturelle ce qui a rapport aux robes des petits animaux domestiques, dont un seul, le chien, devient quelquefois l'objet d'un signalement.

MOUTON.

La robe du mouton se compose de deux sortes de

[1] « Le cuir..... par espécial noir, et après rouge, et après bayard, et après blanc, car cestuy-ci est très-mol, et le premier très-dur.....»

(*Le Bon Mesnaiger*, par Pierre des Crescens, 1540, — fol. 127.)

poils : la laine qui recouvre la majeure partie de son corps, et les poils proprement dits, dont les uns, courts et assez fins, recouvrent la tête et les extrémités, tandis que les autres, gros et longs, connus sous le nom de *jarre*, se font jour à travers la toison, qu'ils déprécient d'autant plus qu'ils sont plus abondants.

La toison du mouton ne présente que trois nuances, le blanc sale, le brun et le noir ; des robes *pies* peuvent résulter du mélange de ces couleurs. Mais la laine, relativement à sa longueur, à sa finesse, à ses ondulations, présente des caractères essentiels pour la distinction des races : ainsi, la laine courte, fine, ondulée du mérinos le distingue complétement des moutons anglais, à laine longue et droite; la toison forte et grossière du mouton flamand ne peut être confondue avec la laine courte et rare du mouton de la Sologne, etc., etc.

Les cornes varient aussi beaucoup, suivant les races. Très-fortes et très-longues dans le bélier mérinos, petites dans les brebis de la même race, lorsqu'elles en sont pourvues, elles manquent presque complétement dans les moutons du nord, tels que les flamands, les anglais, etc., etc. Les moutons à quatre cornes ne sont pas rares dans nos possessions du nord de l'Afrique.

PORC.

Le porc, recouvert de poils rudes et rares, que l'on désigne sous le nom de *soies*, ne présente que deux nuances principales, le blanc sale et le noir plus ou moins foncé, seuls ou mélangés par plaques. On trouve dans quelques races le roux vif uni à ces deux nuances en plaques peu étendues. Le cochon de Siam est couvert d'un poil brun beaucoup plus épais et moins raide que celui du porc ordinaire.

CHIEN.

Aucune espèce ne présente un pelage plus varié que celui du chien. La domesticité, en multipliant les races, a également multiplié les robes. Les nuances simples, beaucoup plus nombreuses que chez le cheval, se mélangent à l'infini chez le chien, ce qui fait que le signalement de cet animal exige presque toujours, pour être exact, une assez longue description de la robe. La nature des poils vient encore apporter de nouvelles différences, et sous ce rapport on distingue :

1° Les chiens à poils ras ;

2° Ceux à poils longs et soyeux (*épagneuls*, *bichons*, *barbets*, etc.) ;

3° Ceux à poils longs et rudes (*griffons*).

Quelques races conservent une couleur particulière qui varie peu. Ainsi, le *mâtin* de pure race est le plus souvent gris ou brun clair zébré, le *doguin*, souris charbonné à la tête et aux extrémités, le *pyrame*, noir marqué de feu ; enfin, le *danois* présente des mouchetures de diverses couleurs sur un fond ordinairement blanc [1].

(1) Il est rare que la robe du chien présente du blanc sans que

CHAT.

La robe du chat offre des nuances très-variées ; il est cependant quelques races pour lesquelles elle fournit un caractère· distinctif. Le *chat des chartreux* était d'un beau gris ardoisé. La femelle du *chat d'Espagne* présente réunis le blanc, le noir et le roux, tandis que le mâle n'offre jamais que deux de ces. nuances.

cette couleur se répète à la queue. Desmarest a observé que toutes les fois qu'il existe du blanc à cet organe il est terminal.

CHAPITRE II

TAILLE.

La taille des animaux se mesure depuis le sommet du garrot jusqu'au sol.

Les moyens de mensuration employés sont la *potence* ou *hippomètre* et la *chaîne*.

La potence la plus simple consiste en une règle plate, longue d'environ deux mètres, sur laquelle sont tracées les divisions du mètre, en commençant par l'extrémité inférieure. Cette tige traverse à l'une de ses extrémités une tige plus courte (50 centimètres environ) placée en équerre, pouvant glisser pour s'élever ou s'abaisser à volonté sur la première, et que l'on arrête par une vis de pression.

Pour s'en servir, le cheval étant placé sur un terrain aussi horizontal que possible, et maintenu dans l'état de station fixe, on approche l'instrument de l'épaule, après avoir préalablement fixé la traverse par la vis de pression au-dessus de la taille apparente de l'animal. On place l'hippomètre bien verticalement et au niveau du sommet du garrot, en ayant soin surtout que le bout inférieur ne s'enfonce pas dans quelque cavité. On abaisse alors la traverse, après avoir desserré la vis, et on la fixe de nouveau à la taille exacte de l'animal, que l'on trouve indiquée sur la tige.

La chaîne est formée de deux parties : d'une tige solide, de longueur déterminée, mais toujours moindre que la taille à évaluer, et d'un corps flexible, une corde ou une lanière de cuir fixée à cette tige, et sur laquelle des nœuds formés de distance en distance donnent les divisions de la mesure adoptée. La chaîne est surtout employée par les marchands sur le champ de foire, et leur fouet est presque toujours disposé de manière à tenir lieu de cet instrument.

Pour mesurer le cheval à la chaîne, on place la tige solide verticalement auprès du membre antérieur, comme la potence, et l'on fait suivre à la corde le contour de l'épaule jusqu'au sommet du garrot. La longueur connue de la tige et les nœuds de la corde donnent la taille de l'animal toujours plus forte que s'il avait été mesuré à la potence, à cause du contour de l'épaule qu'a suivi la partie flexible de l'instrument.

Les résultats obtenus par la potence et par la chaîne étant très-différents, il est essentiel d'indiquer dans le signalement comment l'animal a été mesuré.

Si la différence était constamment la même, l'inconvénient de la mensuration à la chaîne disparaîtrait par une réduction de la taille. Mais la mesure prise de cette manière varie toujours, en raison de la largeur de la poitrine et de l'épaisseur de l'épaule, au point que sur plusieurs chevaux exactement de même taille à la potence le résultat de l'application de la chaîne donnera sur l'un trois centimètres et sur tel autre jusqu'à six centimètres de plus que la taille réelle.

On doit donc, toutes les fois que cela est possible, donner la préférence à la potence ; c'est, d'ailleurs, le seul instrument qui doive être employé lorsque l'évaluation de la taille doit être exacte.

Il est essentiel, toutes les fois que l'on mesure un cheval, de porter son attention sur l'épaisseur du fer et surtout sur la hauteur des crampons, qui donnent quelquefois à l'animal un ou deux centimètres de plus que sa taille réelle. Cette précaution est surtout importante dans les remontes de la cavalerie, où l'on exige, pour chaque arme, une taille déterminée par les règlements.

Cette uniformité dans la hauteur des chevaux prise au sommet du garrot est loin, toutefois, d'exister pour le point d'assiette du cavalier, qui varie en hauteur suivant la conformation du dos ; on a proposé, pour remédier à cet inconvénient, de mesurer les chevaux de troupe au point le plus bas de la colonne dorso-lombaire, c'est-à-dire vers la réunion du dos avec les reins.

La taille des bêtes bovines est rarement indiquée d'une manière précise dans les signalements ; on se borne généralement à une évaluation approximative, que l'on exprime par les mots : *grande taille, taille moyenne, petite taille.*

CHAPITRE III

La qualité principale du signalement est de faire
connaître en aussi peu de mots qu'il est possible les
caractères distinctifs les plus tranchés d'un animal.

Le signalement est *simple* lorsqu'il ne contient
que l'indication sommaire de ces caractères; il est
composé ou *compliqué* lorsqu'aux caractères du premier on ajoute des détails tellement circonstanciés, que toute confusion devient absolument impossible. Le premier suffit dans le plus grand nombre
de cas; le second est employé pour rendre l'identité
plus facile à constater dans des circonstances spéciales, comme, par exemple, dans les contestations
pour cause de vices rédhibitoires.

A part quelques caractères qui doivent se trouver
en première ligne, aucun ordre n'est exclusivement
préférable dans l'établissement d'un signalement. Il
suffit d'en suivre un quelconque, afin d'éviter les
omissions.

Les éléments du signalement sont les suivants :

1° Le *nom* de l'animal, s'il en a un, comme dans
les haras et les régiments de cavalerie.

2° L'*espèce* et le *sexe*.

3° La *race*, si les caractères en sont bien marqués.

4° Le *service* auquel il est propre.

5° L'état de la *queue* et des *crins*.

6° La *robe*. On commence par établir le genre et l'espèce, en disant que l'animal est sous tel ou tel poil, et l'on indique ensuite les particularités générales de la robe, puis celles des diverses régions, en terminant par les extrémités.

7° L'*âge*. Si l'animal est arrivé exactement à la fin de la période annuelle ; si, par exemple, il a terminé sa quatrième année, on le dit simplement âgé de quatre ans ; s'il a dépassé cette époque de quelques mois, on le dit âgé de quatre ans *faits* ; s'il approche de cinq ans sans les avoir encore, on le dit *prenant* cinq ans. Enfin, si l'âge étant déjà avancé, il y a doute, on exprime ce doute en disant qu'il est âgé d'*environ* tant d'années.

8° La *taille*. On a soin d'indiquer si l'animal a été mesuré *sous potence* ou à la *chaîne*.

9° Les *marques particulières*, telles que les taches blanches accidentelles de la robe, les cicatrices indélébiles, comme celles produites par la cautérisation, les couleurs insolites des yeux, la perte de l'un de ces organes ou de tous deux, l'absence d'une ou de plusieurs dents incisives, les moustaches, etc. ; pour les bêtes bovines, l'absence, le volume moindre, la fausse direction d'une corne, etc., etc., en évitant toujours de signaler des tumeurs ou cicatrices récentes qui pourraient avoir disparu lorsqu'on vérifiera le signalement.

10° La *date du signalement*. Sans cette précaution, il devient impossible de constater l'âge, de vérifier la taille des jeunes chevaux. Par la date seule on

peut expliquer les modifications de la robe, qui a pu
perdre en hiver le reflet doré ou argenté qu'elle
avait en été, passer d'une nuance claire à une nuance
plus foncée, et réciproquement.

L'exemple suivant d'un signalement simple réca-
pitule tous ces éléments, dont quelques-uns sont du
reste assez souvent négligés :

« BIJOU, cheval hongre, de race limousine, pro-
pre à la selle, anglaisé ; sous poil alezan clair doré,
légèrement en tête, balzanes au bipède diagonal gau-
che, trace de balzane au pied antérieur droit ; âgé de
six ans faits ; taille de 1 mètre 54 centimètres, me-
suré sous potence ; marqué d'un P sur la cuisse
droite.

« 1er juillet 1869. »

Pour les bêtes bovines, le signalement basé sur
les mêmes principes doit nécessairement présenter
quelques différences, qu'un exemple fera suffisam-
ment sentir :

« Vache de race suisse, sous poil pie cerise ; dos
et ventre blancs, mufle rose ; cornes grises, se recour-
bant en arrière ; prenant cinq ans ; taille moyenne.

« 20 juin 1869. »

Si l'on craint que cette série de caractères laisse
encore prétexte à une contestation d'identité, on
complique le signalement en détaillant davantage
tout ce qui a rapport à la robe et aux marques par-
ticulières, comme dans les signalements suivants :

« Cheval entier, de race barbe, propre à la selle, à

tous crins, sous poil bai clair, neigé sur la croupe et les flancs, légère liste en tête, se prolongeant jusque entre les deux naseaux, ladre au côté droit de la lèvre inférieure; trois balzanes, dont une antérieure gauche herminée; les deux autres grandes et dentées; âgé d'environ quinze ans; taille de 1 mètre 45 centimètres sous potence; taches blanches accidentelles sur les deux côtés du garrot et sur le côté droit du dos; traces circulaires de cautérisation aux deux avant-bras.

« 25 juin 1869. »

« Vache de race comtoise, sous poil pie fauve clair; front, chanfrein et chignon blancs, les taches fauves beaucoup plus larges sur le côté droit; membres postérieurs blancs jusqu'au grasset, sauf quelques mouchetures à la face externe du membre gauche; cornes blanches, la droite veinée de gris, mesurant en ligne droite entre leurs extrémités 52 centimètres; mufle rose, marbré de brun autour du naseau droit; âgée de six ans; taille moyenne.

« 3 avril 1869. »

Dans les régiments de cavalerie, le signalement est toujours simple, et son ordre tout tracé sur des états imprimés en rend la confection facile et uniforme. Il est, du reste, rendu plus certain par le numéro que l'on imprime, au moyen du fer rouge, sur le sabot antérieur gauche.

Dans les haras, le signalement ne se borne pas à une simple énumération de caractères différentiels;

il forme en quelque sorte l'histoire de l'animal. On
ajoute à ses marques distinctives sa filiation ou
sa généalogie, remontée au moins jusqu'à deux gé-
nérations et quelquefois plus loin ; et, pour la ju-
ment, ses diverses productions, avec le nom de leur
père. Pour ces animaux aussi, on ne note pas l'âge
comme dans les signalements ordinaires, mais on
indique l'année et le lieu de leur naissance.

Nous donnons pour exemples quelques signa-
lements d'animaux qui ont appartenu aux haras.

NAPOLÉON, bai, né en Irlande en 1824. Son
père, BOB-BOOTY. — Sa mère, POPE MARE. Le père
de Bob-Booty, CHANTICLEER. Sa mère, IERNE. —
Le père de Pope Mare, WAXY-POPE. — Sa mère,
LADY SARA.

(Stud book français, 1er v., p. 58.)

DELPHINE, baie, née en France, au haras
royal du Pin, en 1823. — Son père, MASSOUD.
— Sa mère, SÉLIM MARE. — Le père et la mère
de Massoud, arabes. — Le père de Sélim Mare,
SÉLIM. — Sa mère, YOUNG-CAMILLA.

1828.	Bai,	mâle,	Emile,	par Captain Candid.
1829.	B.	F.	*Niobé*,	par Tigris...
1830.		M.		par Eastham.
1831.	B.	M.	*Fortuné*,	par Eastham.
1832.	B.	M.	*Espérance*,	par Tigris.
1833.	B.	F.	*Follette*,	par Eastham.
1834.	B.	F.	*Ourika*,	par Holbein.
1835.	B.	M·	*Eylau*,	par Napoléon.

1836. B. F.   *Hœma*,   par Hœmus.
1837. Vide.

(*Stud book français*, 1ᵉʳ v., p. 126.)

Les exemples suivants prouveront que l'on constate avec le même soin, en Angleterre, la filiation des races bovines distinguées :

LORD MORPETH, rouge, né en Angleterre en 1837. — Son père, BRUTUS ; sa mère, VESTA, par FREDERICK. — Sa grand'mère VESTRIS, par CATO. — Sa g. g. mère, VERBENA, par WELLINGTON. — WELLINGTON, par COMET.

(*Herd book*, 3ᵉvol., p. 673.)

GAUDY, rouanne, née en Angleterre en 1835. — Son père, ECLIPSE. — Sa mère DOROTHY, par YOUNG ROCKINGHAM. — Sa grand'mère, MISS POINTS JUNIOR, par NORTHERN LIGHT. — Sa g. g. mère, MISS POINTS, par AID DE CAMP. — Sa g. g. g. mère, par Charles. — Sa g. g. g. g. mère, par PRINCE. — Sa g. g. g. g. g. mère, par NESWICK.

(*Herd book*, 3ᵉ vol., p. 351.)

Ce taureau et cette vache ont été importés d'Angleterre par MM. Yvart et Sainte-Marie, et ont appartenu à la vacherie du haras du Pin.

QUATRIÈME PARTIE

EXAMEN DE L'APTITUDE DES ANIMAUX AUX DIFFÉRENTS SERVICES.

Nous ne reviendrons pas, dans cette partie, sur les conditions de beauté et de bonté que nous avons déjà indiquées. Il nous suffira de récapituler, pour différents types d'animaux, les caractères que nous avons étudiés isolément pour chaque région. Nous abrégerons autant que possible ces détails, qui ne peuvent être formulés en règles bien précises, et sur lesquels la pratique en apprend plus que les plus longues descriptions.

L'état de domesticité a amené parmi les animaux de même espèce une foule de différences, d'autant plus marquées que l'homme les a éloignés davantage de l'état de nature. L'influence des soins, du régime, du climat, des croisements, etc., a tellement modifié le cheval que l'on a peine à reconnaître, comme appartenant à la même espèce, le léger coursier de l'Arabie et le cheval lourd et massif de la Flandre et du Boulonnais.

Si les changements ont été moins marqués dans l'espèce bovine, moins soignée que celle du cheval, il existe cependant de très-grandes différences entre le bœuf vigoureux et agile de la haute Auvergne et le bœuf pesant de la Normandie ou de l'Angleterre, entre la vache svelte et légère des contrées méridionales et l'épaisse laitière de la Suisse.

Chacune de ces variétés de conformation présente des qualités appropriées aux différents services que l'on retire des animaux; car les nombreuses races que l'homme a formées dans chaque espèce ne sont que l'expression de ses besoins.

CHAPITRE PREMIER

CHOIX DES CHEVAUX D'APRÈS LE SERVICE AUQUEL ON LES DESTINE.

On peut établir dans l'espèce du cheval, sous le rapport du service, deux grandes divisions : l'une renfermant les chevaux destinés à porter un cavalier, ou les chevaux de selle ; l'autre comprenant les chevaux destinés à traîner un fardeau plus ou moins lourd, et que l'on désigne sous le nom de chevaux de trait.

§ 1. — Chevaux de selle.

Nous établissons dans ce groupe plusieurs divisions qui comprennent le cheval de course, le cheval de manége ou de luxe, et le cheval de voyage. On peut y ajouter le cheval de bât.

CHEVAL DE COURSE.

Ce cheval, destiné à parcourir une énorme distance en quelques minutes, doit se distinguer des autres chevaux de selle par une conformation toute particulière, et joindre la force à la légèreté. Ses formes sont généralement peu développées, surtout à l'approche des courses, à cause du régime auquel on le condamne. Son encolure droite, longue et mince ; son épaule longue et oblique, jouant librement sur une poitrine étroite, mais très-haute, sa croupe horizontale, sa jambe longue et son jarret un peu droit, sont autant de conditions qui donnent une grande rapidité à ses allures, en même temps que des articulations larges, des tendons forts et écartés des canons lui donnent la force de les supporter.

La taille est aussi une condition essentielle à rechercher dans le cheval de course ; car, si les sauts sont relativement plus grands chez les petits animaux, ils ne peuvent cependant, avec un même degré d'énergie, égaler ceux des animaux de grande taille.

Le cheval de course est toujours de race noble ; sa peau, très-fine, laisse apercevoir les vaisseaux sous-cutanés et les interstices musculaires ; la vivacité de son regard indique sa grande énergie.

Le cheval anglais de pur sang est le véritable type du cheval de course.

CHEVAL DE MANÉGE OU DE LUXE.

On recherche plus dans ce cheval la grâce des mouvements que la vitesse. Il conviendra parfaitement s'il possède une encolure de cygne ou rouée, une croupe arrondie, des membres un peu allongés, des jarrets coudés, s'il est long-jointé, enfin s'il possède toutes les conditions de conformation qui font que les allures sont très-relevées, présentent du brillant, de la souplesse, et n'impriment, pour ainsi dire, aucune secousse au cavalier.

Le cheval andalous est le type le plus parfait pour le service du manége.

CHEVAL DE VOYAGE.

Pour le cheval de selle soumis à un véritable service, comme le cheval de voyage, le cheval de cavalerie, il faut nécessairement rechercher plus de force et plus de vitesse que pour le cheval de manége ou de promenade.

Le cheval destiné à ce service présentera une en‑colure un peu épaisse, un corps étoffé, des reins larges, plutôt courts que longs, une croupe et des cuisses bien fournies, un poitrail de largeur moyenne, une côte bien arrondie, une grande épaisseur de l'avant‑bras et de la jambe, tous les caractères enfin qui annoncent la force unie à un certain degré d'agilité.

Des nuances sont encore à établir dans les chevaux de cette catégorie, suivant leur destination spéciale. C'est ainsi que dans la cavalerie chaque arme réclame des chevaux de force différente, ceux de la cavalerie légère étant de véritables chevaux de selle, tandis que ceux de la grosse cavalerie sont plutôt des chevaux de trait léger détournés de leur destination.

CHEVAL DE BAT.

Nous n'indiquons, pour ainsi dire, que pour or-
dre ce cheval, que l'on prend toujours parmi les
animaux de race tout à fait commune. On doit
rechercher pour ce service ceux dont le dos et les
reins très-courts sont droits ou légèrement voûtés.
C'est assez indiquer que l'on doit, pour le bât, pré-
férer au cheval l'âne et le mulet, surtout dans les
pays montueux, ces animaux joignant à une force
plus grande une adresse remarquable dans les
chemins difficiles.

§ 2. — Chevaux de trait.

Parmi les chevaux de trait, les uns, attelés à un
char léger, traînent avec vitesse un fardeau toujours
au-dessous de leur force ; d'autres traînent avec la
même célérité une charge plus lourde ; d'autres
enfin traînent lentement des fardeaux énormes,
qu'ils ont souvent de la peine à ébranler. De là la
division des chevaux de trait en chevaux de carrosse
ou de trait léger, chevaux de poste ou de diligence,
et chevaux de gros trait.

CHEVAL DE CARROSSE.

Les chevaux de trait léger doivent ressembler beaucoup aux chevaux de selle ordinaires, dont ils diffèrent seulement par une taille plus grande et par des masses musculaires plus développées. Chez eux, le poitrail peut déjà, sans inconvénient, présenter une certaine largeur ; la tête est plus forte, l'encolure plus fournie, l'épaule plus épaisse, les canons plus forts, les paturons plutôt courts que longs, les sabots un peu volumineux.

Ces caractères doivent varier d'ailleurs, suivant que l'animal est destiné à être employé seul ou appareillé. On doit toujours, dans le premier cas, le choisir plus grand et plus étoffé.

Le cheval du Cotentin est, parmi les chevaux français, le type de l'espèce carrossière. Beaucoup de chevaux du Mecklembourg, du Hanovre et du Danemark, sont importés en France pour le même service.

CHEVAL DE POSTE ET DE DILIGENCE.

Le service des postes, et surtout celui des diligences, exigent dans les chevaux une grande force unie à une grande vitesse. Ici l'élégance des formes devient à peu près indifférente, et l'on doit s'attacher à la solidité des membres et à la vigueur de l'animal. Un corps ramassé, des formes musculaires bien marquées, une tête légère, une croupe double,

des reins courts et droits, des fesses et des cuisses
bien fournies, des allures vives et légères, sont les
qualités que l'on doit rechercher dans ces chevaux ;
on les trouve surtout dans la race bretonne pour
le service de la poste, et dans la race percheronne
pour celui de la diligence, qui exige plus de taille.

CHEVAL DE GROS TRAIT.

Il faut distinguer, parmi les chevaux de gros
trait, ceux destinés aux travaux ordinaires de la
campagne, et ceux qui doivent servir au roulage,
sur des routes solides et peu accidentées.

Les premiers doivent offrir à peu près la confor-
mation des chevaux de diligence, que l'on choisit
assez souvent parmi les moins étoffés d'entre eux.

Quant aux chevaux de gros trait proprement dits,
chez eux le poids du corps doit concourir avec les
efforts musculaires pour ébranler le fardeau. On
les choisira donc, autant que possible, de haute
taille, à système musculaire très-développé. Une
tête forte, une encolure chargée, un large poi-
trail, des épaules épaisses, charnues et plaquées, une
croupe double, des membres forts, à canons courts et
épais, à paturons peu allongés, seront des qualités
pour ces chevaux, qui ne doivent jamais aller qu'au
pas le plus lent.

Le véritable type pour le service du gros trait
est le cheval boulonnais.

Dans tous les chevaux destinés au trait, il faut
établir une grande différence entre ceux qui tirent

seulement le fardeau, et le cheval qui, placé entre les limons de la charrette, porte en même temps une partie de la charge, la retient dans les descentes, la recule dans quelques cas, et reçoit le contre-coup des secousses qu'éprouve à chaque instant la voiture.

On doit toujours choisir les limoniers plus forts que les autres chevaux, rechercher surtout en eux la brièveté et la force du dos et des reins, et apporter la plus grande attention dans l'examen du jarret, qui doit être fort et plutôt coudé que droit ; car le jarret droit n'est pas favorablement disposé pour retenir la charge dans les descentes. Mais, d'un autre côté, un jarret trop coudé devient nuisible, en engageant trop les membres postérieurs sous le corps, et en occasionnant des glissades d'autant plus dangereuses, que c'est dans les descentes que la charge se porte plus sur le limonier.

Il n'existe pas de différence entre les chevaux de gros trait et ceux employés pour le halage sur les grandes rivières, service extrêmement fatigant ; car même dans les moments d'arrêt, le cheval est obligé de se tenir constamment sur les traits pour empêcher le bateau de rétrograder.

CHAPITRE II

CHOIX DES BÊTES BOVINES D'APRÈS LE SERVICE AUQUEL
ON LES DESTINE.

Les animaux de l'espèce bovine sont employés,
les uns pour leur travail, les autres pour la sécrétion
du lait, et tous, en dernier lieu, pour la boucherie.
Quelques races sont nourries exclusivement, les
mâles du moins, pour ce dernier objet. Nous devons
donc rechercher quelle est la conformation la plus
convenable pour chacune de ces destinations.

§ 1. — Choix du bœuf de travail.

Tous les bœufs peuvent être employés au tra-
vail : si on les nourrit, dans certaines localités,
sans les faire servir comme bêtes de trait, ce n'est
pas à leur conformation qu'il faut l'attribuer, mais
à un usage local, entretenu surtout par l'élève des
chevaux dans le même pays.

Il est cependant quelques particularités de con-
formation qui rendent tel bœuf plus apte au tra-
vail que tel autre.

On recherche dans le bœuf destiné au trait une
tête courte et carrée, un front large, un chignon dé-
veloppé, des cornes grosses à la base et peu allon-
gées, une encolure courte et épaisse, de fortes
épaules, un poitrail large, garni d'un fanon bien

descendu, un corps cylindrique et ramassé, une croupe volumineuse, des membres forts, à jarrets larges et à canons courts et gros, un cuir épais, un poil rude et bien fourni.

Ces caractères se rencontrent dans plusieurs races du midi et du centre de la France, et principalement dans celle de la Haute-Auvergne, connue sous le nom de race de *Salers*, que nous admettons avec Grognier comme type du bœuf de travail en France. Les bœufs de l'Italie méridionale joignent à une force au moins égale une plus haute taille et une plus grande agilité.

§ 2. — Choix de la vache laitière.

La plupart des races bovines qui fournissent des animaux essentiellement aptes au travail donnent des vaches peu propres à la production du lait. Les vaches les mieux faites, les plus sveltes, les vaches à formes bien dessinées, à membres secs et nerveux, peuvent convenir pour le travail et y sont souvent employées, mais elles donnent généralement peu de lait, et ne le conservent pas longtemps après le vêlage.

La véritable vache laitière est lourde et massive ; son corps est long, son ventre volumineux et pendant, ses membres épais, son mufle large, ses cornes courtes, minces et lisses, ses oreilles larges et velues. Elle porte un pis bien développé, sans être trop charnu, à trayons gros et allongés. Sa veine mammaire, grosse et tortueuse, forme un cordon saillant et noueux sur le côté du ventre.

A ces caractères tirés de la conformation générale il faut joindre ceux que peut fournir l'écusson formé en arrière des mamelles par les épis du poil de cette partie, et dont nous avons parlé plus haut (pages 103 et suivantes).

La vache laitière doit toujours être plutôt un peu maigre que trop grasse ; car l'accumulation de la graisse ne peut avoir lieu sans nuire à la sécrétion du lait.

§ 3. — Choix des bêtes bovines pour la boucherie.

Quoique toutes les bêtes bovines terminent leur vie à l'abattoir, il en est cependant quelques-unes qui s'engraissent plus facilement, qui fournissent une viande plus délicate que les autres. On remarque presque toujours une opposition complète entre l'aptitude au travail et la disposition à l'engraissement.

On doit rechercher dans les bêtes que l'on veut engraisser un caractère doux, une peau souple, d'une épaisseur moyenne, glissant avec facilité sur un tissu cellulaire abondant, et recouverte d'un poil peu fourni, doux au toucher ; une tête petite, garnie de cornes minces et courtes, un cou peu allongé. Le garrot, le dos, les reins doivent être larges et garnis de muscles épais ainsi que les fesses, le poitrail large et proéminent, les membres peu développés, à canons courts, et à sabots peu volumineux. En un mot, on s'attachera à rechercher beaucoup de développement dans les parties qui fournissent la viande de la meilleure qualité.

La taille varie nécessairement suivant les races ; il en est de même de la robe, que l'on trouve généralement plus claire dans les animaux faciles à engraisser.

L'âge ne doit pas être au-dessous de l'époque où le corps a complété son accroissement ; il est toujours beaucoup plus avancé dans les pays où les bœufs travaillent que dans ceux où, les nourrissant sans en retirer aucun service, l'éleveur est pressé de s'en défaire. L'animal trop vieux s'engraisse moins facilement. Les vaches ne sont engraissées jeunes que lorsqu'elles sont mauvaises laitières.

L'avantage que présente le sacrifice précoce des animaux uniquement destinés à la boucherie a amené les Anglais à créer des races qui prennent la graisse avant d'avoir achevé leur entier développement, ce qui permet de doubler le nombre des animaux de boucherie, avec les mêmes ressources en nourriture. Les bestiaux de ces races perfectionnées présentent à un degré presque exagéré les caractères que nous avons donnés comme indices d'un facile engraissement.

CINQUIÈME PARTIE

EXAMEN DE L'ANIMAL EN VENTE

L'application des principes que nous avons étudiés dans le cours de cet ouvrage forme la partie la plus importante et la plus difficile de l'extérieur. L'examen de l'animal en vente exige de la part du vétérinaire non-seulement des connaissances théoriques étendues, mais une grande habitude, sans laquelle l'homme le plus instruit se laissera tromper.

Nous allons essayer de tracer la marche à suivre pour procéder à l'examen aussi complet que possible de l'animal que l'on se propose d'acheter, et pour éviter de se laisser tromper par certaines ruses au moyen desquelles on cherche assez souvent à masquer ses défauts.

Il est une première règle à observer dans cette opération : c'est de ne tenir aucun compte de tout ce que peut dire le marchand sur les qualités de l'animal, et même sur quelques légers défauts qu'il n'avoue que pour en cacher de plus graves ; de ne pas laisser attirer son attention sur telle région plus que sur telle autre ; de ne laisser percer en rien son opinion sur la valeur de l'animal ; enfin d'être impassible, d'être *entièrement à soi*, tant que dure l'examen. En effet, si l'on doit établir une différence entre le véritable marchand de chevaux et le maquignon, il n'en est pas moins vrai que tout marchand cherche à présenter sa marchandise sous le jour le plus favorable, et qu'il n'existe pas d'excep - tion à cet usage pour le commerce des animaux.

EXAMEN DU CHEVAL DANS LE REPOS.

Lorsque l'on visite le cheval chez un marchand, il faut, autant que possible, voir l'animal dans l'é-curie pour juger au premier abord de son ensemble. On ne peut guère juger de sa taille dans cette position, car les écuries des marchands sont toujours disposées de manière à élever les chevaux, au moins du devant, pour leur donner plus de taille et une plus belle apparence. On ne peut non plus s'assurer de la vivacité de l'animal ; car le cheval le plus mou paraît vif dès qu'il se voit entouré, se rappelant les coups le fouet qu'il reçoit à chaque visite du marchand ou de ses palefreniers.

Le premier coup d'œil étant donné, on fait sortir l'animal, en examinant avec attention la manière dont il recule et dont il se retourne dans sa stalle. La plupart des garçons d'écurie ont soin, en faisant sa toilette, de lui introduire dans l'anus ou du gingembre ou du poivre, pour lui faire porter la queue en trompe, et lui donner une apparence plus énergique. Il faut fermer les yeux sur cette manœuvre, qui n'est pas encore tombée en désuétude, quoique connue de tout le monde aujourd'hui.

Lorsque l'animal, détaché de sa place, est dirigé vers la porte, on l'arrête à une certaine distance pour examiner l'œil d'après les principes que nous avons déjà indiqués (p. 250). On peut en même temps examiner l'âge, s'assurer de l'état des barres, de la langue, de l'auge et des naseaux. On laisse ensuite sortir le cheval pour l'examiner au grand jour.

S'il est trop long de corps, on a soin de lui placer sur le dos une couverture d'une couleur tranchant avec celle de la robe, et qui le raccourcit en coupant sa longueur. S'il est trop court, au contraire, on a soin de le sortir entièrement nu ; c'est dans cet état, d'ailleurs, qu'il faut toujours l'examiner.

Le palefrenier a soin, en outre, de le placer, pour faire valoir sa taille, sur un point un peu élevé et toujours contre un mur, le corps ressortant alors avec de plus grandes proportions. Il faut tenir compte de cette différence et passer outre, pourvu toutefois qu'il reste assez d'espace pour tourner autour de l'animal.

On l'examine alors de nouveau dans son ensemble, sous le rapport des proportions et des aplombs. Pour reconnaître ces derniers, on examine successivement chaque bipède, de front et de profil, isolément d'abord, puis dans leurs rapports réciproques. On passe ensuite à l'examen détaillé de chaque région.

L'ordre à suivre ici n'a rien de fixe ; il suffit d'en adopter un, quel qu'il soit, pour ne rien oublier. Si l'on suit celui que nous avons établi dans la première partie de cet ouvrage, on examinera d'abord la tête dans son ensemble et dans ses diverses régions, puis, passant la main sur la nuque, on la descendra en suivant sur le bord supérieur de l'encolure jusque sur le garrot, sur le dos et les reins, en pinçant cette dernière région pour s'assurer si le cheval exécute le mouvement de flexion que l'on observe toujours chez l'animal en bon état de santé. On arrivera à la queue, que l'on doit élever, non-seulement pour juger du degré d'énergie de l'animal, mais pour examiner la base du tronçon et l'anus qu'il recouvre.

Revenant en avant, on examinera le poitrail, le ventre, les côtes, et l'on s'arrêtera surtout à l'examen du flanc, que l'on doit étudier d'abord dans l'état de repos pour le revoir plus tard, lorsque l'animal aura été exercé. On n'oubliera pas de comprimer le premier cerceau de la trachée pour s'assurer de la nature de la toux.

La région des testicules doit être examinée avec soin si le cheval est entier, ou s'il est jeune et châtré depuis peu.

Les membres seront ensuite explorés rayon par rayon, surtout à leur partie inférieure, où l'intégrité des tendons et des articulations est d'une si grande importance. On passera la main avec soin sur toute l'étendue des cordes tendineuses, sur la face interne des boulets, dans le pli du paturon, sur tout le pourtour des couronnes, pour rechercher les traces des défauts que nous avons indiqués en décrivant ces régions.

Les sabots exigent le plus scrupuleux examen, sous le rapport de leur forme générale, de la nature de la corne, et des diverses maladies qu'ils peuvent présenter. Il est quelques défauts, comme les seimes, que l'on peut masquer par des corps gras, par du mastic, ou même par la boue dans laquelle on fait passer à dessein le cheval. Il en est de même des pertes de substance qu'ont éprouvées les pieds dérobés.

En faisant lever les pieds, on s'assurera d'abord si l'animal est docile, et s'il n'existe aucune lésion à la sole et à la fourchette. On examinera ensuite avec soin la forme des fers pour reconnaître s'ils ne cachent pas quelque maladie, s'ils ne dissimulent aucun défaut, et s'ils ne grandissent pas l'animal par une longueur démesurée de leurs crampons. Une forte ajusture des fers fait paraître creux des pieds entièrement plats ; des fers un peu couverts peuvent cacher un commencement de crapaud.

EXAMEN DU CHEVAL DANS L'ACTION.

Pour examiner le cheval en action, on tâche, autant que possible, de l'exercer sur un terrain dur ou pavé, et de le faire conduire par une personne étrangère aux intérêts du vendeur. Dans tous les cas, il ne faut jamais que l'animal soit tenu trop court. On doit laisser au bridon une certaine longueur de rênes, afin que, la tête n'étant pas soutenue, les allures de l'animal soient plus libres, et laissent mieux apercevoir les défectuosités qu'elles peuvent présenter. La plupart des garçons d'écurie exercent les chevaux en leur pliant l'encolure de côté, empêchant ainsi l'acheteur de bien juger de la régularité de l'allure.

On commence par faire partir l'animal au pas, en se plaçant d'abord de manière à l'envisager en arrière au départ, puis en face au retour, pour juger de la régularité des mouvements du tronc, de la tête et des membres ; pour voir surtout si ces derniers ne s'écartent pas trop en dehors ou en dedans, faisant billarder, faucher ou couper le cheval. On l'examine ensuite de profil, pour bien saisir l'harmonie qui doit exister entre l'avant-main et l'arrière-main, voir si les pieds postérieurs prennent bien la place des antérieurs, s'ils ne les dépassent pas trop, ou ne restent pas fortement en arrière ; on s'assure en même temps si l'animal a un bon pas et s'il l'exécute franchement. On tâche de reconnaître pendant l'action s'il ne s'effraye pas des corps environnants, s'il n'est pas ombrageux. S'il élève fortement les pieds antérieurs et s'il change à chaque instant la position de ses oreilles, on peut être assuré que la vue est mauvaise.

On fait ensuite passer le cheval à l'exercice du trot, en l'examinant de même que pour le pas. C'est alors qu'il faut redoubler d'attention, non-seulement pour s'assurer de la bonté, de l'étendue et de la vivacité du trot, mais pour reconnaître les différentes boiteries qui se manifestent surtout pendant cette allure. On a soin de faire tourner l'animal, tantôt sur la droite, tantôt sur la gauche, afin de surcharger alternativement chaque bipède latéral, et de le faire arrêter un peu court, pour s'assurer de la force des reins et des jarrets. C'est aussi après le trot qu'il faut le faire reculer; car le cheval immobile exécute ce déplacement avec plus de difficulté après l'exercice qu'en sortant de l'écurie.

On peut, jusqu'à un certain point, reconnaître la bonté du trot d'un cheval, au peu de bruit qu'occasionnent les battues sur le pavé et à la vivacité avec laquelle elles se succèdent.

Lorsque l'exercice du trot, que l'on a dû rendre de plus en plus accéléré, est terminé, il faut revenir à l'examen de la fonction de la respiration. Les mouvements du flanc, qui avaient pu laisser de l'incertitude pendant le repos, sont devenus plus fréquents et plus grands après l'exercice, et l'on peut, alors, non-seulement distinguer plus facilement le soubresaut de la pousse, mais reconnaître diverses irrégularités des mouvements respiratoires qui indiquent certaines altérations des organes contenus dans la poitrine.

L'accélération de la respiration après l'exercice peut aussi mettre en évidence un bruit particulier produit par la colonne d'air qui traverse les voies respiratoires, et qui a reçu différents noms selon son intensité. On appelle *gros d'haleine*, le cheval chez lequel ce bruit est encore peu intense, et *corneur*, celui chez lequel le mouvement respiratoire produit un sifflement particulier plus ou moins rauque. Ces deux symptômes, le dernier surtout, déprécient considérablement l'animal. Le cheval gros d'haleine ne peut supporter longtemps un exercice pénible,

une allure rapide. Le cheval corneur y résiste encore moins, et peut tomber asphyxié, si on le force
à continuer son travail.

Pour peu qu'il y ait doute après les quelques tours
de trot que l'on a exigés de l'animal, on le fait exercer de nouveau, pendant un temps plus long, pour
procéder à un nouvel examen.

Le cornage ne devient ordinairement apparent que
dans certaines circonstances, lorsque, par exemple,
l'animal est soumis à un service pénible; et comme
on ne peut pas toujours le voir, avant l'achat, dans
cette condition, la loi a placé le cornage au nombre
des vices rédhibitoires.

Pendant les moments de repos qu'on laisse au
cheval, après l'avoir exercé, surtout au trot, il est
bon de lui laisser une grande longueur de rênes, de
l'abandonner presque à lui-même, et d'observer la
manière dont il se place. On peut être assuré que, si
quelque membre est souffrant, il se trouvera soustrait
à l'action du poids du corps, et plus dévié de sa ligne
naturelle que les autres ; et si cette position se renouvelle pour le même membre plusieurs fois de suite,
on devra l'examiner de nouveau avec la plus grande
attention.

On exige rarement l'épreuve du galop dans la
visite du cheval ; il est cependant essentiel de s'assurer de la bonté de cette allure, pour les chevaux de
selle au moins. Quant aux chevaux de course, on a
toujours à cet égard des indices exacts par le résultat
des courses dans lesquelles il ont paru.

Outre l'examen dont nous venons d'indiquer la

marche, il en est un autre très-essentiel et qui regarde principalement l'acheteur : c'est l'essai de l'animal, suivant le service auquel on le destine. Cette épreuve est d'autant plus essentielle qu'elle permet de voir le cheval soustrait à l'influence du marchand et de ses palefreniers, et par conséquent dépouillé de cette vigueur factice que lui inspirait la crainte.

Dans cet essai, qui peut se prolonger, on peut aussi juger du fonds de vigueur de l'animal beaucoup plus sûrement qu'il n'a été possible de le faire dans le premier examen, après quelque temps de pas et de trot.

EXAMEN DE DEUX CHEVAUX APPAREILLÉS.

Lorsqu'on visite des chevaux qui doivent être appareillés pour le carrosse, il faut, indépendamment de l'examen détaillé de chacun d'eux, procéder à un examen d'ensemble.

On place les deux chevaux côte à côte, pour s'assurer si leur taille est semblable, si leur robe est de même nuance, si leur conformation générale est en rapport mutuel, en ayant bien soin, pour la taille et le volume du corps, de tenir compte de la différence d'âge qui peut exister entre les deux animaux. Il faut d'ailleurs, autant que possible, appareiller des chevaux de même âge.

C'est surtout à l'égard des allures qu'il faut procéder à un examen d'ensemble, pour éviter de choisir une paire de chevaux dont l'un a les allures très-allongées, tandis que l'autre avance peu et *s'enlève* beaucoup. Cet assemblage mal combiné nuit à l'élégance de l'attelage, et fatigue également les deux chevaux. On doit donc faire marcher ceux-ci placés comme à la voiture, et surtout les faire trotter ainsi accouplés, pour bien juger du rapport qui existe entre leurs allures.

Ce n'est qu'après cet examen qu'il faut les faire atteler et les examiner de nouveau, sur un terrain accidenté, s'il est possible.

Il est rare que deux chevaux appareillés présentent les mêmes qualités. Presque toujours les marchands profitent d'une similitude de taille et de robe pour faire passer un cheval médiocre au moyen d'un meilleur, sur lequel ils cherchent à attirer de préférence l'attention de l'acheteur.

EXAMEN DES ANIMAUX AUTRES QUE LES SOLIPÈDES.

L'examen des bêtes bovines est bien plus simple que celui des solipèdes ; on doit s'attacher, dans le choix des bœufs de travail, à choisir de la même force ceux qui doivent être liés au même jong. C'est surtout dans la visite des vaches laitières qu'il faut se défier des ruses des marchands. On n'oubliera pas qu'ils sont dans l'habitude de laisser les vaches un certain temps sans les traire, afin que leur pis soit bien développé au moment de la vente. On s'aperçoit de cette ruse au piétinement de la bête, qui souffre de cet état ; à la douleur qu'elle éprouve lorsqu'on essaye de la traire, et quelquefois à l'écoulement spontané du lait.

Dans l'espèce du mouton, on ne visite ordinairement que quelques animaux pris au hasard dans le troupeau, pour s'assurer de leur état de santé et de la qualité de leur laine. A cet effet, on *enfourche* le mouton, c'est-à-dire qu'on le fixe en le serrant entre ses deux jambes après l'avoir saisi par le jarret. On s'assure, par l'examen des parties les plus fines de la peau, s'il n'existe pas quelques traces de la *clavelée*, et l'on examine la conjonctive, qui doit, dans l'état de santé, présenter une couleur rose. Si le mouton que l'on a saisi est boiteux, on s'assure de la cause de la claudication. Nous n'avons pas ici à nous occuper de la qualité de la laine.

Pour le porc, on se borne à le faire *langueyer*, c'est-à-dire à rechercher s'il n'existe pas à la base de la langue des *cysticerques celluleux*, espèce de vers en forme de vésicules, dont la présence constitue la maladie désignée sous le nom de *ladrerie*.

Dans cet exposé de la marche à suivre pour l'examen de l'animal en vente, nous n'avons pu établir que des principes généraux ; car des détails plus circonstanciés nous auraient conduit à de nombreuses répétitions. A cet égard, d'ailleurs, la pratique est le meilleur maître pour celui qui possède des connaissances théoriques suffisantes, et nous en trouvons la preuve dans l'habileté, dans la sûreté de coup d'œil que contractent, par une longue habitude, des hommes pour lesquels un contact de tous les jours a remplacé les principes de la science.

FIN

APPENDICE

ARTICLE PREMIER.

Sont réputés vices rédhibitoires, et donneront seuls ouverture à l'action résultant de l'art. 1641 du Code civil, dans les ventes ou échanges des animaux domestiques ci-dessous dénommés, sans distinction des localités où les ventes et échanges auront eu lieu, les maladies ou défauts ci-après, savoir :

POUR LE CHEVAL, L'ANE ET LE MULET.

La fluxion périodique des yeux.
L'épilepsie ou le mal caduc.
La morve.
Le farcin.
Les maladies anciennes de poitrine, ou vieilles courbatures.
L'immobilité.
La pousse.
Le cornage chronique.
Le tic sans usure des dents.
Les hernies inguinales intermittentes.
La boiterie intermittente pour cause de vieux mal.

POUR L'ESPÈCE BOVINE.

La phthisie pulmonaire ou pommelière.

L'épilepsie ou mal caduc.

Les suites de la non-délivrance.

Le renversement du vagin ou de l'utérus. } Après le part chez le vendeur.

POUR L'ESPÈCE OVINE.

La *clavelée :* cette maladie, reconnue chez un seul animal, entraînera la rédhibition de tout le troupeau. La rédhibition n'aura lieu que si le troupeau porte la marque du vendeur.

Le *sang de rate :* cette maladie n'entraînera la rédhibition du troupeau qu'autant que, dans le délai de la garantie, la perte constatée s'élèvera au quinzième au moins des animaux achetés.

Dans ce dernier cas, la rédhibition n'aura lieu également que si le troupeau porte la marque du vendeur.

ART. 2.

L'action en réduction du prix, autorisée par l'article 1644 du Code civil, ne pourra être exercée dans les ventes et échanges d'animaux énoncés dans l'article 1er ci-dessus.

ART. 3.

Le délai pour intenter l'action rédhibitoire sera, non compris le jour fixé pour la livraison, de trente jours pour le cas de fluxion périodique des yeux et d'épilepsie ou mal caduc ; de neuf jours pour tous les autres cas.

Art. 4.

Si la livraison de l'animal a été effectuée, ou s'il a été conduit, dans les délais ci-dessus, hors du lieu du domicile du vendeur, les délais seront augmentés d'un jour par cinq myriamètres de distance du domicile du vendeur au lieu où l'animal se trouve.

Art. 5.

Dans tous les cas, l'acheteur, à peine d'être non recevable, sera tenu de provoquer, dans les délais de l'art. 3, la nomination d'experts chargés de dresser procès-verbal : la requête sera présentée au juge de paix du lieu où se trouvera l'animal.

Ce juge nommera immédiatement, suivant l'exigence des cas, un ou trois experts, qui devront opérer dans le plus bref délai.

Art. 6.

La demande sera dispensée du préliminaire de conciliation, et l'affaire instruite et jugée comme matière sommaire.

Art. 7.

Si, pendant la durée des délais fixée par l'art. 3, l'animal vient à périr, le vendeur ne sera pas tenu de la garantie, à moins que l'acheteur ne prouve que la perte provient de l'une des maladies spécifiées dans l'art. 1er.

Art. 8.

Le vendeur sera dispensé de la garantie résultant de la *morve* et du *farcin*, pour le cheval, l'âne et le mulet, et de la *clavelée* pour l'espèce ovine, s'il prouve que l'animal, depuis la livraison, a été mis en contact avec des animaux atteints de ces maladies.

Fait au palais des Tuileries, le 20e jour du mois de mai, l'an 1838.

LOUIS-PHILIPPE.

PAR LE ROI.

Vu et scellé du grand sceau : le garde des sceaux de France, ministre secrétaire d'État au département de la justice et des cultes,

BARTHE.

Le ministre secrétaire d'État au département des travaux publics, de l'agriculture et du commerce.

N. MARTIN (du Nord).

TABLE DES MATIÈRES

CHAPITRE II.

PIED.   148

CHAPITRE III.

ŒIL.   198

CHAPITRE IV.

AGE.   253

CHAPITRE V.

PROPORTIONS.   324

DEUXIÈME PARTIE.

EXAMEN DE L'ANIMAL SOUS LE RAPPORT DE LA LOCOMOTION.   313

CHAPITRE I.

PRINCIPES DE PHYSIQUE APPLICABLES A LA LOCOMOTION.   344

CHAPITRE II.

APPAREIL LOCOMOTEUR.   363

CHAPITRE III.

ACTIONS DE L'APPAREIL LOCOMOTEUR.   375

TROISIÈME PARTIE.

SIGNALEMENTS. 462

CHAPITRE I.

ROBES. 463

CHAPITRE II.

TAILLE.   502

CHAPITRE III.

CONFECTION DU SIGNALEMENT.   505

QUATRIÈME PARTIE.

EXAMEN DE L'APTITUDE DES ANIMAUX AUX DIFFÉRENTS SERVICES.   511

CHAPITRE I.

CHOIX DES CHEVAUX D'APRÈS LE SERVICE AUQUEL ON LES DESTINE.   513

CHAPITRE II.

CHOIX DES BÊTES BOVINES D'APRÈS LE SERVICE AUQUEL ON LES DESTINE.   520

CINQUIÈME PARTIE.

EXAMEN DE L'ANIMAL EN VENTE.   524

CORBEIL, typ. et stér. de CRÉTÉ FILS.

AGENDA-FORMULAIRE
DU VÉTÉRINAIRE PRATICIEN
POUR 1874

CONTENANT:

1° MATIÈRE MÉDICALE, POSOLOGIE ET FORMULAIRE ;
2° NOMENCLATURE, CLASSIFICATION ET DEGRÉ D'ACTIVITÉ COMPARATIVE DES MÉDICAMENTS, par M. Tabourin, professeur à l'École vétérinaire de Lyon;
3° MÉMORIAL THÉRAPEUTIQUE, par M. Trasbot, professeur de clinique à l'École vétérinaire d'Alfort ;

SUIVI

DE MODÈLES DE RAPPORTS ET CERTIFICATS

Rédigés par MM. H. BOULEY, DELAFOND, RENAULT, etc.

ET COMME PRINCIPAUX RENSEIGNEMENTS :

1° Les Écoles vétérinaires d'Alfort, de Lyon et de Toulouse, avec le nouveau Programme d'admission pour les élèves civils et militaires dans ces mêmes écoles;
2° Le Programme pour l'admission à l'emploi d'aide vétérinaire stagiaire à l'École de cavalerie de Saumur;
3° La Liste des Vétérinaires civils de France, par ordre alphabétique et par département;
4° La Liste des Vétérinaires militaires.

Le tout précédé d'un

CALENDRIER A DEUX JOURS PAR PAGE
Sur lequel on peut inscrire ses visites et prendre des notes.

PRIX, FRANC DE PORT DANS TOUTE LA FRANCE ET L'ALGÉRIE

1° Cartonné à l'anglaise.. 2 fr. »
2° Arrangé de façon à pouvoir être mis dans une trousse ou portefeuille.......... 2 »
3° Relié en portefeuille, avec patte et crayon.................................. 3 75
4° L'Agenda dans un beau portefeuille en chagrin.............................. 6 »

NOTA. Cet Agenda paraît au mois de décembre de chaque année et sert pour l'année suivante.

DICTIONNAIRE LEXICOGRAPHIQUE ET DESCRIPTIF
DES
SCIENCES MÉDICALES ET VÉTÉRINAIRES

COMPRENANT : L'Anatomie, la Physiologie, la Pathologie générale, la Pathologie spéciale, l'Hygiène, la Thérapeutique, la Pharmacologie, l'Obstétrique, les Opérations chirurgicales, la Médecine légale, la Toxicologie, la Chimie, la Physique, la Botanique et la Zoologie.

PAR MM. RAIGE-DELORME, CH. DAREMBERG, H. BOULEY, J. MIGNON, CH. LAMY

Un très-fort volume grand in-8° de plus de 1500 pages, à deux colonnes, texte compacte avec figures intercalées et contenant la matière de 10 volumes in-8°, 1863

PRIX : rendu *franc de port* dans toute la France, broché. . . . . 18 fr.
—   —   cartonné à l'anglaise . . 19 fr. 50
—   —   relié, dos en maroquin. 20 fr. 50

BOTANIQUE AGRICOLE ET MÉDICALE
OU ÉTUDE DES PLANTES QUI INTÉRESSENT PRINCIPALEMENT LES MÉDECINS, LES VÉTÉRINAIRES ET LES AGRICULTEURS

Accompagnée de 155 planches représentant plus de 900 figures intercalées dans le texte

Par H.-J.-A. RODET, directeur de l'Ecole vétérinaire de Lyon.

2° édition, revue et considérablement augmentée avec la collaboration de C. BAILLET, professeur d'hygiène, de zoologie et de botanique à l'Ecole vétérinaire d'Alfort.

1 très-fort volume in-8 de plus de 1,100 pages, cartonné à l'anglaise 1872.................. 17 fr.

TRAITÉ D'AGRICULTURE PRATIQUE

ET D'HYGIÈNE VÉTÉRINAIRE GÉNÉRALE

Par J.-H. MAGNE

Ancien directeur de l'Ecole vétérinaire d'Alfort

4e édition, revue et considérablement augmentée, avec la collaboration de C. BAILLET, professeur à l'Ecole vétérinaire d'Alfort. — 3 volumes grand in-18, avec figures et cartes intercalées dans le texte, cartonnés à l'anglaise, Le tome 1er est en vente. Prix.. 7 fr.

Les tomes II et III paraîtront en 1874.

TRAITÉ DE L'ÉLEVAGE

ET DES

MALADIES DES ANIMAUX ET OISEAUX DE BASSE-COUR

ET DES OISEAUX D'AGRÉMENT

Par A. BÉNION, *médecin-vétérinaire à Angers*

1 vol. gr. in-18, avec de nombreuses figures intercalées dans le texte, cartonné à l'anglaise. 1873. Prix. 7 fr.

TRAITÉ DE L'ÉLEVAGE ET DES MALADIES DU PORC

Par A. BÉNION, *médecin-vétérinaire*

1 volume grand in-18, avec figures, cartonné à l'anglaise. 1872. Prix.................. 6 fr. 50

TRAITÉ DE L'ÉLEVAGE ET DES MALADIES DE LA CHÈVRE

Par A. BÉNION, *médecin-vétérinaire*

1 volume grand in-18, avec figures. 1871. Prix.............................. 2 fr. 50

TRAITÉ DE L'ÉLEVAGE ET DES MALADIES DU MOUTON

Par M. BÉNION, médecin-vétérinaire

1 volume grand in-18, avec figures; cartonné à l'anglaise. 1874.

COURS DE BOTANIQUE ÉLÉMENTAIRE

COMPRENANT

L'Anatomie, l'Organographie, la Physiologie, la Géographie, la Pathologie et la Taxonomie des Plantes

Suivi d'un **VOCABULAIRE** des mots techniques le plus généralement usités dans la description des plantes

Par M. RODET, directeur-professeur à l'École vétérinaire de Lyon

TROISIÈME ÉDITION, REVUE, CORRIGÉE ET AUGMENTÉE, AVEC LA COLLABORATION

De M. E. MUSSAT, Professeur de botanique à l'École de Grignon

1 v. g. in-18, avec 341 fig. intercalées dans le texte; cartonné à l'anglaise, 1874.   7 fr. 50

RECUEIL DE MÉDECINE VÉTÉRINAIRE

Journal

CONSACRÉ A L'ÉTUDE ET AUX PROGRÈS DE LA MÉDECINE VÉTÉRINAIRE

ET DES SCIENCES QUI S'Y RATTACHENT

Publié chaque mois sous la Direction de

M. H. BOULEY

Membre de l'Institut et de l'Académie de médecine, Inspecteur général des Ecoles vétérinaires de France
Secrétaire général de la Société centrale de Médecine vétérinaire

AVEC LE CONCOURS

DE MM. LES PROFESSEURS

des Écoles vétérinaires d'Alfort, de Lyon, de Toulouse & de vétérinaires praticiens

---

MODE DE PUBLICATION

Le **Recueil de Médecine vétérinaire** parait une fois par mois par cahiers de 80 à 100 pages d'impression, et forme, à la fin de l'année, un très-fort volume in-8. Chaque fois que des planches sont jugées nécessaires pour faciliter l'intelligence du texte, elles sont ajoutées.

LE PRIX D'ABONNEMENT est fixé, pour l'année, à **13 fr.** pour Paris et à **14 fr. 50 c.** pour les départements. — Pour l'étranger, suivant les conventions postales.

Toute demande d'abonnement doit être accompagnée d'un mandat sur la poste, au nom de M. P. ASSELIN, éditeur du journal.

DICTIONNAIRE USUEL

DE

CHIRURGIE ET DE MÉDECINE

VÉTÉRINAIRES

PAR

BEUGNOT

Ancien Chef de service à l'École vétérinaire d'Alfort.

Manuel pratique où l'on trouve exposés avec clarté et dans un langage à la portée de tout le monde : 1° Tout ce qui regarde l'histoire naturelle, la propagation, l'entretien et la conservation des animaux domestiques ; 2° la description de toutes les maladies auxquelles ces animaux sont sujets ; 3° les moyens de les traiter de la manière la plus efficace et la plus économique ; 4° la législation vétérinaire, ouvrage rédigé d'après les travaux de Bourgelat, Vitel, Huzart, Chabert, Chaumontel, Gohier, Flandrin, Fromage, Dupuy, Girard, V. Yvart, Moiroud, Grognier, Bernard, Vatel, Hurtrel-d'Arboval, etc.

Nouvelle édition, revue, corrigée et mise au courant de la science, d'après les travaux les plus récents des professeurs et praticiens français et étrangers de l'époque.

2 forts vol. grand in-8° avec planches. — Prix pour Paris, 12 fr., rendu *franco*... **14 fr.**

Cet ouvrage est nécessaire aux propriétaires, aux fermiers, aux cultivateurs, aux officiers de cavalerie, aux maréchaux ferrants et aux vétérinaires.

BAILLET (V. RODET, *Botan. agric. et médic.*, et MAGNE, *Traité d'agriculture et d'hygiène.*)

BÉCLARD (J.). — **Traité élémentaire de Physiologie,** 6e édition, revue et mise au courant de la science. 1 très-fort vol. gr. in-8 de 1,260 pages, cartonné, avec 246 figures intercalées dans le texte, 1870. 16 fr.

BÉCLARD (P.-A). — **Éléments d'Anatomie générale.** Quatrième édit., revue, par J. BÉCLARD, professeur à la Faculté de médecine de Paris. 1 v. in-8, 1865.. 10 fr.

BOUCHARDAT. — **Formulaire vétérinaire.** 2e édit. 1 vol. in-18. 1862. 4 f. 50.

BOULEY (H.), membre de l'Institut, inspecteur général des écoles vétérinaires. — **Traité de l'organisation du pied du cheval,** comprenant l'étude de la structure, des fonctions et des maladies de cet organe (1re partie Anatomie et Physiologie). Accompagné d'un Atlas de 34 pl. dessinées et lithographiées d'après nature, par ED. POCHET. Prix, figures noires 10 fr. Figures coloriées............... 16 fr.

BOULEY. — **Rapport sur la rage,** considérée au point de vue de l'hygiène publique, de la police sanitaire et de la prophylaxie. In-8, 1863........ 1 fr. 50 c.

BOULEY (H.). — **La Rage,** moyens d'en éviter les dangers et de prévenir sa propagation. 1 vol. in-18, 1870............ 1 fr.

BOULEY. — **Maladies contagieuses du bétail,** peste bovine, fièvre aphtheuse, cocotte, etc., grand in-8, 1873 ... 2 fr. 50

CHARLIER. — **De la castration des vaches.** In-8. 1855.......... 1 f. 25 c.

TRAITÉ PRATIQUE
DES
Maladies de l'Espèce Bovine
par J. CRUZEL,
vétérinaire à Grenade-sur-Garonne, membre associé national de la Société centrale de médecine vétérinaire, etc.
Un très-fort volume in-8, cartonné à l'anglaise. Prix : 14 fr.

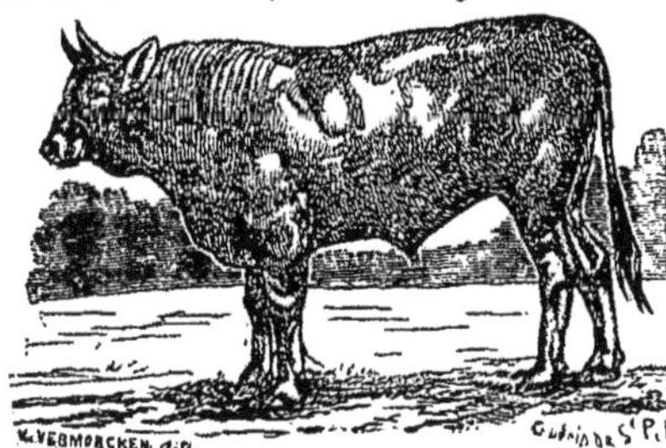

Parmi les livres qui manquaient encore à la médecine vétérinaire, l'un de ceux dont le besoin se faisait le plus vivement sentir était un Traité pratique des Maladies des Bêtes à cornes. Les ouvrages, sur cette matière, de GELLÉ et de LAFORE sont depuis longtemps épuisés et il était urgent de remplir le vide qu'ils ont laissé.

Le livre dont nous annonçons aujourd'hui la publication est destiné, nous en avons la conviction, à répondre à toutes les nécessités de la pratique.

M. CRUZEL, qui s'est chargé de sa rédaction, est connu depuis longtemps par ses nombreuses publications dans les recueils périodiques, et son nom seul doit être un sûr garant que son œuvre, — portant le

double cachet de la science et de la pratique, — sera également utile à ceux qui sont déjà initiés aux difficultés de l'exercice de l'art et aux jeunes praticiens qui ont à en faire l'apprentissage.

DEJEAN (Oscar), ancien Juge de Paix du canton de Pessac (Gironde). — **Traité théorique et pratique de l'action rédhibitoire,** dans le commerce des animaux domestiques, contenant : la législation, la doctrine et la jurisprudence sur la matière, la définition des vices rédhibitoires, l'explication détaillée des règles de la procédure, *un Formulaire complet de tous les actes nécessaires* et une table chronologique des Jugements et arrêts. 1 v. in-12 cart. à l'anglaise. 3e édit. revue et cor., 1868. 4 fr.

DELAFOND. — **Traité de pathologie générale comparée des animaux domestiques.** 2e édition, revue, corrigée et considérablement augmentée. 1 vol. in-8. 1855............................ 8 fr.

DELAFOND. — **Traité sur la maladie du sang des bêtes à laine,** suivi de l'étude comparée de cette affection avec la fièvre charbonneuse, l'empoisonnement par les végétaux vénéneux et la maladie rouge. 1 vol. in-8, 1843.............. 2 fr. 50 c.

DELAFOND. — **Traité sur la maladie de poitrine du gros bétail,** connue sous le nom de *péripneumonie contagieuse.* Paris, 1844. 1 vol. in-8, 1843........ 4 fr.

DELAFOND. — **Traité sur la maladie du sang des bêtes bovines,** suivi de l'étude comparée de cette affection avec l'entérite suraiguë et la fièvre charbonneuse. 1 vol. in-8, 1848........ 2 fr. 50 c.

DELAFOND. — **Progrès agricole et amélioration du gros bétail de la Nièvre,** caractères et qualités de la race, In-8, 1846............................ 3 fr.

DELAFOND et LASSAIGNE. — **Traité de matière médicale et de pharmacie vétérinaire, théorique et pratique,** 2e édition, revue, corrigée et augmentée d'un choix de Formules publiées à l'étranger. 1 vol. in-8 de 844 pages, avec figures intercalées dans le texte, 1853. 9 f.

DELWART. — **Traité de médecine vétérinaire pratique.** 3 vol. grand in-8, 1850-53.................... 36 fr.

GIRARD. — **Traité de l'âge du cheval,** du *Bœuf,* du *Mouton,* du *Chien* et du *Cochon.* 3e édition, 1834.............. 3 fr. 50 c.

GOUBAUX (A.), professeur à l'Ecole d'Alfort. — **Etude sur les animaux de boucherie,** 1er Mémoire traitant des *maniements* considérés spécialement chez le Bœuf et la Vache. In-8, 1855.. 1 fr. 25 c.

GOURDON. — **Eléments de chirurgie vétérinaire,** 2 vol. in-8 (*Ouvrage épuisé*).

GOURDON. — **Traité de la castration des animaux domestiques.** 1 vol. in-8 de 550 pag., avec figures intercalées dans le texte. 1860.................... 6 fr. 50 c.

GOURDON. — **Traité du pied des animaux domestiques,** 1 vol. in-8, avec figures intercalées (*Sous presse*).

LAVOCAT, directeur de l'Ecole vétérinaire de Toulouse. — **Nouvelle Ostéologie**

comparée de la tête des animaux domestiques, suivie d'un exposé de la construction vertébrale de la tête. In-8. 1864. Prix.................... 2 fr.

LEBAS et LELONG. — Pharmacie vétérinaire, chimique, théorique et pratique. 6e édition, 1 vol. in-8, 1844. 5 fr. 50

LECOQ, ex-inspecteur général des Ecoles vétérinaires. — **Traité de l'extérieur du cheval et des principaux animaux domestiques.** 4e édit., ornée de 155 fig. intercalées dans le texte. 1 beau vol. in-8, cartonné à l'anglaise, 1870.... 9 fr.

LESCOT (E.), vétérinaire principal de l'armée. — **Cours d'hippologie,** ou Abrégé sommaire de l'anatomie, de la physiologie, de l'extérieur, de l'hygiène, de la maréchalerie, des maladies et des accidents dont le cheval est le plus souvent atteint, et des premiers soins à lui donner avant l'arrivée du vétérinaire. 1 vol. in-18, 1863. Broché. 1 fr. 50 Cartonné..................... 1 fr. 75

LEYH (Frédéric), professeur à l'Ecole vétérinaire de Stuttgart. — **Anatomie des animaux domestiques,** traduite de l'allemand sur la seconde édition, par Auguste ZUNDEL, vétérinaire à Mulhouse, avec additions et notes, par Saint-Yves MÉNARD, vétérinaire, ancien élève de l'Ecole d'Alfort, étudiant en médecine, 1 beau volume in-8, avec 255 figures intercalées dans le texte; cartonné à l'anglaise. 1871 .. 13 fr.

MAGNE, ex-directeur de l'École vétérinaire d'Alfort. — **Hygiène vétérinaire appliquée.** Etude de nos races d'*animaux domestiques* et des moyens de les améliorer, suivie des règles relatives à l'entretien, à la multiplication et à l'élevage. 3e édition, accompagnée de fig. intercalées dans le texte.
1° *Races chevalines.* 1 vol. grand in-18. 8 fr.
2° *Races bovines.* 1 volume grand in-18. 5 fr.
3° *Races ovines.* 1 volume grand in-18. 3 fr.
4° *Races porcines.* 1 volume grand in-18 2 fr.

MAGNE. — (*Voir page 3 de ce Catalogue***). Traité d'agriculture pratique et d'hygiène vétérinaire générale.**

MEGNIN, vétérinaire militaire. — **Mémoire sur le crapaud du cheval,** sa nature et son traitement. In-8, avec planches coloriées, 1864.................. 2 fr.

MEGNIN. — Etude microscopique et iconographique des altérations des fourrages. In-8, avec pl. 1864.... 2 fr.

MEGNIN. — Origine de la Ferrure du cheval. In-8, 1865............ 2 fr.

MEGNIN. — De la Gale du Cheval étudiée dans ses trois variétés sarcoptique, psoroptique et symbiotique et des animalcules qui la produisent. In-8, avec figures, 1872. Prix.................. 2 fr. 50

Mémoires de la Société centrale de médecine vétérinaire.
7 volumes ont paru, le tome 1er coûte 3 fr. 50 c., et les tomes 2, 3, 4, 5 6, et 7, chacun 5 fr.

MILES (William). — **Petit traité de la ferrure du cheval,** traduit de l'anglais sur la 3e édition, par le Dr GUYTON. 2e édition française. 1 vol. grand in-18 avec planches, 1865................. 1 fr. 50 c.

MOIROUD. — Traité élémentaire de matière médicale, ou de Pharmacologie vétérinaire, suivi d'un Formulaire pharmaceutique raisonné. 2e édit., 1843.. 6 fr.

ORFILA. — Éléments de chimie appliquée à la médecine et aux arts. 8e édition. 2 forts vol. in-8, avec planches, 1851. 17 fr.

RENAULT. — Traité du javart cartilagineux. 1 vol. in-8, fig. 1831.... 3 fr.

RENAULT. — Gangrène traumatique, mémoires et observations cliniques sur une de ses causes les plus fréquentes dans les animaux domestiques. In-8. 1840. 2 fr. 50 c.

RENAULT. — Typhus contagieux du gros bétail. In-8, 1856...... 1 fr. 25 c.

RENAULT. — Typhus contagieux des bêtes bovines. 1860...... 2 fr. 50 c.

RODET (H.-J.-A.), directeur de l'Ecole nationale vétérinaire de Lyon. — **Cours de Botanique élémentaire et Botanique agricole et médicale.** (*Voir page 3 de ce catalogue*).

ROLL, professeur à l'Ecole vétérinaire de Vienne. — **Manuel de Pathologie et de Thérapeutique des Animaux domestiques,** traduit de l'allemand sur la 3e édit. par MM. les professeurs DERACHE et WEHENKEL, 2 vol. in-8, 1869..... 22 fr.

SAINT-CYR, Professeur à l'Ecole vétérinaire de Lyon. — **Recherches anatomiques, physiologiques et cliniques sur la pleurésie du cheval.** In-12, 1860.................. 2 fr. 50 c.

SANSON (A.). — **De la Diathèse typhoïde du cheval et de ses manifestations ordinaires dans l'armée.** In-8. 1856................ 1 fr. 50 c.

SANSON (A.). — **Les Missionnaires du progrès agricole** (organisation économique de la médecine vétérinaire). 1 vol. in-18. 1858.................. 3 fr. 50 c.

SANSON (A.). — **Le meilleur préservatif de la rage,** étude de la physionomie des chats et des chiens enragés, lésions, causes, degré de contagion du virus; remèdes antirabiques. 1 vol. in-12.... 1 fr.

SERRES, professeur à l'Ecole vétérinaire de Toulouse. — **Guide hygiénique et chirurgical pour la castration et le bistournage** du cheval, du taureau, de la vache, du bélier et du verrat. 1 vol. grand in-18, de 550 pages, avec des fig. intercalées dans le texte. 1861. 4 fr. 50 c.

TABOURIN, professeur à l'Ecole vétérinaire de Lyon. — **Nouveau Traité de matière médicale, de thérapeutique et de Pharmacie vétérinaires.** 2e édition, revue, corrigée et augmentée. 2 forts vol. in-8, avec près de 100 figures intercalées dans le texte, 1865-1866....... 20 fr.

VATEL. — Éléments de pathologie vétérinaire. 3 v. in-8, avec pl. 1828. 12 fr.

Journal de Médecine vétérinaire militaire, publié sous la direction de MM. GOUX, GOYAU, HUGOT, LESCOT, MERCHE et SIPIÈRE, Vétérinaires principaux, paraissant depuis le mois de juin 1862, par numéros de 4 feuilles in-8. — Prix de l'abonnement annuel, **10** fr. pour la France et l'Algérie et **13** fr. pour l'Etranger.

TABLEAUX

SE COMPOSANT CHACUN D'UNE FEUILLE IN-PLANO

ET COMPRENANT

1° Les Formes extérieures et l'Anatomie élémentaire du Cheval, 8 figures, dont 6 coloriées, avec explication,.. 2 fr. 50

2° L'Age des Animaux domestiques, 42 figures noires, avec explication................ 1   50

3° Les Tares et les Défectuosités du Cheval, 50 figures noires, avec explication...... 1 ' 50

4° L'Anatomie élémentaire, les Maniements et les Coupes de boucherie du Bœuf, 10 figures, dont 6 coloriées.. 2   50

5° La Ferrure du Cheval, du Mulet et du Bœuf, 59 figures noires, avec explication. 1   50
Par M. MEGNIN, vétérinaire en premier au 25ᵉ régiment d'artillerie.

6° Les principales races de Chiens et les maladies dont ils sont généralement atteints, 30 figures avec texte, par E. WEBER, vétérinaire à Paris...................... 2   »

Chaque tableau se vend séparément, et quand il est collé sur toile, il coûte 1 fr. de plus.

Dans les Tableaux synoptiques ci-dessus, sont représentés, par des planches très-fidèles et quelques lignes de texte, les faits principaux que ces Tableaux ont pour but de mettre en relief. Dans ceux du .CHEVAL et du BŒUF, pour ne citer que ceux-là, une série de figures permet de comparer l'animal à lui-même dans les différents états où l'anatomie peut le.montrer. On le voit réduit à son squelette, puis revêtu de ses muscles, puis devenu transparent, laissant voir dans leur place les viscères, les vaisseaux et les nerfs; puis enfin l'animal apparaît sous sa forme extérieure, aussi fidèlement représenté que possible.

Grâce à cette série de dessins, les personnes qui n'ont pas fait d'études spéciales de l'organisation des animaux peuvent en prendre une idée, et celles qui la connaissent se la remémorent.

Ces Tableaux joignent aussi l'utile à l'agréable, car, appendus aux murs, ils en font l'ornement en même temps qu'ils instruisent ceux qui les regardent. Leur prix, très-peu élevé, les met à la portée de toutes les bourses.

NOUVELLE ICONOGRAPHIE FOURRAGÈRE

Histoire botanique, économique et agricole des plantes fourragères et des plantes nuisibles qui se rencontrent dans les prairies et les pâturages

Par MM. **GOURDON**, professeur à l'école vétérinaire de Toulouse, et **NAUDIN**, vétérinaire en premier au 19ᵉ d'artillerie.

L'ouvrage se compose de 126 très-belles planches très-bien coloriées et de près de 900 pages de texte format in-4°. Prix **100** fr. broché : **120** fr. relié en 2 volumes.

Ouvrages sous presse:

TRAITÉ D'OBSTÉTRIQUE VÉTÉRINAIRE

OU ÉTUDE DE L'ACCOUCHEMENT NORMAL ET LABORIEUX

CHEZ NOS PRINCIPALES FEMELLES DOMESTIQUES

Par M. SAINT-CYR,

Professeur à l'Ecole vétérinaire de Lyon. — 1 fort vol. grand in-8, figures dans le texte.

ANATOMIE ET PHYSIOLOGIE PATHOLOGIQUES

Par le Dʳ J.-M. WEHENKEL,

Professeur à l'École vétérinaire de Cureghem-lez-Bruxelles. — 1 vol. in-8, qui sera publié en trois parties.

(Décembre 1873.)

PRIX COURANT
DE LA MAISON
V^VE RENAULT Aîné et Fils
DROGUISTES
PHARMACIEN : Léon RENAULT, lauréat de l'École de pharmacie de Paris

(MÉDAILLE D'OR, 1870)

Rue du Roi-de-Sicile, n° 26, ancien 34, à Paris

SAUF VARIATIONS

Rendu FRANCO de transport à toutes les gares des chemins de fer, pourvu que la facture se monte à 50 fr. au moins.

Pour éviter tout retard, prière de joindre à la première commande les références d'usage
Valeurs à six mois.

	fr. c.		fr. c.
Acétate d'ammoniaque .... le kil.	4 »	Baume tranquille....	6 »
— de morphine..... le gramme	1 »	Benzine'..............	2 25
Acide acétique........... le kilog.	1 70	Beurre d'antimoine...,...........	12 »
— nitrique....................	1 »	Bicarbonate de soude en poudre.....	1 »
— phénique liquide..............	4 25	Bols purgatifs............. la pièce.	» 75
— — cristallisé...........	8 »	Camomille .... le kilog.	3 »
— prussique médicinal..........	40 »	Camphre raffiné....................	5 »
— sulfurique...................	» 70	Cannelle de Chine entière...........	6 »
— tartrique granulé...........	5 80	Cantharides entières................	22 »
Alcali volatil	1 40	— pulvérisées.............	25 »
Alcool, 85 degrés............ le litre	3 75	Carbonate de fer....................	4 »
— camphré....................	5 »	— de potasse...............	2 »
Aloès des Barbades........ le kilog.	9 »	Cérat de Galien....................	4 50
— du Cap, dit succotrin, entier..	3 »	Charge résolutive..................	8 »
— — pulvérisé...........	4 50	Chloroforme.....................	16 »
Alun de glace....................	» 60	Chlorure de chaux sec.............	» 80
— calciné....................	1 80	— d'oxyde de sodium. la bouteille	1 »
Anis vert.....................	2 »	Coaltar................... le kilog.	1 »
Antimoine cru....................	1 60	Confection d'hyacinthe n° 1.........	6 »
— pulvérisé..................	1 80	Coriandre....................	1 »
— diaphorétique.............	7 »	Couperose blanche.................	» 90
Arsenic blanc pulvérisé............	1 50	— bleue pulvérisée.........	1 80
— — — en paquets de 1 gr.	6 »	— verte....	» 40
Assa-fœtida....................	4 50	Crème de tartre pulvérisée..........	4 50
Baies de genièvre.................	» 60	— soluble	6 »
— de laurier....	1 60	Crocus entier	2 »
Baume de copahu	12 »	— pulvérisé	2 20
— du commandeur...........	8 »	Cumin de Malte...	3 »
— de Fioraventi..............	8 »	Eau d'Alibourg .... le litre	2 50
— nerval.....................	16 »	— de Cologne....................	5 »
— opodeldoch	6 »		

	fr.	c.
Eau distillée ....le litre	»	30
— de fleur d'oranger.............	2	50
— de goudron....................	1	»
— de Rabel.....................	3	50
— de-vie camphrée...............	3	50
— vulnéraire	4	50
Écorces de racine de grenadier, le kil.	3	»
Élixir calmant contre les coliques, la b^{lle}.	4	»
— de longue vie........... le litre	5	»
Ellébore noir et blanc, pulvérisé, le kil.	2	80
Émétique en poudre...............	7	»
Emplâtre de savon camphré........	6	»
Espèces vulnéraires........ le kilog.	2	»
Essence d'aspic..................	4	80
— de citron.................	70	»
— de lavande superfine.......	18	»
— — fine...........	10	»
— de menthe................	120	»
— de rue...................	24	»
— de romarin...............	12	»
— de sabine................	24	»
— de térébenthine...........	1	30
— de thym blanc.............	15	»
— de thym rouge.............	12	»
Éther acétique..................	12	»
— sulfurique.................	7	»
— — rectifié...........	7	50
Extrait d'absinthe...............	12	»
— de belladone.............	24	»
— de gentiane..............	10	»
— de genièvre..............	1	60
— gommeux d'opium..........	300	»
— de jusquiame.............	20	»
— de noix vomique..........	90	»
— quina mou................	80	»
— ratanhia sec.............	60	»
— de Saturne...............	2	»
Farine de lin...................	»	70
— de moutarde..............	1	20
— de riz pour cataplasmes.....	»	80
Fenugrec entier.................	»	70
— pulvérisé..............	1	20
Fer réduit par l'hydrogène..........	16	»
Fleur de soufre.................	»	60
Galanga........................	2	»
Gentiane entière................	»	80
Gingembre pulvérisé.............	3	»
Glycérine......................	3	»
Gomme adragante pulvérisée	20	»
— ammoniaque...............	7	»
— arabique blanche..........	3	50
— en sorte.................	2	75
— gutte	20	»
Goudron liquide	»	90

	fr.	c.
Guimauve racine......... le kilog.	1	40
Gutta-percha en plaques...........	10	»
Huile d'amandes douces...........	4	»
— de cade ordinaire	1	20
— de cade de genévrier.........	2	»
— de croton tiglium............	50	»
— empyreumatique..............	1	20
— de laurier pure.............	5	50
— de pétrole blanche...........	3	»
— de pétrole noire.............	2	»
— de foie de morue............	2	40
— minérale rectifiée...........	2	»
— de ricin....................	2	80
Hydriodate de potasse.............	75	»
Iode............................	90	»
Iodures en général..............	90	»
Ipéca en poudre	32	»
Jalap pulvérisé......	12	»
Kermès minéral.................	9	»
Laudanum de Sydenham...........	35	»
— de Rousseau.............	35	»
Liqueur utérine..................	9	»
— de Villate..............	2	40
Lycopode........................	9	»
Magnésie anglaise................	2	50
— calcinée................	7	»
Manne en sortes..................	4	»
— en larmes...............	10	»
Mercure cru.....................	au	cours
— à la vapeur...............	—	
Miel de Bretagne.................	1	»
Muscades	16	»
Nitrate d'argent......... le gramme	»	25
Noix vomiques râpées...... le kilog.	2	»
Onguent d'althæa.................	3	20
— basilicum...............	2	40
— chaud résolutif fondant.....	6	50
— contre les crevasses........	4	»
— contre les ardeurs.........	2	80
— contre la gale des chevaux..	4	50
— contre la gale des moutons..	4	50
— égyptiac................	3	50
— gris....................	6	»
— de laurier..............	3	50
— mercuriel double..........	14	»
— de la mère..............	3	60
— de pieds................	2	40
— populeum................	3	20
— styrax	4	»
— vésicatoire	10	»
Onguent vésicatoire anglais. *Renault*.	24	»
Opium...........................	120	»
Oxyde de fer....................	1	40
— de zinc....................	4	50

	fr. c.
Oxymel scillitique............le litre	3 50
— simple......................	2 75
Perchlorure de fer......... le kilog.	4 »
Pierre divine......................	6 »
Pilules en général sur demande......	» »
Plantes aromatiques................	2 40
Poivre blanc......................	6 »
Poivre long......................	6 »
Poix blanche......................	» 80
— noire......................	» 70
— résine......................	» 50
Pommade épispastique verte........	7 »
— d'Helmerick..............	4 »
Poudre d'aconit....................	3 »
— d'aloès du Cap, dit succotrin.	4 50
— astringente de Knaup........	2 50
— d'aunée....................	2 50
— béchique....................	4 »
— cordiale....................	1 80
— de belladone..............	3 50
— de digitale................	3 50
— de noix vomique..........	4 »
— désinfectante..............	1 »
— diurétique fondante........	3 50
— d'euphorbe................	5 »
— de gentiane...............	1 50
— de gomme arabique n° 2....	3 80
— — — n° 3....	3 20
— de guimauve...............	1 80
— d'iris.....................	3 »
— purgative..................	4 »
— de réglisse................	1 50
— de rhubarbe...............	20 »
— de rue....................	2 80
— de sabine.................	2 80
— de tanaisie................	3 »
— de tan....................	1 50
— de valériane..............	4 »
— vermifuge.................	4 80
Précipité rouge....................	au cours
Quinquina gris entier..............	8 »
— — en poudre........	10 »
— jaune entier ordinaire....	10 »
— — — royal.......	14 »
— — pulvérisé —	18 »
— — — ordinaire...	12 »
— rouge entier.............	26 »
— — pulvérisé..........	32 »
Rhubarbe de Chine...............	16 »
Safran du Gâtinais................	115 »
Salsepareille coupée...............	4 50
Savon vert......................	» 90

	fr. c.
Scammonée d'Alep........ le kilog.	120 »
Seigle ergoté.....................	7 »
Sel ammoniac.....................	1 80
— d'Epsom .... » 30 et	» 35
— de Glauber	» 40
— de nitre en poudre..........	2 »
— de Saturne................	1 50
— de Sedlitz.................	» 60
— duobus...................	1 80
Semen-contra d'Alep	2 »
Séné............................	4 »
Sirop antiscorbutique........ le litre	3 75
— — ..... la bouteille	3 25
— d'éther .... le litre	6 »
— d'ipéca .... le litre	6 50
— de nerprun.................	3 50
— — ...... la bouteille	3 »
Staphysaigre entier	3 50
— en poudre.............	4 50
Strychnine cristallisée ...le gramme	1 »
Styrax liquide............ le kilog.	4 »
Sublimé corrosif en poudre........	au cours
Sulfate de quinine.. les 30 grammes	12 50
Sulfure de potasse......... le kilog.	1 60
Teinture d'absinthe...............	7 »
— d'aloès....................	6 »
— d'arnica....................	8 »
— de benjoin................	10 »
— de cantharides.............	12 »
— de castoreum.............	60 »
— d'euphorbe................	8 »
— de digitale................	8 »
— de digitale éthérée........	20 »
— de gentiane................	6 »
— d'iode.....................	22 »
— d'ipécacuanha.............	16 »
— de Mars tartarisée........	8 »
— de quinquina..............	10 »
— de rhubarbe...............	16 »
— de valériane...............	10 »
Térébenthine de Venise............	3 50
— claire....................	2 40
— ordinaire.................	2 »
Têtes de pavots............ le cent	4 »
Thé perlé fin .... le kilog.	10 »
— noir......................	10 »
Thériaque.......................	5 »
Vert-de-gris pulvérisé............	5 50
Vin de quinquina........... le litre	4 »
Vinaigre des quatre-voleurs........	5 »
— pyroligneux	2 »
— sternutatoire.............	5

Pour les spécialités, voir à la page suivante.

	fr.	c.
Casse-épingles de M. Benjamin............	2	»
Coupe-épingle, modèle Méricant	3	»
Hématomètre de M. Delafond.............	16	»
— centésimal de M. Colin.....	»	»
Dos de Flamme, s'adaptant sur le corps des lames pour frapper avec la main.	1	50
Pot à saignée gradué	4	50
Corde à saignée de M. Beaufils..............	2	»

Séton.

	fr.	c.
Aiguille séton, 2 pièces...................	4	50
— — 3 —	6	»
— — 4 —	8	»
— — à l'épaule............	8	»
— — gaine en métal pour protéger la pointe (*en plus*).	1	»
— — à manche................	5	»
— — pour chien................	2	50
Passe-séton en acier....................	2	50
— en baleine, de...............	3	50
Ruban à séton, la pièce...................	1	75

Bouclement.

	fr.	c.
Anneau à demeure pour taureaux........	5	»
— — à écrou	7	»
— à double vis, sans opération...	7	»
— — mouchette à vis.......	7	»
Trocart pour la pose des anneaux.........	6	»
Armature de bâton conducteur...........	7	»

Instruments pour les opérations de pieds.

	fr.	c.
Rénette, à clou de rue, manche rivé.......	2	50
— — ébène à virole...........	2	75
— — fermante, manche buffle...	6	»
— simple ou rugine, manche rivé....	2	50
— — — ébène à virole...	2	75
— à javart, manche rivé............	2	50
— — — ébène à virole...	2	75
— à piqûre, manche rivé...........	2	50
— — — ébène à virole...	2	75
— à enclouure, manche rivé.........	2	50
— — — ébène à virole.	2	75
— à bleimes, de M. Charlier........	5	72
Feuille de sauge, à droite, à gauche, ou double manche rivé..	2	50
— — manche ébène à virole..	2	75
— — fermante, manche en buffle.	6	»
Feuille de sauge-renettes à droite ou à gauche, manche à virole.	2	75
Gouge pour la corne et les os.............	2	75
Pince à dents de souris,................	3	»
— à sonder les pieds................	15	»
Érigne à javart manche à virole.........	2	50
Étau désencasteleur de M Defays........	38	»
— — modèle Méricant....	32	»
Dilatateur des talons, de M. Jarrier.......	18	»
Râpe à bleimes, de M. Charlier..... 4 50 et	6	»
Lève-sole............................	4	»
Stylet passe-mèche pour javart, de M. Guerrapain	2	»
Caoutchouc pour la ferrure, le kilogr.....	16	»
Seringues à injections de......... 1 » et	2	»
Cautères et Spatules pour l'application de la gutta......	2	»
Couteau anglais	2	50
Botte à bain en gutta avec robinet........	60	»
Taille-corne pour les pieds de bœufs.....	20	»

Seimes.

	fr.	c.
Pince à seime de M. Vachette, pour placer les agrafes.. 22 et 25		»
— — le cautère pour faire l'emplacement des agrafes...	2	»

	fr.	c.
Agrafes, la douzaine....................	1	80
Compresseur du sabot pour rappr. les seimes.	»	»
Vrille pour barrer les seimes..............	3	50

Breuvages et Bols.

	fr.	c.
Bridons à breuvages en cuivre...........	30	»
— — en fer-blanc.........	22	»
Bridons à breuvages de M. Colin, projectant le liquide....	»	»
Pilulière de M. Lebas..................	8	»
— de M. Imlin.................	12	»
— à ressort, modèle Méricant......	22	»

Vessie.

	fr.	c.
Sonde pour la vessie, tissu simple.........	5	»
— — double tissu et bout renforcé.	8	»
— — de Brognez..........	14	»
— en maillechort, pour vache et jument.	5	»
Mandrin de sonde en baleine.............	2	»
Sondes et **Bougies** variées de gros., de 1 50 à	2	»

Hernies.

	fr.	c.
Herniotome de M. Bouley...............	22	»
Bistouri-herniotome de M. Colin.......	12	»
Bistouri-boutonné à coulant...........	4	50
Pince de M. Bénard pour la hernie ombilicale	25	»
— de M. Marlot — —	12	»
Aiguille pour la suture de la hernie.......	»	50

Instruments à dents.

	fr.	c.
Pas d'âne à vis......................	28	»
— nouveau modèle à mors mobile..	35	»
— pour chien................	20	
Dépresseur de M. Reynal, pour écarter les joues et la bouche.............	12	»
Clef de Garengeot, se démontant et munie de 3 crochets....................	35	
— de Garengeot, avec tige conductrice pour faire manœuvrer le crochet, modèle Méricant................	45	»
— de M. Delamarre pour les dents caduque du cheval de trois à quatre ans,.....	30	»
Davier de M. Plasse...................	40	»
Davier-clef de M. Bouley..............	55	»
Rabot odontriteur de Brognez...........	28	o
— de M. Charlier..........	28	»
— modèle Méricant........	28	»
Sécateur pour la résection des dents, par compression	45	»
Râpes à dents......................	8	»
— — nouveau modèle.............	8	»
— monture recevant 2 râpes de différents modèles	18	»
Gouges à bords latéraux pour éviter la déviation...........................	12	»
— — à marteau..........	20	»
Daviers pour incisives, droit ou courbe....	10	»
— pour chien	4	»
Coupe-dents pour la résection des incisives.	35	»

Instruments pour l'extraction des dents
DE M. LECELLIER.

	fr.	c.
Pas d'âne à double poignée à mors mobile garnis en cuir...............	40	»
Pince à extraction à vis et volants.........	55	»
Tige recevant 4 supports variés de forme et de grosseur pour faire basculer la pince.	8	»
Écarte-langue pour écarter la langue pendant l'opération...........	8	»
Coupe-dents pour la résection des dents molaires...................	55	»
Pince à anneaux pour enlever les dents caduques.....................	30	»

Météorisation, Œsophage.

	fr.	c.
Trocart pour la ponction du rumen........	8	«
— — du mouton.......	6	»
— de M. Charlier pour le cœcum du ch.		»
Sonde œsophagienne pour bœuf, en c. avec bouts en corne...	15	
— — pour mouton.....	10	
Repoussoir œsophagent en baleine, se dévissant en 2 pièces pour refouler les corps étrangers arrêté dans l'œsophage..........	16	»
— en jonc.................	7	»
Extracteur des corps étrangers dans l'œsophage, faisant sonde et repoussoir œsophagien...........	30	»

Castration du cheval.

Pince pour serrer les casseaux...........	12	«
— — — à crémaillère..	16	»
Étau pour le même usage, pour opérer sans aide...................	12	«
Pinces de M. Reynal pour la castration par torsion avec crémaillère, les deux....	36	»
— petit modèle pour la castration des porcs et petits animaux........	30	»
Pinces-unies de M. Beaufils, pour opérer la torsion sans aide........	50	»
Pince à deux branches, pour la castration par le feu................	15	»
— de M. Huart, à 3 branches, pour la castration par le feu, en acier........	30	»
Casseaux à vis en acier, de M. Magne, pour agneaux................	8	
— — — pour béliers	12	»
— — — pour taureaux.	16	»
Casseaux en bois, sur 3 grandeurs, la pièce.	»	30
— — courbe, la pièce........	1	»
Bistouri convexe pour la castration........	3	50
— — pour les porcs........	3	»
Aiguilles pour les porcs..................	»	50

Castration des vaches.

PROCÉDÉ DE M. CHARLIER.

1 **Extenseur** vaginal.
1 **Pince** à torsion.
1 **Paire** de ciseaux à tranchant limité.
1 **Bistouri** serpette à coulisse.
1 **Doigtier.**
La **Trousse** contenant l'appareil.

PROCÉDÉ DE M. COLIN.

1 **Pince** à torsion se démontant,
1 **Bistouri** convexe avec curseur.
1 **Pince** limitative à anneaux.
La **Boîte** contenant l'appareil.

Parturition.

Crochet articulé, pointu	8	«
— — mousse.................	8	»
— pointu fixe....................	5	«
— mousse.....................	5	«
Porte-corde droit....................	5	»
— courbe...................	5	»
Repoussoir....................	5	»
Monture recevant 1 crochet et 1 repoussoir articulés.................	25	«
Appareil pour opérer la traction dans le vélage difficile	»	»
Brassard préservateur en caoutchouc......	6	»
Forceps pour cheval....................	60	«
— — pour chien.............	15	»
Pince à coulant de M. Wébert (pour l'accouchement des petites espèces)..	»	»
Hystérotome de M. Delamarre...........	22	«
Bistouri à lame cachée pour l'embryotomie.	9	»
Pessaire en caoutchouc pour vache........	12	»
— — pour brebis.......	6	»

	fr.	c.
Sondes trayeuses en ivoire, les quatre...	5	»
— en maillechort, les quatre	6	»
— en argent, les quatre...	8	»

Trachéotomie.

Tubes à demeure de M. Trasbot............	12	»
— — à clavette mobile de M. Reynal	12	»
— — de M. Vachette	12	»
— provisoires, variés de formes.......	4	«
— — avec trocart, de M. Reynal.	12	»
Erigne dilatatrice de M. Vachette, pour opérer sans aider....................	3	»

Trépan.

Arbre de trépan avec pyramide et couronne.	36	»
— à engrenage, modèle Méricant, servant aussi de porte-forets, pour percer les os.	45	»
Rugine pointue...................	4	»
Couteau lenticulaire....................	4	«
Élévatoire double....................	3	50
Tire-fond à anneau....................	4	50
Tréphine avec couronne................	18	»
— tranchante de M. Charlier pour l'ablation des cornes des jeunes béliers et des veaux..........	10	»
Vrille d'essai pour l'exploration des sinus..	4	50

Amputation.

Coupe-queues, monté en bois............	18	»
— branches en fer...........	32	»
— pour chien.................	20	»
Brûle-Queues....................	6	»
Pinces limitatives pour couper les oreilles des chiens, les deux....	9	»
Scie à amputation, 2 lames de différentes largeurs	18	»
— — petit modèle.............	12	»
— — à chaîne.............	20	»
Pince coupe-net pour la résection des os..	18	»
Pince à ligature et à torsion d'artères.......	7	»
— ordinaire à dents..................	3	»

Injections, Douches, Lavements, Irrigations.

Seringue avec trocart à robinet, pour injections iodées, de M. Guérin......	22	»
— avec trocart ordinaire...........	12	»
— bout. en caoutchouc avec trocart.	22	»
— à lavements pour cheval........	15	»
— moyenne pour plaies...........	7	»
— pour le javart................	1	»
— — en caoutchouc. 3 et	5	»
— — piston en cuir...	2	»
— à injections sous-cutanées, modèle de M. Colin................	25	»
Pompe à jet continu pour douches, modèle Méricant....................	70	»
— à douches (brevetée) fonctionnant par la vis hélicoïdale...............	»	»
Entonnoir à transfusion et injection de liquide dans les veines................	12	»
Tube de M. Rey, pour injections nasales....	10	»
— en caoutchouc pour irrigation, le kil.	16	»
Raccords droits et bifurqués pour réunir le caoutchouc................	»	»

Lithotritie.

Tenette broyeuse de M. Bouley........	40	»
Brise-pierre à levier, de M. Guyon......	165	»
Spéculum du même....................	30	»
Tenette pour la cystotomie...............	20	»

Cautères.

Cautère cutellaire	2	»
— en pointe	2	»
— à pointe pénétrante.............	2	«
— à olive	2	50
— à la gautet	2	50
— brûle-queue.................	6	»

	fr.	c.
Porte-nitrate avec pince en argent fin……	2	25
— avec pince en platine……	7	»

Ablation des tumeurs.

Écraseur linéaire de M. Chassaignac, mod. Mé.	50	»
— — avec chaîne de rechange.	60	»
— petit modèle……	40	»
— permanent, de M. Reynal……	28	r
Serre-nœud à rocher pour petites tumeurs.	12	»

Ténotomie.

Ténotome droit à ponction……	2	50
— concave mousse……	2	50

Anasarque.

Releveurs des naseaux, de M. Prangé, les 2.	4	»
Spéculums nasaux, les deux……	12	»

Périostotomie.

1 **Cisaille** pour inciser la peau.
1 **Bistouri** fixe.
1 **Périostotome**.
2 **Aiguilles** courbes dont une boutonnée, se montant sur un manche à coulisse.
La Boîte contenant le tout.

Inoculation.

Aiguille à inoculer……	1	75
Lancette — cannelée……	1	75
Étui à inoculation portant l'aiguille et la lancette	4	»
Lancette graduée, de M. Delafond, avec spatule cannelée……	8	»
L'Étui renfermant la sonde et la spatule……	1	»
Tubes en verre pour la conserv. du virus. le cent.	3	»

Appareils à marquer les moutons et les bœufs.

Pince emporte-pièce……	15	»
— à cadran pour marquer par le tatouage.	50	»
— à composteur pour marquer par le tatouage, avec 3 séries de chiffres et accessoires. Le tout dans une boîte……	100	»

Ces pinces sont adoptées par le Ministère de l'agriculture pour marquer les animaux primés dans les concours.

Tonte et pansage.

Tondeuse Adie perfectionnée……	22	»
— Adie……	18	»
— Clarck……	22	»
— Courtois……	25	»
— la Rapide……	18	»
— la Favorite……	20	»
Ciseaux à crins……	3	»
— à tondre, de…… 4 50 et	5	50
Peignes à tondre, de……	1	»
Brûloirs simples, de…… 2 50 et	3	»
— à robinet……	6	»
Couteaux à chaleur, variés……	4	»
Cure-pieds simples et à marteau…… 1 à	2	»
Étrille……	»	»

Hippomètre.

Cannes hippométriques à potence. 25 à	35	»
— à double rallonge pouvant m. 2 mèt.	40	»
Ruban de Domballe, à mesurer les bœufs, pour en savoir le poids……	2	25

Plessimètre.

Plessimètres en ivoire, avec marteau maillechort, garni en caoutchouc.	12	»
— en buffle — —	10	»

Stéthoscope.

Stéthoscope en bois de cèdre……	2	50
— en ébène……	3	»

Instruments d'autopsie.

Couteau à autopsie, de…… 2 à	4	»
Scies à dos mobile, cinq longueurs,…… 6 à	12	»
Costotome……	10	»
Marteau manche en fer à crochet……	7	»
Rachitome à épaulement……	4	»
Ciseaux entérotomes……	6	»
Caisse en chêne renfermant le tout……	15	»

Instruments d'anatomie.

	fr.	c.
TROUSSE DE DISSECTION, MODÈLE DE M. GOUBAUX.		
5 **Scalpels** variés de formes…… 1 25 à	6	25
1 **Lève-derme**……	2	»
1 **Ciseau** droit……	2	50
1 **Pince** à dissection……	2	50
1 **Érigne** pointue……	1	50
1 **Tube** insufflateur……	1	50
1 **Stylet**……	»	75
1 **Ruban** métrique……	»	15
La Trousse en chagrin……	7	»

Dissection microscopique.

3 **Scalpels** fins……	3	75
1 **Paire de ciseaux** droits……	2	50
1 **Pince** à mors fins……	2	50
1 **Érigne** à manche……	2	50
1 **Aiguille** à manche……	1	50
La Trousse……	6	»

Ferrure.

Socques à crampons pour la glace, la garniture composée de quatre socques pour les 4 pieds……	»	»
Crampons d'acier de rechange, pour socques, le cent……	»	»
Boutoir acier fondu……	5	»
Brochoir……	5	»
Tricoise, de…… 6 à	8	»
Rogne-pieds……	2	»
Couteau anglais……	2	50
Râpe de maréchal……	4	»
Pince tire-clous……	6	0
Chasse-clous……	15	»
Sacoche de maréchal……	40	»
Ferretier tout acier, le kilog……	4	»
Caoutchouc pour la ferrure, le kilogr……	16	»
Trousse à ferrer pour contenir les instrum. de ferrure……	»	»

Ferrure de M. Charlier.

Boutoir à guide pour faire l'emplace. du fer.	6	»
Renette à guide — —	3	50
Tricoise à mors coudés……	12	»
Rogne-pied élévateur……	4	»
Brochoir léger……	5	»
Râpe carrée pour ajuster les fers à froid……	4	»

TROUSSES.

Il y des atrousses de 8 à 24 places. Elles varient dans leur composition, comme dans le prix, par le plus ou moins de luxe des instruments. Voici le prix des Trousses généralement demandées :

Trousse nº 1.

Dite serviette, composée de 8 instruments, manches ébène rivés, 2 aiguilles à suture..	25	»
La trousse vide……	6	»

Trousse nº 2.

Composée de 9 instruments, grandeur ordinaire, manches ébène à virole. 1 lancette et 2 aiguilles à suture……	40	»
La trousse vide……	7	50

Trousse nº 2 bis.

Composée de 12 instruments……	45	»
La trousse vide……	9	»

Trousse nº 3.

De poche, composée de 8 instruments de petite dimension, manches ébène à virole, 1 lancette et 2 aiguilles à suture……	38	»
La même avec manches en ivoire……	48	»
La trousse vide……	7	50
Cette trousse garnie en velours, 4 fr. en plus.		

Trousse n° 4.

fr. c.

Trousse-portefeuille, garnie en velours, à cahier, composée de 8 instruments de petite dimension, manches ébène, 1 lancette, 2 aiguilles à suture .... 45 »
La même avec manches ivoire............... 55 »
—   —   écaille............. 58 »
La trousse vide.......................... 14 »

Trousse n° 5.

Composée de 15 instruments grandeur ordinaire, manches ébène à virole, 2 lancettes et 2 aiguilles à suture.................. 62 »
La même avec manches ivoire............... 80 »
La trousse vide.......................... 11 »

Trousse n° 6.

Composée de 18 instruments grandeur ordinaire, manches ébène à virole, 2 lancettes et 3 aiguilles à suture.................. 75 »
La trousse vide.......................... 15 »

Trousse n° 7.

Composée de 24 instruments grandeur ordinaire, manches ébène à virole, 3 lancettes et 3 aiguilles à suture .... 100 »
La trousse vide.......................... 20 »

Trousse n° 8.

Nouveau modèle à plateau mobile, garni en velours, composée de 10 instruments petite dimension, manches ébène à virole, 1 lancette et 2 aiguilles à suture. (Ce modèle est d'une très-grande solidité.)................. 65 »
Garnie ivoire ou écaille .... 85 »
La trousse vide.......................... 20 »
Ce même modèle pour contenir des instruments de grandeur ordinaire, en plus........... 8 »

Trousse pour MM. les vétérinaires militaires.

Trousse réglementaire..................... 55 »
Giberne réglementaire recevant la trousse.... 45 »

Trousse de berger.

Composée de 8 instruments................. 35 »

Trousse de chasseur n° 1.

Composée de 5 instruments, avec flacons pour substances pharmaceutiques......... 20 et 25 »

Trousse de chasseur n° 2.

Composée de 8 instru. pour petite chirurgie. 35 »

Agenda du Vétérinaire Praticien,

PARAISSANT LE 15 DÉCEMBRE DE CHAQUE ANNÉE
L'AGENDA cartonné....................... 2 »
—   préparé pour être mis en portefeuille 2 »
—   avec portefeuille en chagrin....... 6 »
Ce dernier modèle est disposé de façon à servir au besoin de petite trousse de poche par l'addition d'un plateau mobile se plaçant dans l'une des poches du portefeuille, et recevant les instruments les plus usuels, et de petite dimension.
Le plateau seul en plus................. 2 »
Le plateau garni des instruments suivants : 1 flamme étui rivé manche buffle, 1 bistouri simple droit, 1 ciseau courbe, 1 sonde cannelée à spatule, 1 lancette, 1 pince à griffes. 15 »

Collection de fers.

Collection de 20 fers noircis............. 40 »
—   — 20 fers polis................. 50 »
—   de 40 fers noircis............. 80 »
—   — 40 fers polis............. 100 »
Chaque fer pris séparément .... 3 »
Désignation des fers parmi lesquels on pourra choisir pour former la collection que l'on désire, en indiquant les numéros d'ordre. Sur la demande, je me charge de fixer ces collections sur un tableau en chêne poli ou en bois noir. Ce tableau est en dehors des prix indiqués, il varie de 30 à 100 fr., suivant l'ornementation.

N° 1. **Fer** ordinaire, pied de devant.
2. —   — pied de derrière.
3. — à pince tronquée, pied de derrière.
4. — évidé en pince, face supérieure, pour cheval qui forge en pince.
5. — à l'anglaise, pied de devant.
6. —   — pied de derrière.
7. — orthopode (de M. Bouley), employé après la ténotomie.
8 — désencasteleur de M. Defays.
9. — évidé à l'anglaise, pour fourbure chronique ou pieds plats.
10. — à pantoufle expansive, pour la dilatation de talons.
11. — à planche, pour bleimes et autres, pied de devant.
12. — à planche à demeure et à galerie pour pansement du javart, pied de devant.
13. — à caractère, pour les pieds dérobés, pied de devant.
14. — à caractère, pour les pieds dérobés, pied de derrière.
15. — à la turque, pour cheval qui se coupe au talon, pied de devant.
16. — à la turque, pour cheval qui se coupe au talon, pied de derrière.
17. — à la turque, pour cheval qui se coupe en mamelles, pied de devant.
18. — à la turque, pour cheval qui se coupe en mamelles, pied de derrière.
19. — à javart, dernier modèle, pour maintenir le pansement, pied de devant.
20. — à javart, dernier modèle, pour maintenir le pansement, pied de derrière.
21. — à dessolure, pied de devant.
22. —   — pied de derrière.
23. — à pince prolongée, pour seime en pince, pied de devant.
24. — à pince prolongée, pour seime en pince, pied de derrière.
25. — à bœuf, ordinaire, pied de devant.
26. —   — pied de derrière.
27. — de course, à l'anglaise, pied de devant.
28. —   — pied de derrière.
29. — Moorcroft, pour les vieux chevaux qui se coupent, pied de devant.
30. — Moorcroft, pour les vieux chevaux qui se coupent, pied de derrière.
31. — pour cheval qui se blesse au coude.
32. — à croissant, de M. Lafosse, pour dilater les talons, pied de devant.
33. — à lunette simple, pour cheval qui a des oignons, pied de devant.
34. — à lunette double et évidé, pour cheval qui a des oignons, pied de devant.
35. — pinçard à deux pinçons pour seime en pince.
36. — désencasteleur, de M. Fourès. Ce fer en peut être compris dans ces collections, ce modèle étant de 10 fr.
37. — de M. Charlier, pied de devant.
38. —   — pied de derrière.
39. — à bœuf de M. Charlier, pied de devant.
40. —   — pied de derrière.
41. — de M. Lanneluc, à trois étampures pied de devant.
42. —   —   — pied de derrière.
43. — pour cheval qui se croise.

Coutellerie fine
Services de Table riches
Couverts et Orfévrerie argent et Ruolz Coutellerie de cuisine
Instruments de jardinage
Nécessaires de travail pour dames, en chagrin, cuir de Russie et en ébénisterie
Trousses et Sacs de voyage

ANATOMIE

DES

ANIMAUX DOMESTIQUES

PAR

FRÉDÉRIC A. LEYH

PROFESSEUR ET DIRECTEUR-ADJOINT DE L'ÉCOLE ROYALE VÉTÉRINAIRE DU WURTEMBERG,
À STUTTGART

Traduite de l'allemand sur la seconde édition

PAR AUGUSTE ZUNDEL

VÉTÉRINAIRE A MULHOUSE
MEMBRE CORRESPONDANT DE LA SOCIÉTÉ IMPÉRIALE ET CENTRALE DE MÉDECINE VÉTÉRINAIRE
ET DE PLUSIEURS SOCIÉTÉS SAVANTES, SECRÉTAIRE DE LA SOCIÉTÉ VÉTÉRINAIRE D'ALSACE, ETC.

AVEC ADDITIONS ET NOTES

PAR SAINT-YVES MÉNARD

VÉTÉRINAIRE, ANCIEN ÉLÈVE DE L'ÉCOLE D'ALFORT
ÉTUDIANT EN MÉDECINE

UN BEAU VOLUME IN-8, ACCOMPAGNÉ DE 255 FIGURES

CARTONNÉ A L'ANGLAISE, 1871

Prix : 13 fr., rendu franco dans toute la France

L'*Anatomie des animaux domestiques* de Leyh, dont nous offrons aujourd'hui la traduction au public vétérinaire, a depuis longtemps fait ses preuves, et nous pouvons dire que la faveur dont elle jouit en Allemagne nous est garant du succès qui lui est assuré en France.

La première édition parut en 1850; elle fut aussitôt adoptée et suivie dans les écoles vétérinaires allemandes, elle se répandit promptement et fut partout justement appréciée. Une seconde édition devint bientôt nécessaire, c'est celle dont nous donnons la traduction française ; elle date de 1859, et nul n'ignore combien les professeurs l'estiment encore, combien les élèves s'en servent utilement tous les jours.

Ainsi l'ouvrage de Leyh a déjà contribué à l'instruction de nombreuses générations chez nos voisins. Ce titre, serait-il le seul, lui donnerait, ce nous semble, un intérêt réel pour les vétérinaires français.

Mais en cherchant à nous rendre compte du succès de cette *Anatomie*, nous

(¹) Il y a de paru en ce moment (novembre 1869) la PREMIÈRE PARTIE, contenant l'*Anatomie générale des tissus*, l'*Ostéologie*, la *Syndesmologie* et la *Myologie*. Prix : **6 francs.**
— La fin de l'ouvrage paraîtra au commencement de l'année 1870.

lui reconnaissons différents avantages qui conserveront, en France, toute l'importance qu'ils ont en Allemagne.

Tout d'abord, la première partie, qui est un *précis d'Anatomie générale* et d'*Histologie*, avec remarques physiologiques et applications pathologiques, nous paraît propre à combler une véritable lacune dans notre bibliographie vétérinaire.

En second lieu, toute l'anatomie descriptive est exposée, comme dans un manuel élémentaire, d'une manière si claire et si méthodique, que l'élève en trouvera l'étude simplifiée, et que le vétérinaire praticien pourra, avec la plus grande facilité, rafraîchir ses souvenirs sans se perdre dans des détails inutiles.

Ajoutons que les figures explicatives, en nombre considérable, qui représentent des préparations habilement disséquées et qui sont dessinées avec une netteté parfaite, ne doivent pas peu contribuer à faciliter l'étude et à préparer aux travaux anatomiques. Nous en donnons ici quelques-unes comme spécimen.

M. A. Zundel, vétérinaire distingué de Mulhouse, qui connaît la langue allemande d'une manière très-approfondie, nous a donné une traduction exacte et bien rendue de cet ouvrage. L'exactitude était une condition indispensable pour que le lecteur pût l'apprécier tel que l'auteur l'a publié.

Toutefois il nous a semblé que cette traduction pure et simple pourrait embarrasser les élèves si, par exemple, sans qu'ils en fussent prévenus, des descriptions différaient un peu de celles des ouvrages qu'ils ont déjà entre les mains, ou de celles qu'ils entendent aux leçons de leurs professeurs, si les noms de certains organes ne correspondaient pas à ceux employés généralement en France, si le plan de quelques parties de l'ouvrage n'était pas conforme à celui qui est adopté chez nous dans l'enseignement vétérinaire.

Pour cette raison, nous avons cru nécessaires bon nombre d'additions et de notes.

Ces additions et ces notes, nous les avons demandées à M. Saint-Yves Ménard, ancien élève de l'École d'Alfort, étudiant en médecine.

Il a indiqué, par exemple, dans bien des points des différences entre l'ouvrage allemand et nos ouvrages français, pour faciliter la comparaison ; il a comblé quelques lacunes là où le premier paraissait moins complet que les seconds, sans perdre de vue le caractère élémentaire de l'*Anatomie* de Leyh. Dans l'ostéologie, il a ajouté pour chaque os le développement sur lequel Leyh n'insiste pas ; pour les articulations, il a indiqué la disposition des synoviales et les mouvements, etc.

De plus, en dehors du texte, M. Ménard a indiqué, pour les os, les positions dans lesquelles l'élève doit les placer devant lui, quand il en lit la description : cette méthode adoptée en anatomie humaine paraît faciliter l'étude. Il a donné enfin, dans les différentes parties de l'ouvrage, des indications sommaires pour la dissection.

Le lecteur, tout en reconnaissant, nous l'espérons du moins, l'utilité de ces modifications apportées à la traduction, tiendra assurément à retrouver ce qui appartient à l'auteur. Rien ne sera plus facile en raison de la disposition que nous avons adoptée et qui consiste à placer entre [ ] tout ce qui est ajouté.

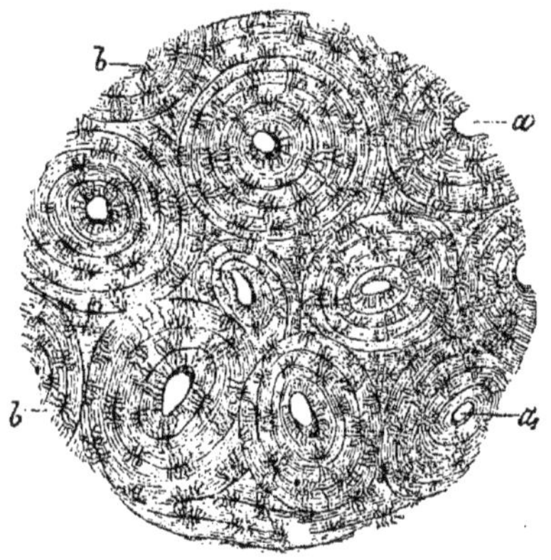

Fig. 25. — Coupe transversale d'un tibia de cheval
(Grossissement 150).

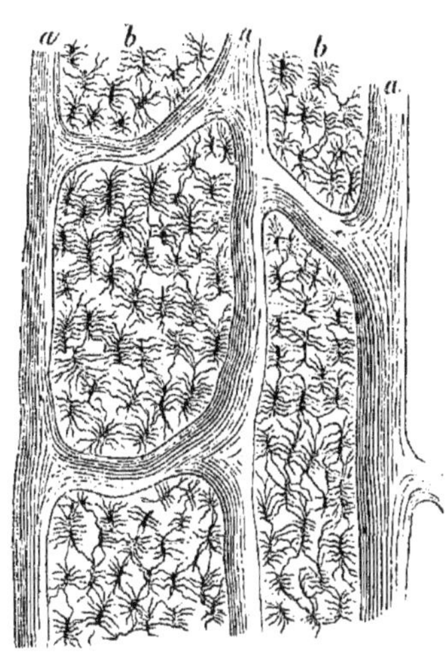

Fig. 26. — Coupe longitudinale d'un tibia
de cheval (Grossissement 310).

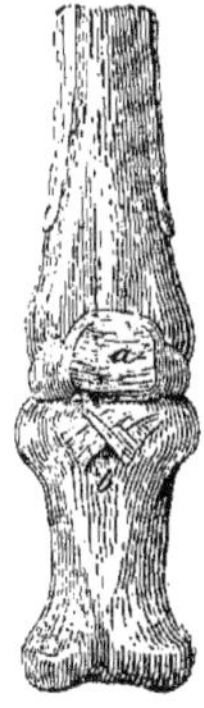

Fig. 59. — Ligaments sésamoïdiens
(vus de derrière).

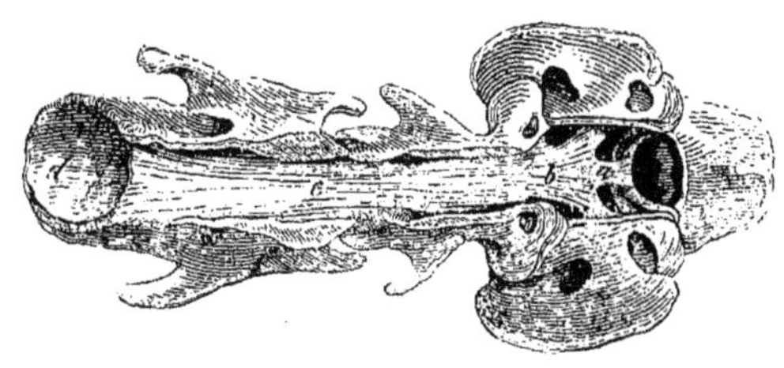

Fig. 43. — Ligaments de l'articulation de la tête et des vertèbres
cervicales (canal médullaire ouvert par en haut).

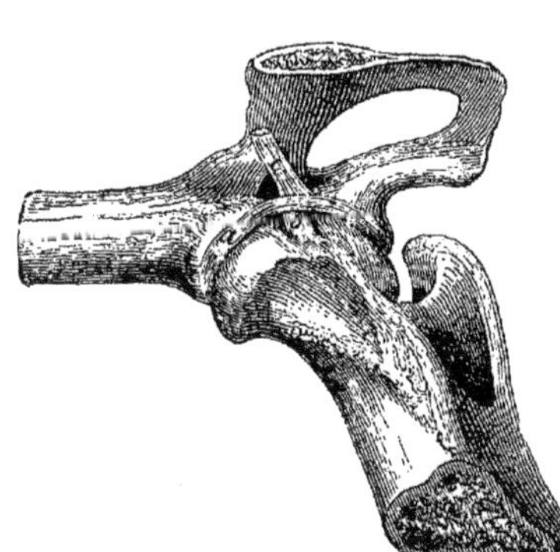

Fig. 62. — Ligaments de l'articulation de la hanche
(vus de dessous et de devant).

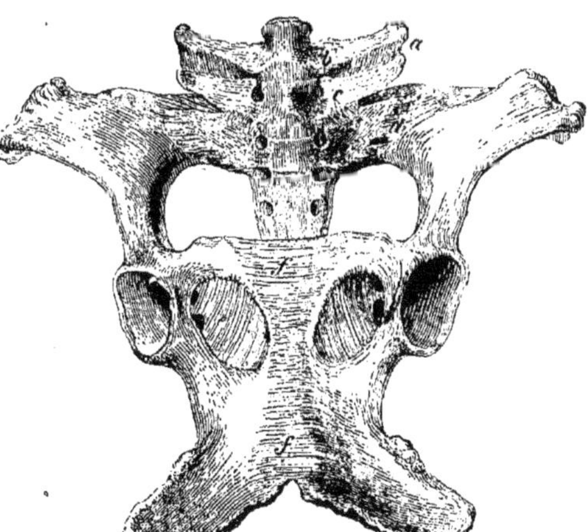

Fig. 51. — Ligaments des vertèbres lombaires, du sacrum
et des os du bassin (le bassin vu d'en bas).

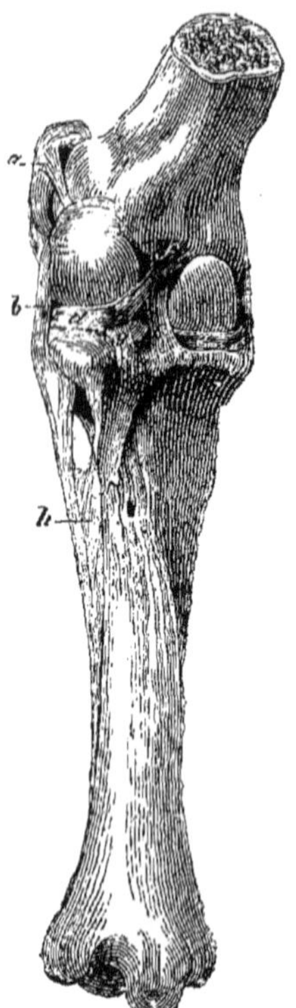

Fig. 64. — Ligaments de l'articu-
lation fémoro-tibiale et rotu-
lienne (vus de derrière).

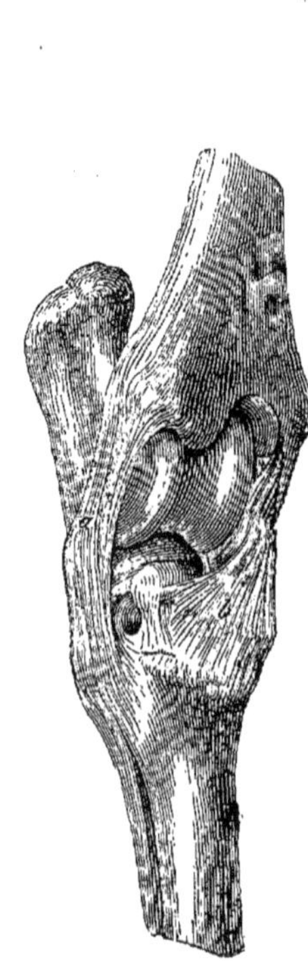

Fig. 67. — Ligaments communs du tarse
(vus de dehors et de devant).

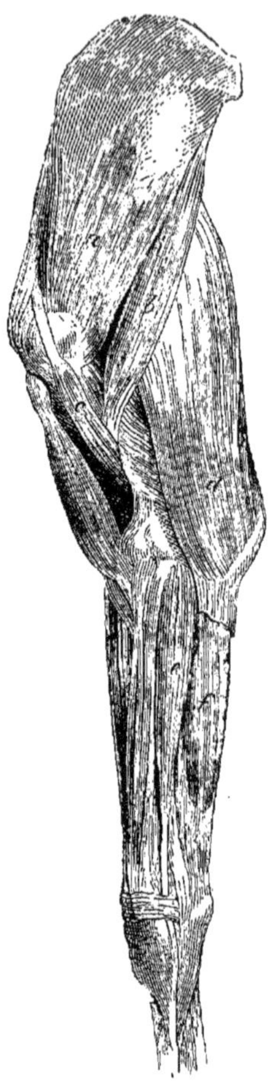

Fig. 91. — Membre antérieur
droit (vu de dedans).

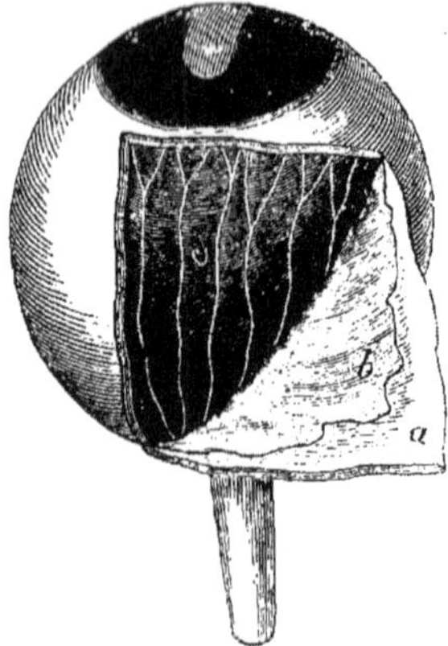

Fig. 110. — Globe de l'œil dont on a
rabattu une portion de la sclérotique
et de la membrane brunâtre qui la ta-
pisse intérieurement (lamina fusca).

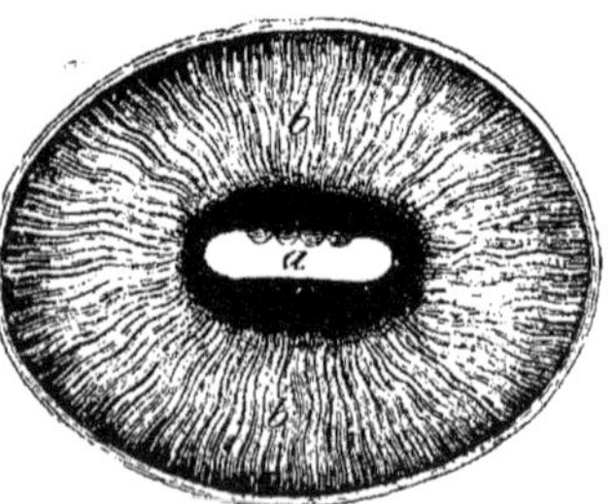

Fig. 111. — Portion antérieure de la cho-
roïde (vue par sa face interne).

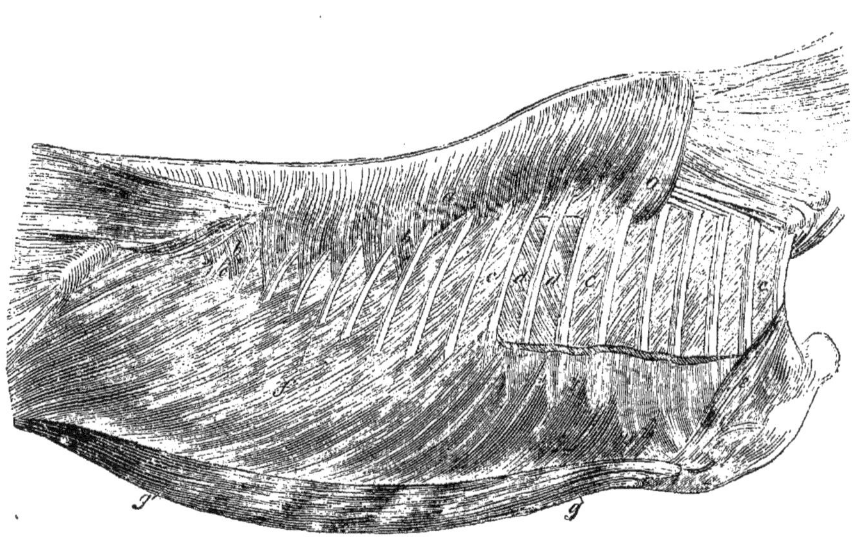

Fig. 84. — Face latérale du dos, du thorax et de l'abdomen (vue à l'extérieur).

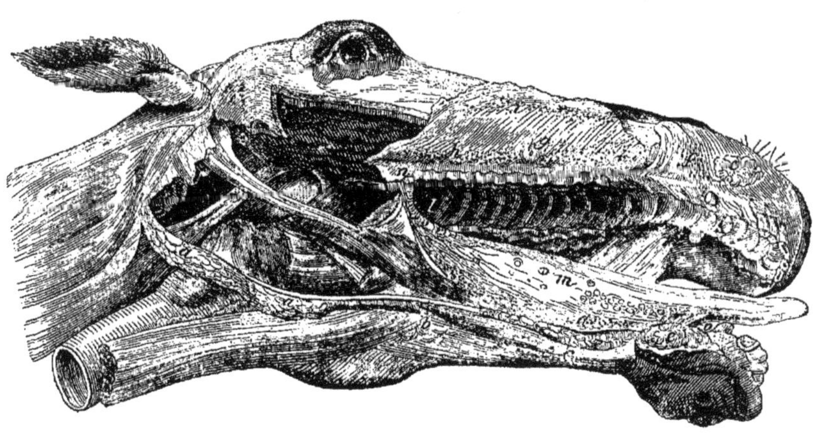

Fig. 130. — Côté droit de la tête avec les glandes salivaires profondes (la branche du maxillaire est enlevée, et la joue ainsi que la lèvre supérieure sont relevées).

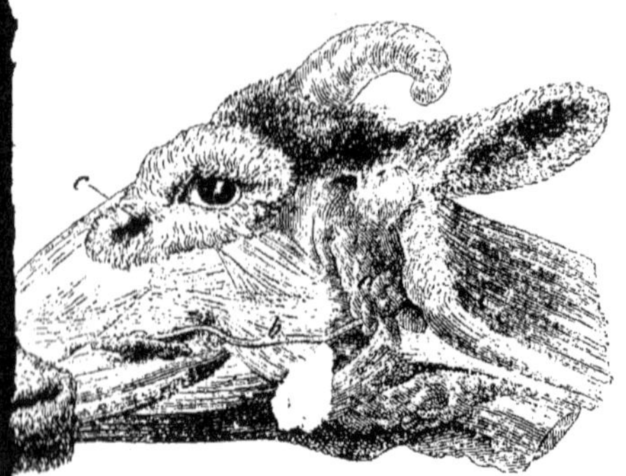

Fig. 120. — Tête de mouton disséquée pour montrer
la glande parotide et son canal.

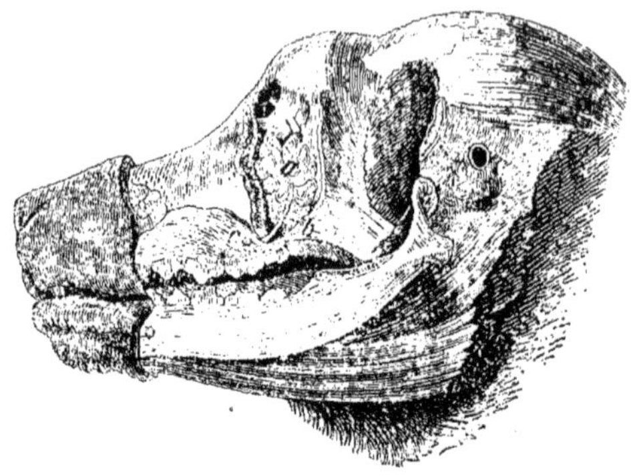

Fig. 122. — Côté gauche de la tête d'un chien
de grande race, dont les cavités buccale et or-
bitaire sont ouvertes.

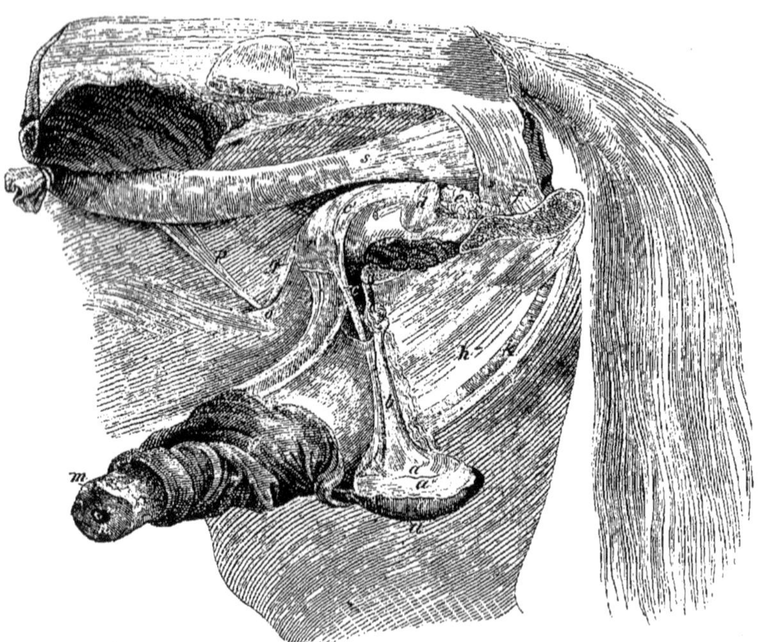

Fig. 178. — Organes génitaux du mâle dans leur position normale (l'abdomen et le bassin
sont ouverts du côté gauche..

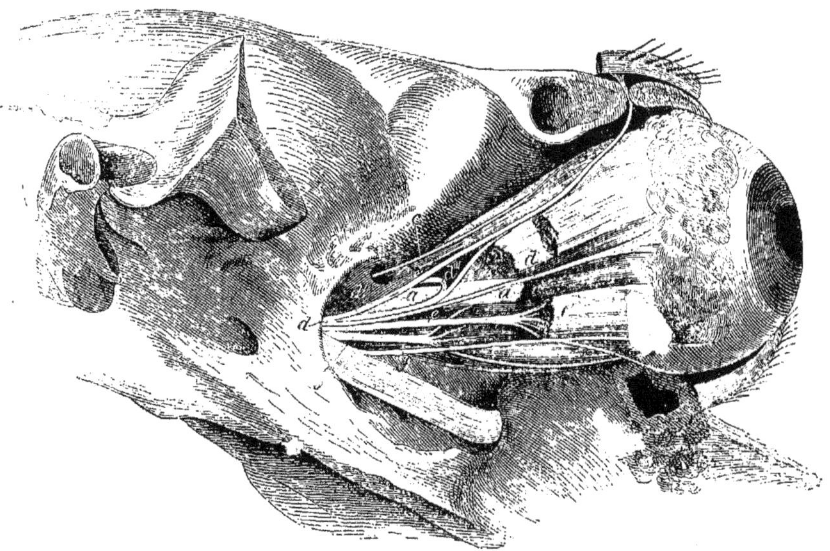

Fig. 194. — Orbite ouvert et nerfs de l'œil droit.

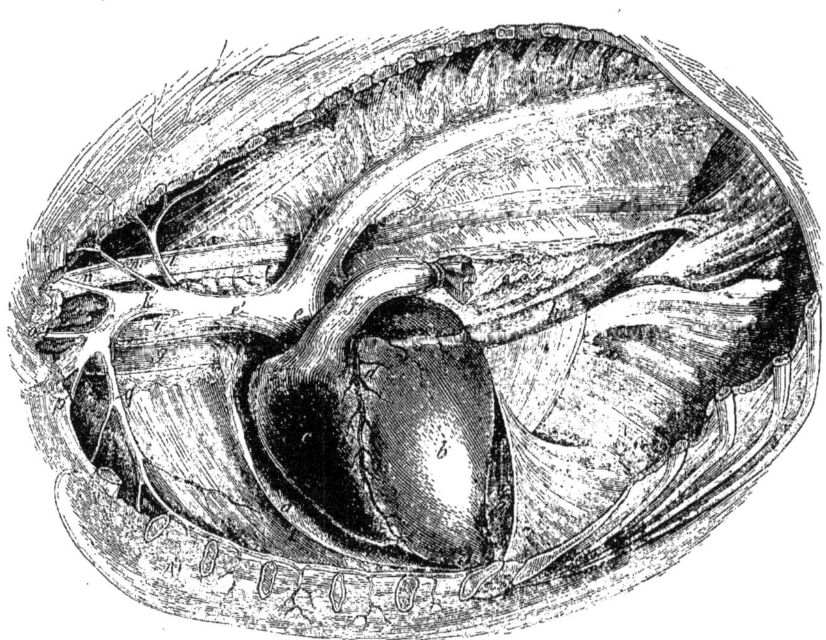

Fig. 206. — Cœur et gros vaisseaux vus en position normale (le thorax est ouvert du côté gauche)

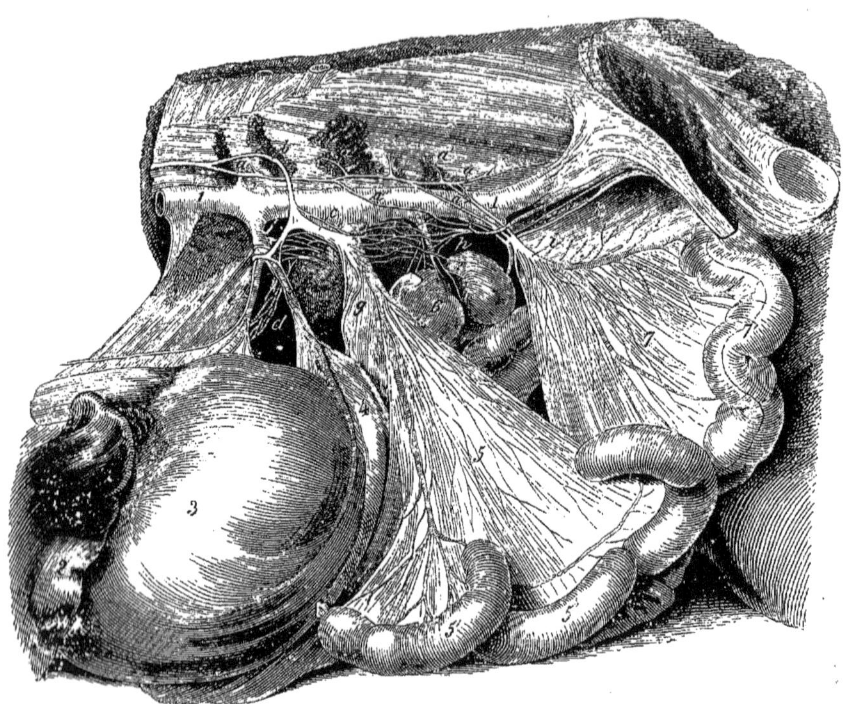

Fig. 203. — Portion abdominale du grand sympathique avec le nerf splanchnique (vus du côté gauche de la cavité abdominale).

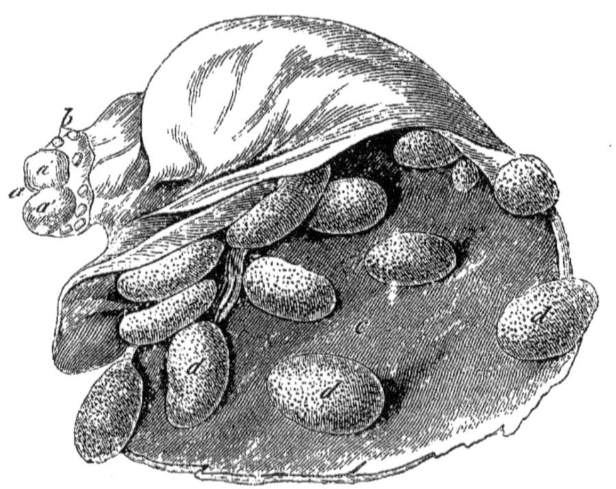

Fig. 229. — Enveloppes du fœtus de vache montrant surtout les cotylédons placentaires.

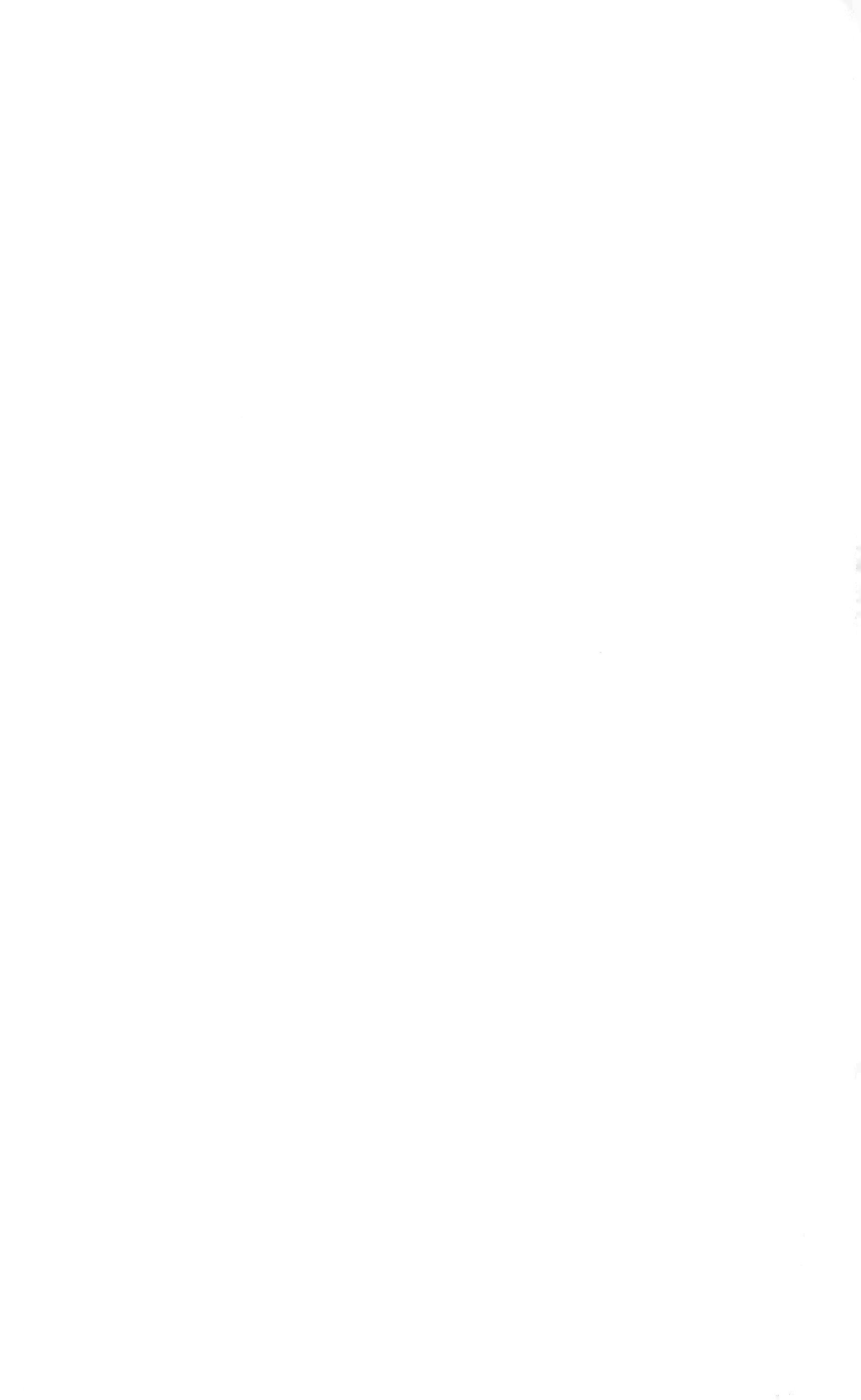

www.ingramcontent.com/pod-product-compliance
Ingram Content Group UK Ltd.
Pitfield, Milton Keynes, MK11 3LW, UK
UKHW022049120726
13694UKWH00001B/53